1週間でマスターする キャストパーシャル

川島 哲 著

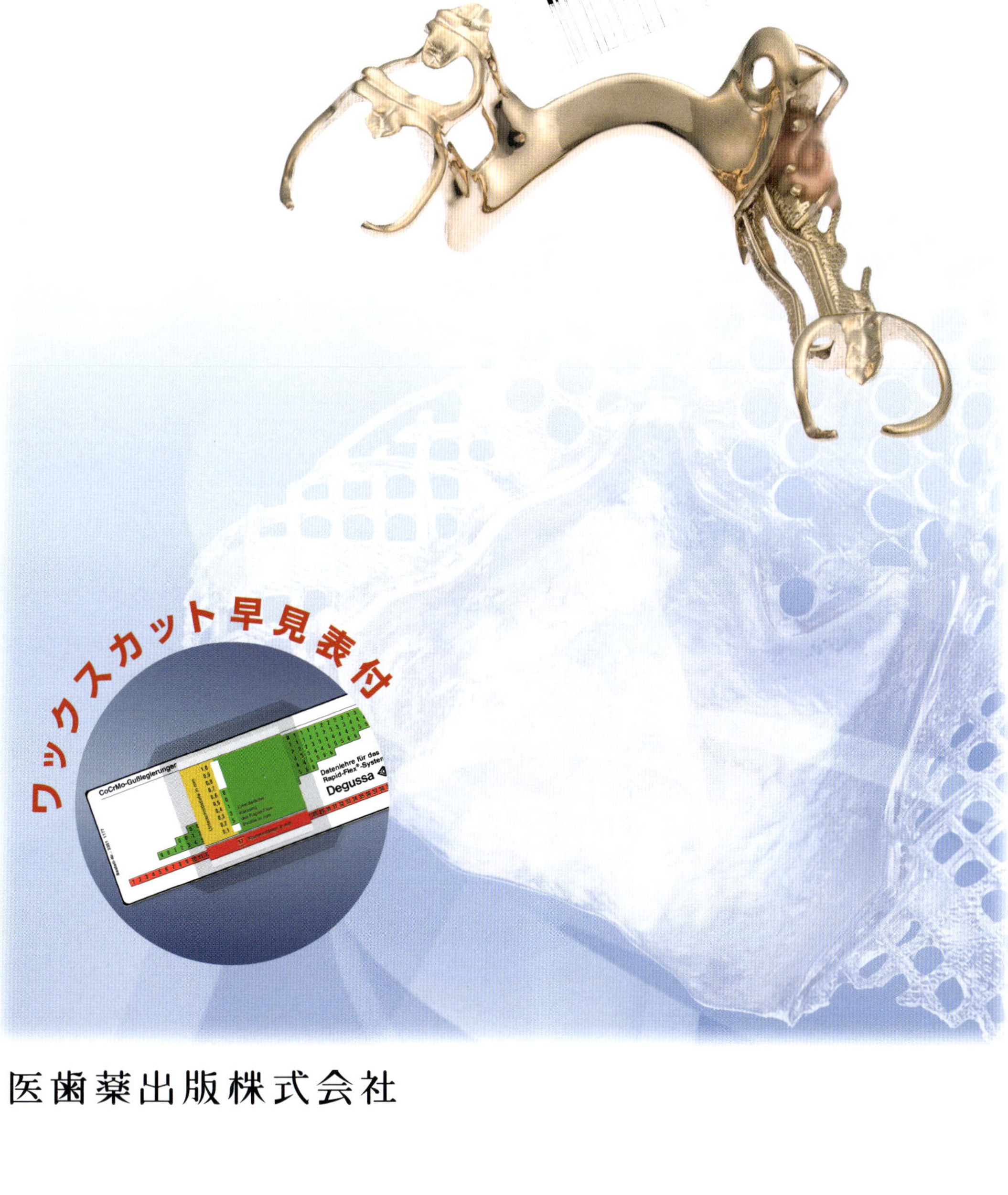

ワックスカット早見表付

医歯薬出版株式会社

This book is originally published in Japanese under the title of :

SHIN 1 SYŪKAN DE MASUTĀ SURU KYASUTO PĀSYARU
(New Cast Partial Denture Technique 7 day Course)

KAWASHIMA, Tetsu
　President, Dental Laboratory UNIDENT Co. Ltd.

© 2012　1st ed.
ISHIYAKU PUBLISHERS, INC.
　7-10, Honkomagome 1 chome, Bunkyo-ku,
　Tokyo 113-8612, Japan

序文

　1990年に『1週間でマスターするキャストパーシャル〈上・下〉』が発刊されてから20年以上が経過した．この間，多くの読者のなかからキャストパーシャルの製作者が誕生したことは，患者さんにとって喜ばしいことであろう．また，当時はメジャーではなかったキャストパーシャルが，この本をきっかけに一気にブレークスルーしたことは，筆者としても喜びである．

　さて，現在，総人口に占める65歳以上の老年人口は20％を超え，1990年の発刊時に予感したとおり，キャストパーシャルはますますボリュームセラーとなっている．前著で勉強され，当時の基本セオリーに共感された方にとっては，器材の進歩に対応した新技法が知りたいという思いがあるのは事実であろう．また，これからキャストパーシャルに取り組もうという人にとっても，実用に即した解説書が必要なはずである．

　そこで，最新の器材に対応し，さらに簡便化した「新」らくらく製作法を紹介するのが本書である．

　キャストパーシャルは現在，欠損補綴全体を視野に入れたものとして変化しつつある．キャストパーシャルはハイブリットデンチャーの根幹であり，補綴構造設計がそれを根底から支えている．「生命維持装置」の製作者として「匠」の世界に到達するためには，生命とリンクした「食べる」ことの重要性と，その崇高な「歯科技工」の意味合いを後世に伝達する責務が，私たちには課せられている．本書では，小細工的な安易な装置ではない，キャストパーシャルのさらなる進歩と実力，そしてその永続性を示している．

　それでは，私とつながる多くの人々に，本書を捧げる．

2012年9月　　　　　　　　　　　　　　　　　　　　　　　　　　　　　　　川島　哲

新 1週間でマスターする キャストパーシャル
CONTENTS

■序文 ……………………………………………………………………………………… iii

オリエンテーション ……………………………………………………………………… 1

オリエンテーション1　キャストパーシャルをブレークスルーさせたい君へ ……… 2
- 鋳造床？　キャストパーシャル？
- これからのキャストパーシャル
- ものごとの本質をとらえよう

オリエンテーション2　人口動態からみた「超」高齢化社会 ………………………… 4
- デンチャーは必然的に欠損補綴のボリュームゾーンとなる！

オリエンテーション3　これからの歯科技工士のあり方とは ………………………… 6
- 歯科技工士になってよかった！
- なぜ私は積極的に技術公開を行うのか？
- 歯科技工士を教育する，その役割について
- バリュー（価値）あるものは自身を語らない
- ヤングテクニシャンはなぜリタイアするのか？

第1日目　基本設計の基礎知識をマスターしよう ……………………………………… 9

いま，求められているキャストパーシャルデザインの肩代わり能力 ………………… 10
- デザイン（設計）するとは？
- 臨床において歯科医師と歯科技工士が目指すべきデザイン
- 基本設計の肩代わり能力を労働対価として

キャストパーシャルはレストを学ぶことからはじめよう …………………………… 12
- 基本設計の実際
- キャストパーシャルのデザインはレストで決まる
- レストの設計の基本とは
- レストレーションはどのように行うか
- レストの臨床例
- レストの底面はなぜスプーン形態につくるのか
- トゥースプレパレーションとガイドプレーンの付与について

レストの設定をレッスンしてみよう …………………………………………………… 26

基本設計の手順をマスターしよう ……………………………………………………… 30

口腔内の条件や患者さんの背景をどのように考えるか ……………………………32

EXERCISE　キャストパーシャルの基本設計を行ってみよう ……………………34

★「第1日目」のチェックポイント ……………………………………………………36

第2日目 補綴構造設計の基礎知識をマスターしよう ……………………37

補綴構造設計に取り組む決意を ……………………………………………………38
- 近代的ないくつかのアイテムを取り揃えよう
- 幅と厚みとたわみ量の関係についてこれだけは知っておこう
- 君はわざわざ余分な研磨作業をしたいか

なぜキャストクラスプの製作に「ラピッドフレックスパターン」を用いるのか ………42
- 君は現代歯科学，現代歯科技工学の子だ
- なぜキャストクラスプの製作に既製パターンを用いなければならないのか
- なぜラピッドフレックスシステムの既製パターンを用いるのか

「ラピッドフレックスパターン」のカットの仕方をマスターしよう ………………46

EXERCISE　「ラピッドフレックスパターン」のカット量を求めてみよう …………50

メタルは Co-Cr 合金を使おう …………………………………………………………52
- メタルが違っても同じ太さのクラスプにつくる不思議
- どんなメタルを用いればよいか

キャストクラスプは6種類だけ覚えよう ………………………………………………54
- キャストクラスプは6種類覚えるだけでよい
- ローチクラスプを知っていると便利！

キャストクラスプのアンダーカット量の基準を覚えよう ……………………………56
- ラピッドフレックスシステム以外はきれいさっぱり忘れてよい
- 6つのクラスプについてアンダーカット量の基準を覚えておくと便利！

エーカースクラスプは先端寄り1/3をアンダーカットに入れよう …………………58

I-bar クラスプは小帯を避けて走行させよう …………………………………………60
- I-bar クラスプは小帯を避けて走行させよう
- ラピッドフレックスシステムによる I-bar クラスプの走行

★「第2日目」のチェックポイント ……………………………………………………62

CONTENTS

第3日目　維持力を数値化したキャストクラスプの製作法をマスターしよう ……63

らくらく精密計測のデンタルサベイヤーを知っているか …………64
- そのまま口腔内にぴたりと入るキャストパーシャルをつくる
- 船乗りのトレーニングは帆船で行っているけれども
- 使ったらやめられない「TKサベイヤー」
- アンダーカット量の「らくらく精密計測」
- ブロックアウト部の「らくらくトリミング」
- テーパートゥールは教科書の世界だけのもの
- 「UnitⅢ」を使っている場合の対処法

クラスプアームの長さを正確に測定できるか …………72
- クラスプアームの長さの「らくらく測定」

簡便CCM表を使いこなそう …………74
- キャスト後のクラスプの研磨分をどう見込むか
- 簡便CCM表をどう用いるか

EXERCISE　簡便CCM表を使ってみよう …………78

維持力を設定したキャストクラスプをつくってみよう …………80

I-barクラスプの先端はどのように処理するか …………88

クラスプの研磨はどのように行うか …………90
- なぜ一般的にわざわざ時間のかかる無駄な方法をとっているのか
- クラスプはラバー研磨のみとする
- クラスプの内面は研磨するのか研磨しないのか

電解研磨は行ったほうがよい …………96
- 電解研磨は必要
- 電解研磨の使用上の注意点は何か

連続クラスプの維持力はどのように設定するか …………98
- 少しも難しくない連続クラスプの補綴構造設計と維持力の設定

リングクラスプには補助アームを応用しよう …………100
- リングクラスプの場合でアンダーカット量があまりとれないときはどうしたらよいか

★「第3日目」のチェックポイント …………102

第4日目

各種コネクターの補綴構造設計をマスターしよう ……………103

たわまないリンガルバーの標準寸法はどれくらいか ……………104
- メジャーコネクターはたわまないようにつくる！
- リンガルバーは形態的にたわみにくいけれども
- たわまないリンガルバーの標準寸法の数値は？

リンガルプレートはどんな場合につくるのか ……………108
- リンガルプレートはできるだけつくらない

パラタルバーとパラタルプレートはどう使い分けるか ……………112
- パラタルバーよりも圧倒的に多いパラタルプレートの適応
- パラタルバーは中と前後の2つだけを覚えればよい

たわまないパラタルプレートやパラタルバーをつくろう ……………116
- パラタルプレートは形態的にたわみやすい
- パラタルプレートやパラタルバーの補強は厚みの増加で考える
- たわまないパラタルプレートやパラタルバーの最大厚みの数値は？

フィニッシュラインは補強線としても考えよう ……………120

パラタルプレートやパラタルバーの厚みの補強をレッスンしてみよう ……………122

EXERCISE　パラタルプレートの厚みを補強してみよう ……………126

各種ワックスでリンガルバーやパラタルプレートをつくってみよう ……………130
- 各種ワックスでリンガルバーをつくってみよう
- 各種ワックスでパラタルプレートをつくってみよう

マイナーコネクターの厚みはどれくらいにするか ……………136
- 折れないマイナーコネクターの標準寸法の数値は？

デンチャーベースコネクターはどのようにつくるか ……………138
- 上顎のデンチャーベースコネクターはどうつくるか
- 下顎のデンチャーベースコネクターはどうつくるか
- 総義歯に近い少数残存歯の場合のデンチャーベースコネクターはどうつくるか

★「第4日目」のチェックポイント ……………142

CONTENTS

第5日目

耐火模型の「らくらく製作法」をマスターしよう ……………143

耐火模型をつくるにあたって忘れてはならない準備作業 ……………144
- もう君は耐火模型上でワックス作業ができる
- リリーフ箇所で忘れてならないところはどこか
- リリーフ量をどの程度とするか
- クラスプラインを耐火模型に簡単・正確に転写するにはどうしたらよいか
- ブロックアウト部で忘れてならないところはどこか

寒天複印象法はできればやめよう ……………150
- 寒天は食べるだけにしよう

耐火模型の「らくらく製作法」……………152
- 超精密シリコーン複印象材の取り扱い
- 耐火模型材の注入

加圧埋没器を使って高精度の耐火模型をつくろう ……………156

耐火模型材には何を選ぶか ……………158
- なぜ「Optivest」をすすめるか
- これだけは守ろう！　高い鋳造精度のための耐火模型材の取り扱い

ああ！　面倒な寒天複印象法 ……………164
- 寒天複印象法は時間がかかる
- 耐火模型材との相性は？

★「第5日目」のチェックポイント ……………166

第6日目

ワックスフィットテクニックとワックスジョイントテクニックをマスターしよう ……………167

ワックス作業の旧世界から脱出しよう ……………168
- ここでちょっと一休みの「第6日目」
- 建物を造った後で壁や柱を削ったり足したりするか
- キャストパーシャルのワックスは，盛り上げるのではなく貼り付ける

各種ワックスを整理してみよう ……………170
- 各種ワックスを整理してみよう
- 各種ワックスを取り揃えてみよう
- 既製リテンションを用いて立体的な維持装置をつくろう
- 季節や地域によってワックスを使い分けよう

ワックスフィットで失敗しないためには ……………………………………176
- 圧接目減りを生じないようにしよう
- らくらくワックスフィットのために
- 瞬間接着剤の使用はやめよう

ワックスジョイントで失敗しないためには ……………………………………178
- ワックスフィットを行えばワックスジョイントが必ず必要
- ワックスジョイントで失敗しないためには
- これからは電気インスツルメントを使おう

EXERCISE　ワックスジョイントまでの工程を条件の厳しい応用編でチェックしてみよう ……………………………………180

★「第6日目」のチェックポイント ……………………………………182

第7日目　合理的なスプルーイングとキャスティングテクニックをマスターしよう ……………………………………183

クルーシブルフォーマーは上方に設定するか下方に設定するか ……………………………………184
- クルーシブルフォーマー（円錐形部）の位置には2つのタイプがある
- クルーシブルフォーマーを耐火模型の下方に設定する場合
- クルーシブルフォーマーを耐火模型の上方に設定する場合

スプルーイングの基本は何か ……………………………………190
- キャストパーシャルの場合のスプルーイングとは
- 後縁中央部でのスプルーイングは決して行うな！
- クルーシブルフォーマーを耐火模型の下方に設定する場合のスプルーイングの基本
- クルーシブルフォーマーを耐火模型の上方に設定する場合のスプルーイングの基本
- 補助スプルーやエアベントは必要ない

EXERCISE　各種ケースのスプルーイングを行ってみよう ……………………………………196

外埋没のプロテクニックをマスターしよう ……………………………………200
- 外埋没材は何を用いるか
- 埋没用フラスコにスリットはナンセンス
- リキッドインベストメントでワックスパターンをコーティングしない
- 焼き付き防止の効果などいらない
- 加圧埋没で「らくらく埋没」を
- リン酸塩系埋没材に石鹸水を触れさせてはいけない
- 計量後のメスシリンダーは必ず水洗いする

CONTENTS

ワックス焼却時のプロテクニックをマスターしよう …………………………… 206
- 加熱炉の温度表示を信用するな
- 加熱炉内のどこに鋳型を置くか

キャストのプロテクニックをマスターしよう …………………………………… 208
- るつぼは必ずコーティングしよう
- メタルの量は上下顎ともに 21 ～ 28g を基準に考えよう
- 鋳造機には何を選ぶべきか
- キャストで死んでも英雄にはならない

割り出しのプロテクニックをマスターしよう …………………………………… 212
- キャスト後の鋳型は急冷してもよいか
- 割り出し時の一番の失敗は鋳造体の変形である
- クラスプ変形防止のためのグッドアイデア
- 粗い 250 μ のアルミナサンドでサンドブラスティングしてはいけない

研磨のプロテクニックをマスターしよう ………………………………………… 218
- 研磨の原則①は「大から小へ」である
- 研磨の原則②は「数値化した形を変えないこと」である
- 研磨の原則③は「変形させないこと」である
- スプルーカット部は厚みのあるカッティングディスクで調整する
- 粗研磨を行う箇所は少ないほどよい
- 粗研磨のあとはガラスビーズによるサンドブラスティングを行う
- クラスプやプロキシマルプレートは中研磨（ラバー研磨）のみとする
- 仕上げ研磨（つや出し研磨）ではグリーンルージュは使わない
- 超音波洗浄とスチームクリーナーでついに完成！

★「第 7 日目」のチェックポイント ……………………………………………… 224

- ■これだけは覚えてほしい臨床編 ………………………………………………… 226
- ■すぐに役立つ器材編 ……………………………………………………………… 236
- ■参考文献 …………………………………………………………………………… 245
- ■復刻版「Bios マニュアル」……………………………………………………… 246
- ■索　引 ……………………………………………………………………………… 263
- ■あとがき …………………………………………………………………………… 267

> 「補綴構造設計」「PSD」は川島　哲により商標登録されました．本商標権の取得は学術の混乱を未然に防止することが狙いであり，グローバルな視点で歯科界の発展に寄与する方々の学術活動を制限するものではありません．

イラスト　仲村泰彦

オリエンテーション

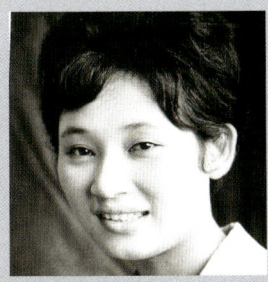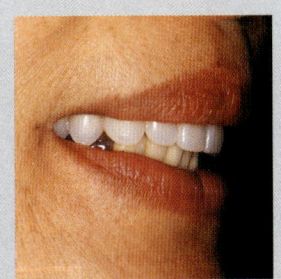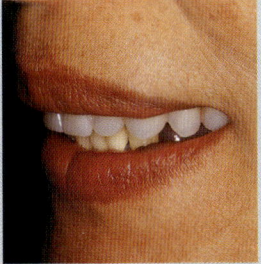

デンチャーは，リップサポートを発揮することで若かりしころの顔貌（口元）を回復できる．
リップサポートは，デンチャーの最も得意とするところであり，「審美」もまた，デンチャーの得意とする分野である．

（画像提供：Dr. 椙岡宣好氏）

オリエンテーション1
キャストパーシャルをブレークスルーさせたい君へ

●鋳造床？ キャストパーシャル？

　私のキャストパーシャルライフの39年間は，術式の改良と，それをもとにした臨床応用の連続であった．それはまさに，「生命維持装置」としてのデンチャーの歴史でもあった．キャストパーシャルの術式の改良を積み重ねることで，その先の患者さんが救われると信じ，患者さんの笑顔により私自身も救われると信じて，今日まで精進してきた．

　だからこそ，「メタルフリー」と称してあたかも金属鋳造を否定するような傾向は歓迎できないし，デンチャーがうまくつくれないことを正当化するためにデンチャーを悪く言うことにも納得できない．

　やはり，私たちは「患者さん想い」を原点にして，歯科医療人としての職業存在を昇華させなければいけないはずである．

　デンチャーの歴史は古く，木床義歯で始まり，ゴム床義歯となり，レジン床義歯に移行して，金属板（ステンレス）をプレスした圧印床義歯（金属床義歯）へと進歩した．その後，金属鋳造（メタルキャスト）の導入により鋳造床義歯に置き換わり，クラスプやレストを含めたワンピースキャストが隆盛となる．

　筆者は，1975年ごろに「鋳造床」の製作を始めた．ここで，あえて「鋳造床」といっているのは，「キャストパーシャルデンチャー」が当時の日本では一般的に「鋳造床」とよばれていたためである．欧米諸国では，「リムーバルパーシャルデンチャー」とよばれていたにもかかわらず，日本ではデンチャーに対する歯科医師や歯科技工士の後ろ向きな，ある種の偏見が蔓延して「かっこ悪い」分野とされており，「入れ歯屋さん」といわれて見下されていた．ほとんどの歯科技工士が「これからは金属焼付ポーセレンの時代」と信じ，これを「かっこよい」と思っていたのである．

　そこで，私は1985年ごろから「鋳造床」を改め「キャストパーシャル」とネーミングし，講演会・実習会や学術発表などでことごとくこの表現を用いて，歯科界のビジネスモデルにしようと試みた．そして「鋳造床」という言葉を意識的に封印し，「デンチャー」という用語も必要以上に用いないようにした．1990年の『1週間でマスターするキャストパーシャル〈上・下〉』の発刊も相まって，その後「キャストパーシャル」が一気にブレークスルーしたことは筆者にとって望外の喜びとなっている．

● これからのキャストパーシャル

さて，今日までの私の39年にわたるキャストパーシャルライフは，キャストパーシャルの合理的製作法（らくらく製作法）の改良に加えて，「補綴構造設計」（PSD：Prothetic Structure Design）とドッキングした歴史でもある．世界的にみて，キャストパーシャルを数値化して製作しようとする補綴構造設計はいまだに少数派である．しかしながら，わが国においては，補綴構造設計は完全に定着したといえる．キャストパーシャルをさらに極め，そこに補綴構造設計が加わることで，歯科技工士の職業存在を昇華させ，キャストパーシャルの世界がますます発展すると断言できる．

米国では，キャストパーシャルは安楽死の状態である．これはキャストパーシャルそのものに非があるのではなく，歯科大学においてデンチャーの教育が熱心に行われなかったことによる．カリフォルニア州ニューポートビーチで開業のDr. Paquette氏との思い出のなかで最も印象的なこととして，2000年に開催された「欠損補綴シンポジウム」（主催：スタディグループ赤坂会　寺西邦彦氏主宰）で来日講演された際の言葉がある．

——米国の歯科界は「デンチャーの教育」という大きな忘れ物をしたまま，現在まで来てしまいました．日本でも今後，インプラントが普及していくと思いますが，その発展とともに，デンチャーという欠損補綴のひとつの柱を大切にしてください．

このように，インプラントという新たな術式が導入された際もデンチャーの必要性を見通し，いまなおキャストパーシャルを実践するDr. Paquette氏の「贈る言葉」は，デンチャーの安楽死を望まない，日本の歯科界へ向けたなんとも貴重な予言ではないであろうか．

● ものごとの本質をとらえよう

歯科技工士の勘違いをなくすために本書の意味がある．たとえば，マイクロスコープを所有したからといって，小さな気泡が取り除けるわけではない．奮発して高周波遠心鋳造機を買ったからといって，鋳造が急にうまくなるわけではない．君たちは大きな勘違いをしている．歯科技工士である君自身に「心の緩み」があったり，「事の本質」を理解できていないために，それらの機器を有効に活用できていないのである．このことをいつも心すべきである．

うまいのは，機械がうまいのではなく，扱う人間が本質をとらえているからうまいのだ！

天才なんて最初から存在しない．努力するから天才が生まれるのである．それを信じ，デンチャーの本質をわきまえて，ブレークスルー（行き詰まりからの突破）してほしい．

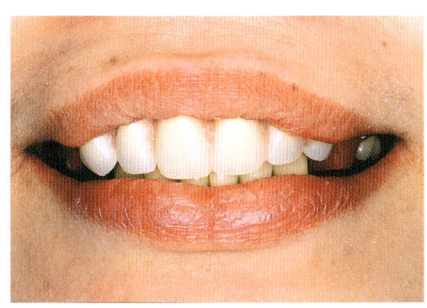

術前の口元

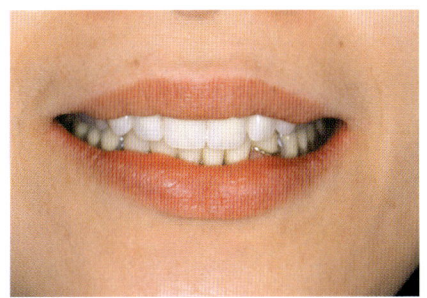

術後の口元．これがデンチャーの実力！
（画像提供：Dr. 椢岡宣好氏）

オリエンテーション2
人口動態からみた「超」高齢化社会

● **デンチャーは必然的に欠損補綴のボリュームゾーンとなる！**

一般的には，社会は高齢化率（65歳以上の人口が総人口に占める割合）によって以下のように分類される．

高齢化社会　高齢化率　7～14%
高齢社会　　同　　　14～21%
超高齢化社会　同　　21%以上

日本では65歳以上の高齢者人口が増大している．65歳以上人口の割合の推移をみると，1950年以降，年を追って上昇し，1985年には10.3%とはじめて10%を超えた．その後，毎年0.5%程度ずつ上昇し，2005年には20.1%と，総人口のおよそ5人に1人の割合となった．65歳以上人口の割合は今後も上昇を続け，2015年には26.8%（3,395万人）と，およそ4人に1人が65歳以上になると見込まれている．

老年人口指数（15～64歳人口に対する65歳以上人口の比率）をみると，1950年の8.3から，1970年は10.2，1990年は17.3，2000年は25.5と上昇し，2010年は36.1となっている．老年人口指数は今後も上昇を続け，2025年には51.6と，生産年齢人口（15～64歳人口）のほぼ2人で1人の高齢者を支えることになると見込まれている．

それでは，増大する高齢者の欠損補綴のボリュームゾーンは何であろうか？　まさしくそれはデンチャーにほかならない．日本の歯科界はデンチャーの需要の増加に対する対策を怠ってきたともいえるが，いまからでも遅くはない．骨の多くを失いはじめた高齢者の欠損補綴のオプションとして，デンチャーをもっとアピールしていこう．

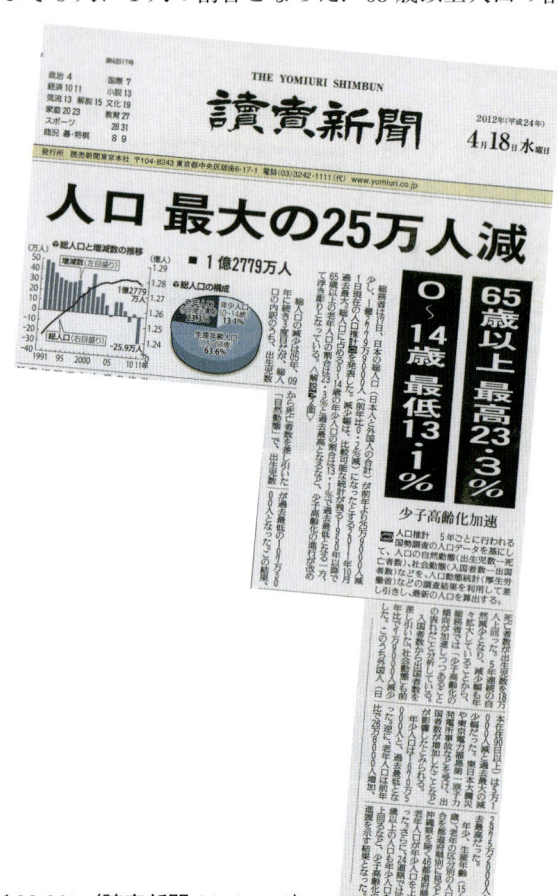

65歳以上が23.3%（読売新聞 2012.4.18）

表 高齢者人口の推移

年次	総人口（万人）	人口（万人） 65歳以上	人口（万人） 65歳以上74歳	人口（万人） 75歳以上	総人口に占める割合（％） 65歳以上	総人口に占める割合（％） 65歳以上74歳	総人口に占める割合（％） 75歳以上	老年人口指数
1950	8,411	416	309	107	4.9	3.7	1.3	8.3
1955	9,008	477	338	139	5.3	3.8	1.5	8.7
1960	9,430	540	376	164	5.7	4.0	1.7	8.9
1965	9,921	623	434	189	6.3	4.4	1.9	9.2
1970	10,467	740	516	224	7.1	4.9	2.1	10.2
1975	11,194	886	602	284	7.9	5.4	2.5	11.7
1980	11,706	1,065	699	366	9.1	6.0	3.1	13.5
1985	12,105	1,247	776	471	10.3	6.4	3.9	15.1
1990	12,361	1,489	892	597	12.0	7.2	4.8	17.3
1995	12,557	1,827	1,109	718	14.5	8.8	5.7	20.9
2000	12,693	2,201	1,301	900	17.3	10.2	7.1	25.5
2005	12,777	2,567	1,407	1,160	20.1	11.0	9.1	30.5
2010	12,806	2,924	1,517	1,407	22.8	11.8	11.0	36.1
2015	12,660	3,395	1,749	1,646	26.8	13.8	13.0	44.2
2020	12,410	3,612	1,733	1,879	29.1	14.0	15.1	49.2
2025	12,066	3,658	1,479	2,179	30.3	12.3	18.1	51.6
2030	11,662	3,685	1,407	2,278	31.6	12.1	19.5	54.4

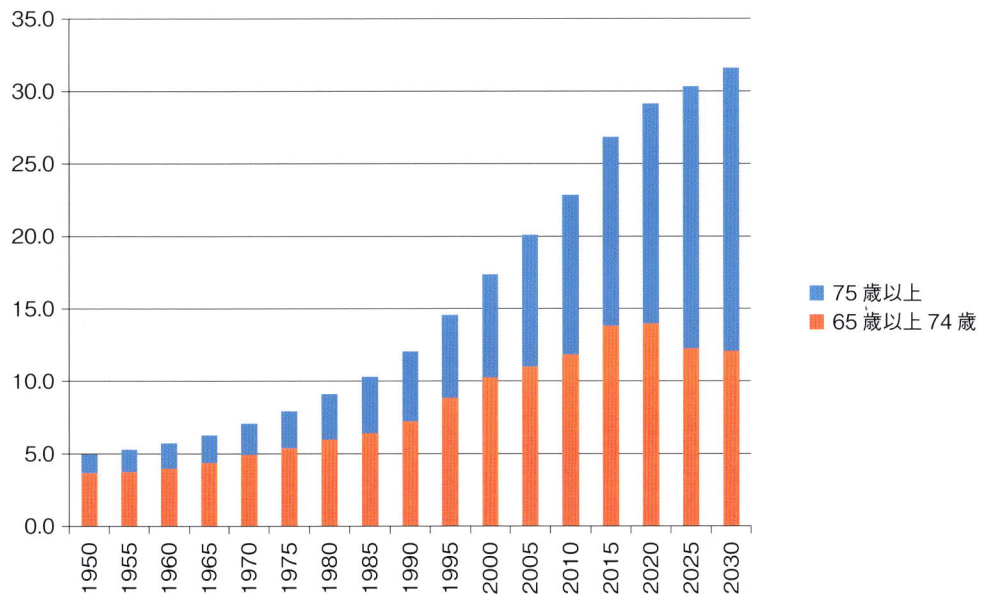

図 65歳以上人口の総人口に占める割合（％）の推移
（2010年までは総務省「国勢調査」，2015年以降は国立社会保障・人口問題研究所「日本の将来推計人口（平成24年1月推計）」の中位推計による）

オリエンテーション3
これからの歯科技工士のあり方とは

● **歯科技工士になってよかった！**

　1990年に『1週間でマスターするキャストパーシャル〈上・下〉』を発刊したが，「キャストパーシャルデンチャー」とはいわず，「デンチャー」を意識的に排除して「キャストパーシャル」としたことは前述のとおりである．結果的に多くのヤングテクニシャンがキャストパーシャルに共感し，デンチャーづくりを「かっこよい」と思ってくれて，「デンチャーをつくってます！」と胸を張っていえる時代が到来した．65歳以上の高齢者の増加（人口動態の分析での将来予測）により，デンチャー需要の押し上げに期待感が生じた時期であったことも幸いした．

　さて，デンチャーは機能してこそ意味がある．失った歯が人工歯で戻り，そして失われた歯肉部分もレジンで模倣され，みた目が回復し，挙句には噛めて機能する．そんな欠損補綴は，大げさにいえば，単なる医療製造業のみならず「神」の領域へと踏み入るほどのもので，口腔模倣を根源とした製作者としての立場はなんと意味あるものであろうか．かつてDt.佐藤幸司氏が欠損補綴物を「人工臓器」と表現したが，勇気ある先見性と感じる．患者さんを喜ばす，もしくは驚愕させるくらいのインパクトを与えることができれば，「歯科技工に関わってよかった」「死ぬまで関わり続けたい」と君も思うであろう．筆者もこれまで自信に満ちあふれたキャストパーシャルライフを送ってきた．

　患者さんに**「噛めて」「笑えて」「話せる」**デンチャーライフを提供することができれば，人工臓器がまるで**「生命維持装置」**としての資格をもつに至ったと社会的に誇れるものである．

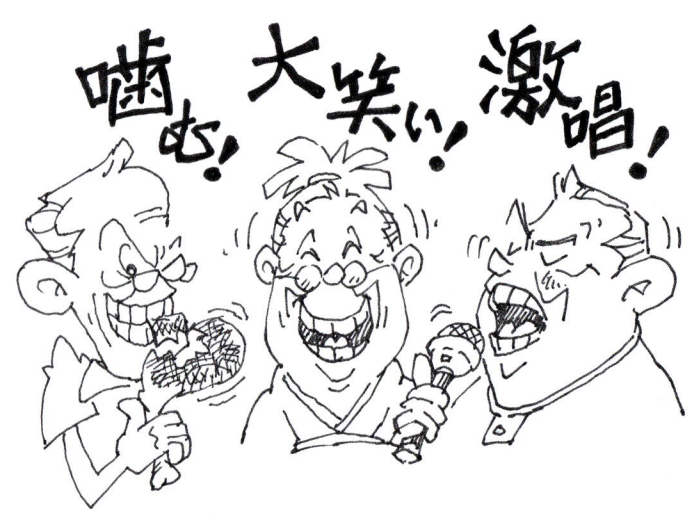

●なぜ私は積極的に技術公開を行うのか？

　私が歯科技工を始めたのは1975年ごろである．当時の「鋳造床」に携わる歯科技工士は，限られた材料や性能のよくない機器を工夫して使いながら，雲をつかむようなやっとの思いで製作していた．それゆえ，やっと覚えた技術を人には簡単に教えたがらない傾向にあった．

　私は，先輩から決して教えてもらえなかった苦い経験から，自分がものにした技術はすべて公開するスタンスを志した．それは，「患者さんはより快適なキャストパーシャルを欲してる」「その欲求に答えるのは歯科技工士の義務だ」と感じたからにほかならない．欠損補綴物が命にリンクする「生命維持装置」であるならば，また，所詮私は人間だが「神」の領域があるとすれば，技術公開しても後悔する領域とは思えない．

　キャストパーシャル「もどき」が患者さんのためにならないことを思えば，本物のキャストパーシャルで世界中を席巻したい．技術公開は生涯にわたっての私の哲学である．

●歯科技工士を教育する，その役割について

　ヤングテクニシャンを教育していると，教えることよりも教えられることのほうが多い．なぜならば，彼らが理解できない場合は，裏を返せば，教える側の私が「真実を知らない」ということになるからである．教える側の勉強不足は厳禁であるはずだ．

　歯科技工士教育とは，学ぶ人たちに対して，「こんなもんだ」という適当な枠を外してあげることではないであろうか．

　職業的に世界で最も多くの材料や機器を用いるのは歯科技工士かもしれない．これは，すべての補綴物がプロトタイプ（原型）に由来することにも関係がある．金属や鉱物を含め，材料の宝庫とも言える口腔模倣学としての歯科技工は特段におもしろいものであることを，これからもヤングテクニシャンに教えていかねばならない．

●バリュー（価値）あるものは自身を語らない

　ダイヤモンドの指輪をはめてる人は「ダイヤモンドがよい」とは話さない．GOLDは，語らずともすべての人がバリューを認める．プリウスに乗る人が「燃費がいいよ」といってるのも聞かない．プリウスを所有してない私は，単純に燃費のよさがバリューだと思うが，意外にもプリウスの凄さは，燃費向上を「心がける」ことをドライビング「プレジャー」にしたことにある．

　このようにバリューは奥の深さにある．自信あふれる存在は自ら多くを語らないのである．歯科医療人も多くを語らずしても，患者さんたちから積極的に期待されている．

　オーラあふれる歯科医療人を目指し，自信をもって今後も地道に真面目に努力していこう．

●ヤングテクニシャンはなぜリタイアするのか？

　18歳人口は，1992年の205万人から2010年は120万人となり，大幅に減少している．そんななかで，ヤングテクニシャンは，卒後5年で80％前後の人がリタイアしていくと聞く．このままでは，今後は高齢者のデンチャー需要を高齢者の歯科技工士で支えていくことになる．

　では，ヤングテクニシャンがリタイアする原因は，どこにあるのであろうか？

　第一世代の歯科技工士は世を去りつつあるが，歯科医院の中で歯科技工を行ってる人たちであった．それはいうならば，「歯科技工を行う歯科医師に教えてもらう」見習い世代であった．

　第二世代では，歯科医院から独立して歯科技工所を開業しようとする志向が生じてきた．この独立志向は，徒弟制度のある種の呪縛からエスケープしたかったのかもしれない．

　しかし，第一世代，第二世代の歯科技工士は，特例歯科技工士であっても学卒の歯科技工士であっても，患者さんたちの不安や喜びのさまざまな感情や表情を直接みられる存在であった．

　第三世代の歯科技工士は，多くの院内ラボの閉鎖により圧倒的多数が歯科技工所に勤務するようになった．仕事が分業化・細分化されてある部門のエキスパートとなることで，欠損補綴の意味合いに無関心に陥るようになった．患者さんの顔をみることもなく過ごすことで，患者さんとの距離感が生じ，職業意識が希薄化する傾向にあった．患者さんからみえない職業存在，いわゆる「透明人間」である．

　第四世代の歯科技工士は，患者さんを想像もしない技工ロボット化しており，なんのために歯科技工を行っているかがわかりづらくなった．ましてや，患者さんの喜ぶ表情も共有できないし，患者さんとも対面しないことで，歯科技工の意味合いが希薄化し，職業的に無気力化してきた．その結果，積極的に職を捨てリタイアが加速した．労働条件が過酷であるとか，低賃金・長時間労働が要因であるとクローズアップされるが，単にそれだけではない．患者さんたちの顔がみえる身近な職業存在としての立ち位置が失われたからにほかならない．

　結論をいえば，患者さんたちとの距離感をなくすことによって身近な職業存在とすることが，ヤングテクニシャンを歯科界に留まらせる方策と思う．

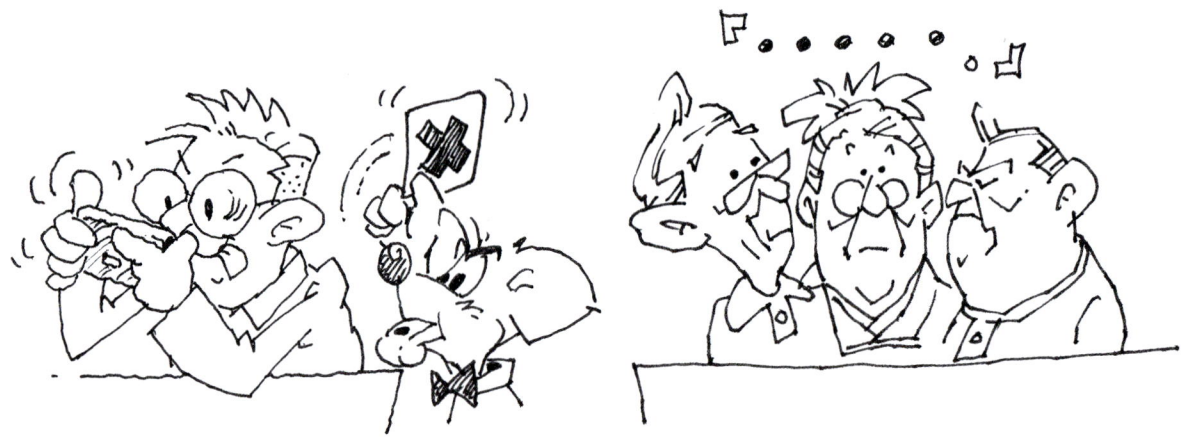

第1日目

基本設計の基礎知識を
マスターしよう

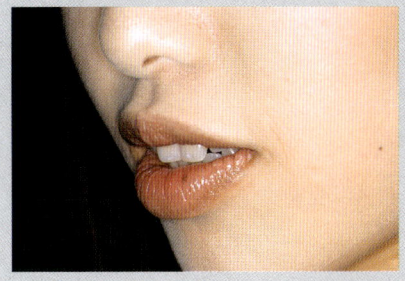

1日目

いま，求められている
キャストパーシャルデザインの肩代わり能力

●デザイン（設計）するとは？

　そもそも，「デザインする」とはどういうことなのであろうか？　デザインは算数と違って人によって答えがいくつもあるから，多様化する傾向にある．しかし，患者さんに受け入れられるデザインには，おのずと近似性がある．筆者はデザインを，「**人に好まれる形を『嗅ぎ当てる』作業であり，理論的には形と機能を特徴づけていくこと**」と規定している．

　完成した生命維持装置としての欠損補綴物は，噛むという機能回復（咀嚼機能の再構築）や失われた歯の審美的回復，人工歯肉によるリップサポートが達成（回復）されていることが重要で，同時に違和感や異物感を伴うような不快感を患者さんに与えないことが求められる．つまり，それらのデザインは機能的で，使い勝手のよいものでなければならない．

　装着後は，失った歯の生体センサー（機械的受容器）を補完する作業（リハビリ）として，新たなバイオメカニズム*に基づく鍛錬が歯科の専門家から患者さんに施されなければならない．このことは，Dt. 佐藤幸司氏の提唱する「デンチャー介護士」もしくは「デンチャーリハビリ師」が，新たなポジションとして近い将来には導入される可能性がありうることを意味する．

　しかし，ここで大事なのは，患者さん自身も機能回復をはかるための鍛錬を，専門家とともにしなければならないということである．歯科医師，歯科衛生士，歯科技工士の三者でまかなうだけでなく，そのキャパシティを超えた超高齢化社会における現実的な対応を，もはや君たちは考える時期にさしかかっている．したがって，デザインは，キャストパーシャル装着後のリハビリを可及的に軽減し，欠損補綴物の本質を高めるために人間的な感性を伴って行われなければならない．

　患者さんが，完成したキャストパーシャルをみたときに，形と機能を特徴づけるデザインがなされていないと，患者さんの欠損補綴物に対する欲求は満たされないことになる．デザイン性が失われた欠損補綴物には，患者さんは失望し，落胆する．

---

*バイオメカニズム…生物の形態・運動・情報・機能の関係を工学・医学・生物学など多角的なアプローチで解析する学問

●臨床において歯科医師と歯科技工士が目指すべきデザイン

　筆者は，『1週間でマスターするキャストパーシャル〈上〉』のなかで，「設計は歯科医師が行うもの」という概念について「あまりこだわらないほうがよいのではないか」と書いた．それは，「歯科医師は製作する側に対して口腔内の情報を『伝達する』ということに力点を置いたほうが，一般的な歯科医療の現場では有効」と考えるからであるとした．そのうえで，キャストパーシャルのデザインについて，「**基本設計**」と「**構造設計**」の2つに分けて考えた．

　「基本設計」とは，診断や治療などに基づいて歯科医師（または歯科技工士）が模型上に示す「キャストパーシャルのアウトラインおよびレイアウト」であり，構造設計の基本となるものである．そして「構造設計」とは，歯科技工士がその材料学的専門知識や製作工程上の都合などを考えながら，適切な強度や維持力などを付与できるように，基本設計を「数値化し立体化する」作業である．

　あれから20年経った今日では，次なる展開をしなければならない．すなわち，基本設計能力と補綴構造設計能力を融合した新たな「**欠損補綴デザイナー**」として，より歯科材料に精通したうえでキャストパーシャルを製作しなければならない．それは，同時に，フィックスドブリッジやインプラント，CAD/CAMシステムや発展途上の3Dプリンターなど，多様化した欠損補綴のオプションや製作方法を補完的に統合することにもなる．このことは，いわゆる「ハイブリットデンチャー」化が成功するかしないかにかかわらず，産業革命を否定できなかったように，間違いなく進行する．単なる製作者から欠損補綴デザイナーへ，さらなる極みが望まれる時代に入ったといえる．

　君にここで1点注意してもらいたいのは，「デザインは個性的であればよい」というのは大きな間違いだということである．歯科技工士は個性的であってよいが，デザインは個性的であってはならない．デザインそのものは，個人的な独善的なものではなく，万人に受け入れやすいことを目指すべきであり，とかくありがちな「デザインのためのデザイン」は禁忌である．ただし，多少の主張も忘れてはいけない．そのバランス感覚を突き詰めるからこそデザインは難しく，だからこそおもしろい．患者さんの潜在的な「欲求」を満たし，世界を癒そうではないか．

　現状でなぜ多くの歯科医師がキャストパーシャルのデザインに熱心でなくなってきたのか，あるいは欠損補綴物製作に対する関心が薄くなってきたのかについて論じることはしない．しかし，歯科技工士としてはこうした状況にも対応しなければならない．歯科技工士は，総合的な基本設計の「肩代わり能力」がないと，現代風にいい換えれば「欠損補綴デザイナー」として成り立たないと，キャストパーシャル製作の専門家にもなれないし，歯科技工所としてのスタンスも確立しない．

●基本設計の肩代わり能力を労働対価として

　基本設計を依頼された場合，本来，歯科医師が行うべきことを歯科技工士が肩代わりして行うのであるから，患者さんの口腔内の状況はもちろんのこと，社会的・精神的（心理的）背景などについても十分な情報を伝達してもらわなければならない．いい換えれば，基本設計の肩代わりを求める歯科医師はそうした情報を技工依頼書に明記すべきであろう．こうしたことがきちんと書かれていてこそ技工依頼書であり，そうでなければ単なる発注書にすぎない．現在はデジタル化の時代であり，CD-RやPCでの画像の添付も有効な技工依頼の情報源となる．

　こうして行った基本設計について，筆者はその肩代わり能力を基本設計料として請求している．

キャストパーシャルはレストを学ぶことからはじめよう

●基本設計の実際

　キャストパーシャルのデザインを行う際，最初に描くのはレストである．その重要性についてはこれまでいい尽くされてきたが，その役割については実は十分な説明がされていない．それを解く鍵となるのが，バイオメカニズムである．

　欠損補綴物に永続性を求めるためには，欠損により失った組織と失われていない組織を欠損補綴物で融合する必要があるが，その際に特に重要なポイントとなるのは，人間が本来もつ生体センサー（機械的受容器）を十分機能させることである．レストに欠損部の咬合負担を伝達すると，その力は歯根膜へとつながる．そして，歯根膜に隠された生体センサーが神経を通じて頸椎から脳へとその情報を伝達する．咀嚼筋群は脳がコントロールしているので，レストは可能であれば多数にわたるべきであるが，その数は欠損歯数により決定される．レストの設定により，**キャストパーシャルの咬合力がオーバーワークにならないように脳がコントロールする**ことで，結果的に残存歯の保護を可能とする．キャストパーシャルに永続性をもたせるポイントはすべてここにある．

　昔からのセオリーである「レストはキャストパーシャルの沈下防止装置」「欠損部の咬合負担を受けるもの」という考え方は，あくまでも副次的な意味合いであることを承知してレストのデザインをしてほしい．

　また，メジャーコネクター（大連結子），フィニッシュライン，マイナーコネクター（小連結子），デンチャーベースコネクター（スケルトン部）などのキャストパーシャルの構成要素のデザインは，患者さんに好まれる形を「嗅ぎ当てる」本能的な感性あふれるものである．好まれるデザインはいたってシンプルでかつ単純である．

　ここで，Dr.寺西邦彦氏の唱えるDentistry（歯学）の意義についての5項目を披露する．

① Biologic　　　生物学的恒常性と組織の保存
② Function　　　機能の回復
③ Esthetic　　　審美性の回復
④ Structure　　　構造力学的安定性
⑤ Comfortable　　快適性

●キャストパーシャルのデザインはレストで決まる

　レストについての必要性を世界で最初に唱えたのはBonwill（1893年）で，もはや100年以上前であることを君たちは忘れないでほしい．

　パーシャルデンチャーの患者さんの場合，歯科医師は，診断し，治療を進めていくなかで，予算なども考慮しながらどういうデンチャーにするかを決めることになる．すなわち，大まかに分類すると，クラスプデンチャーにするか，テレスコープを含めたミリングデンチャーにするか，既製もしくは自家製のアタッチメントデンチャーにするかであり，さらにはインプラントを取り入れた選択肢も加わる．そして，クラスプデンチャーの場合は，クラスプをキャストにするかワイヤーにするか，ワンピースでいくか，もしくはコンビネーションでいくかの選択肢がある．

　本書では，以降，「クラスプを維持装置（支台装置）としたキャストパーシャル」について主に述べていくが，それ以外の選択肢についても必要に応じて補足する．

　さて，キャストパーシャルを装着する目的は，主に次の2つである．

① **現存する歯の喪失を最小限にくい止める**─残存歯や鉤歯*の保存と歯列の保護
② **失われた機能を回復する**─咀嚼力の向上

　キャストパーシャルの基本設計にあたって優先させるのは①である．もし，咀嚼力の向上を第一の目的とするならば，できるだけ多数の残存歯にクラスプを強固に固定すればよい．こうするとよく噛めるであろう．しかし，デンチャーはピッチングやローリングしたりして必ず動くから，結果的に負担過重のために鉤歯の支持組織を破壊することになる．

　したがって，キャストパーシャルの基本設計にあたっては，デンチャーが動いてもその動きが鉤歯の耐力の限界値を超えない範囲に留まり，為害作用として加わらないように，咬合力をコントロールする必要がある．そのことを考慮して，レストの位置，ガイドプレーンの形態，クラスプやアタッチメントの種類と位置，既製もしくは自家製アタッチメントの位置，その他のことが決定されるが，ここでは**キャストパーシャルのデザインはレストで決まる**ことを，君は肝に銘じてほしい．

　そこで，まず君はレストの基本とそのレストレーションなどについて学ぶことになる．

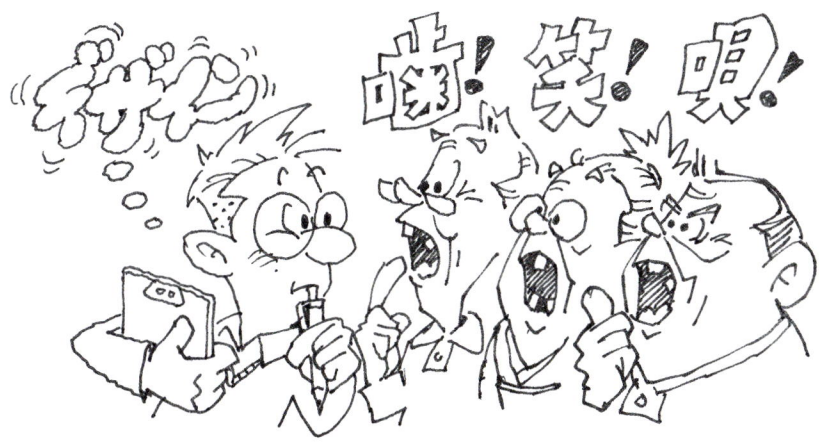

＊鉤歯…「鉤歯」について，最近の学術用語集などでは「支台歯」とされているが，本書でいう「鉤歯」はクラスプなどの維持力を負担させる歯を指す．なお，レストのみでクラスプなどの維持力を求めない歯は「残存歯」と表現している．

●レストの設計の基本とは

　まず，図1-1にキャストパーシャルの「**8つの構成要素**」を示す．もし君が各構成要素の名称についてあやふやであったら，ここでしっかりと覚えてほしい．

　次に，Dr.寺西邦彦氏が述べている「パーシャルデンチャーを成功させるための臨床的基準」の4つのポイントを示す．この4つは重要なポイントなので，決して忘れてはいけない．

① **力のコントロール（前後的，左右的な力のバランスをとる）**
② **空口時，咀嚼時を問わず動きの少ないデンチャー**
③ **適切な残存歯の処置（トゥースプレパレーション）**
④ **人工歯摩耗への対処**

　さて，レストの基本は，キャストパーシャルに加わる咬合圧をできるだけ正しく鉤歯の長軸方向（歯軸方向）に伝達することである（図1-2）．もしもレストが設定されていないと，キャストパーシャルは深く沈下し，歯槽粘膜に強く食い込んでしまうことになる．したがって，レストのデザインにあたっては，鉤歯のもつ生体センサー（歯根膜センサー）を十分働かせる形態となるように考慮する．

咬合圧ができるだけ正しく鉤歯の長軸方向に導かれる形態

　これは，すべてのレストについての基本である．

●レストレーションはどのように行うか

　レストには，大まかにいってインサイザルレスト（切縁レスト），シンギュラムレスト（歯頸隆線レスト），オクルーザルレストの3つがある．

　これらのレストシートを天然歯質に対して設定する場合は，そのレストレーションは歯科医師の業務範囲にあり，クラウンなどの歯冠修復物製作時に設定する場合は歯科技工士の仕事になる．いずれにしてもレストシートはしっかり掘り込んでレストが確実にかかるようにする．

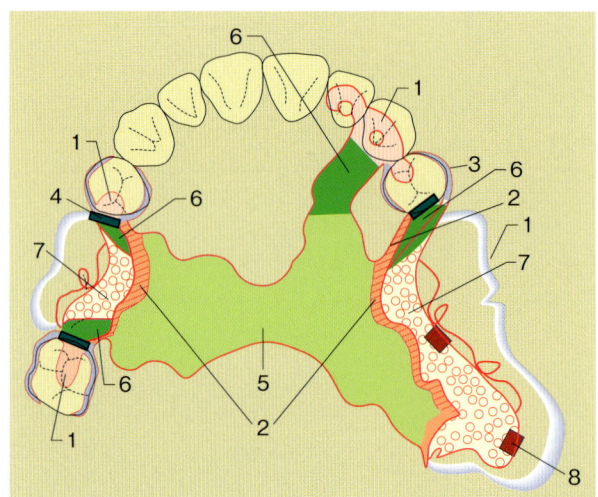

図1-1　キャストパーシャルの8つの構成要素
1. レスト
2. フィニッシュライン
3. リテイナー
4. プロキシマルプレート
5. メジャーコネクター
6. マイナーコネクター
7. デンチャーベースコネクター
8. メタルストップ

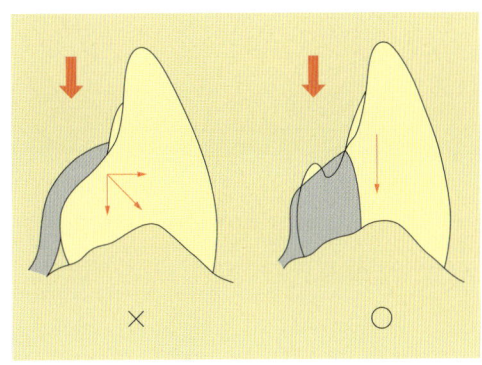

図 1-2　レストの設定
まず第一に「咬合圧をできるだけ正しく鉤歯の長軸方向に導く」ことを考える．左に示したレストでは，咬合圧は鉤歯の長軸方向にはかからない．

■ インサイザルレスト（切縁レスト）

すべての前歯に適用可能であるが，特に犬歯に対して有効で，天然歯に多用される．図 1-3 に示すように唇側面からみても隣接面からみても凹彎した形成を行い，Co-Cr 合金や Au-Pt 合金を用いた場合は次の寸法を確保する．さもないと破損しやすい．

　　　　幅………1.5〜2.0mm くらい　　　深さ……1.4mm 以上

■ シンギュラムレスト（歯頸隆線レスト，リンガルレスト，ピンレスト）

前歯に対して適用されるが，歯冠修復を行う場合は，咬合圧を正しく鉤歯の長軸方向に伝達しやすいこと，および審美性の観点から，インサイザルレストよりもこのシンギュラムレストがもっぱら用いられる．図 1-4, 5 に示すように，舌側面に溝を形成し，隣接面からみて基底結節を発達させたような感じにする．

臨床的には，舌面インレーや部分被覆冠，全部被覆冠，メタルボンドクラウン（陶材焼付金属冠）などに対して用いる場合が多い．

シンギュラムレストの場合は，その構造的形態から多少薄くても強度的に不安はない．

■ オクルーザルレスト（咬合面レスト）

オクルーザルレストには，次の 3 つがある．
① 咬合面中央部まで延長して設定する「**咬合面中央部型**」（図 1-6）
② 咬合面を近遠心的に横断する「**咬合面横断型**」（図 1-7）
③ 近心または遠心の隅角部に設定する「**隅角型**」（図 1-8）

臨床的には「咬合面中央部型」または「咬合面横断型」が望ましく，「隅角型」は特にフレキシブルな動きをするデンチャーをつくることが求められた場合などに設定する．

「咬合面中央部型」を欠損側から設定する場合は，図 1-6 に示すように中心窩まで延長し，かつ欠損側から最も遠い部分を深くする．これによって，たとえば最後臼歯では，歯が遠心に移動するのを可及的に防ぐことができる．Co-Cr 合金を用いる場合でも，次の寸法を確保する．

　　　　幅………2.5mm 以上（歯の頰舌径の 1/3）　　　深さ……1.4mm 以上

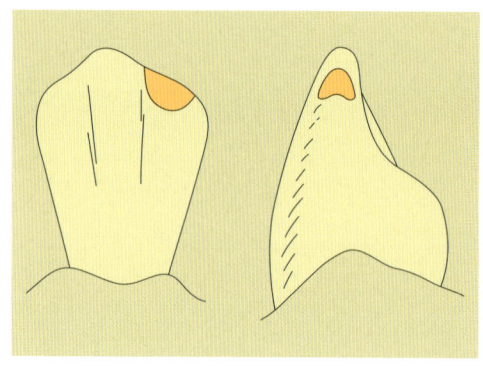

図 1-3 犬歯に対するインサイザルレストのレストレーション
　歯冠修復をしない天然歯の場合に用いるが，審美性に欠ける．
　左：唇側面観，右：隣接面観

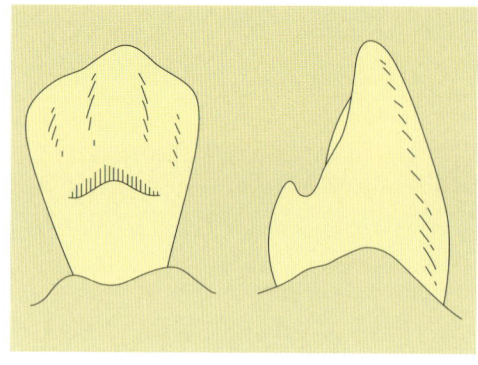

図 1-4 犬歯に対するシンギュラムレストの形成
　舌側面に幅の広い U 字形の溝を形成し，咬合圧を鉤歯の長軸方向に導くようにする．
　左：舌側面観，右：隣接面観

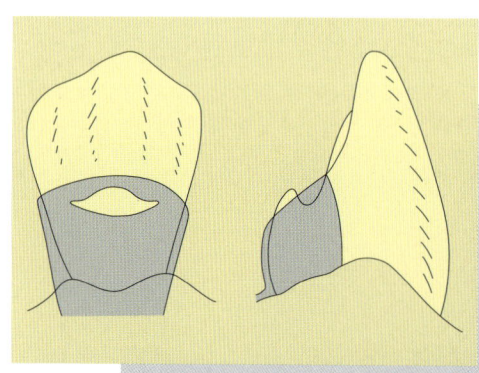

図 1-5 シンギュラムレストとメタルプレート
　左：舌側面観，右：隣接面観
　石膏見本は，Dt. 狩野敦志氏の手による（|3）．

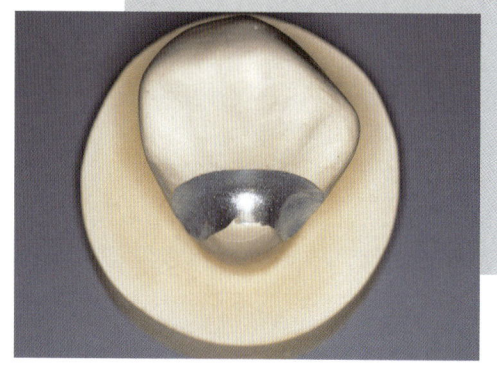
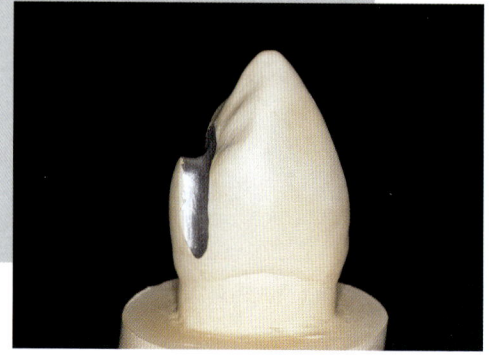

第 1 日目 ● 基本設計の基礎知識をマスターしよう

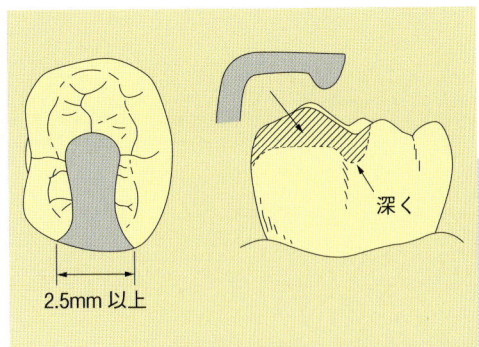
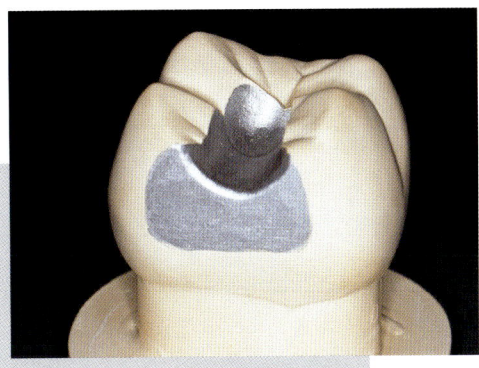

図 1-6　オクルーザルレスト（咬合面中央部型）
　欠損側からオクルーザルレストを設定する場合は先端部を中心窩ないし遠心窩まで延長する．また，先端部が深くなるように設定する．
　左：咬合面観，右：隣接面観
　石膏見本は，Dt. 狩野敦志氏の手による（ 6 ）．

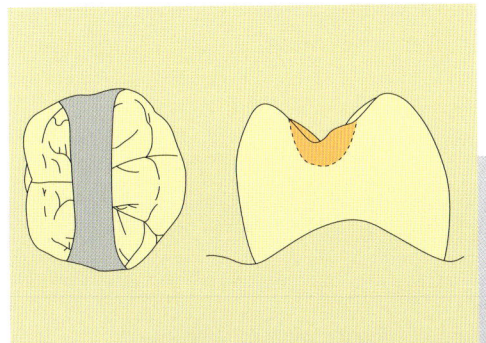
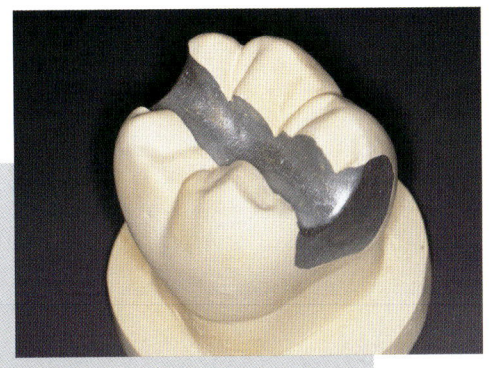

図 1-7　オクルーザルレスト（咬合面横断型）
　咬合圧を鉤歯の長軸方向に最も伝達しやすい．
　左：咬合面観，右：隣接面観
　石膏見本は，Dt. 狩野敦志氏の手による（ 7 ）．

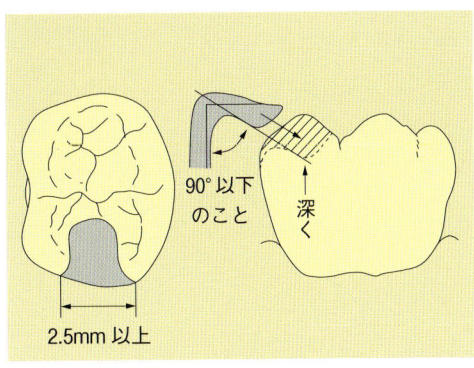

図 1-8　オクルーザルレスト（隅角型）
　フレキシブルなデンチャーをつくる場合に設定する．歯の中央部に近づくにつれて深く傾斜するように形成する．また，マイナーコネクターとレストがなす角度は 90°以下とする．
　左：咬合面観，右：隣接面観

17

オクルーザルレストを「咬合面横断型」にすることができれば，咬合圧を理想的に鉤歯の長軸方向に向けることができるので，特に孤立歯に応用するとよい．孤立歯の場合，この「咬合面横断型」の代わりに「隅角型」を近心および遠心に設定しても同様の効果が得られる．

　なお，「咬合面中央部型」および「隅角型」の場合，レスト底面の形態はスプーン状とし，歯の中央にいくにつれて移行的に深くする．そしてレストの先端部で深さが最大になるようにする（図1-6, 8）．ただし，臨床では，「隅角型」のレストはスプーン状よりさらに凹みを付与し，また，咬合面からみて丸い曲面にすることで，咬合圧が加わってピッチングやローリングしてもレストそのものが回転するようにする（図1-9）．

　「隅角型」のレストが2歯にまたがるケースの場合，もしレストを図1-10のように底の浅い形につくってしまうと，咬合圧によって2歯は離開してしまいやすい．しかし，図1-11のように長軸方向に咬合圧がかかるように先端部を深くつくり，しかもレストに対して角度が90°以下になるようにマイナーコネクターをつくれば離開を防ぐことができ，良好な結果が得られる．

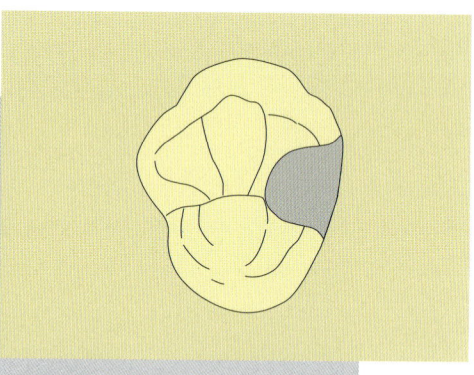

図1-9　オクルーザルレスト（隅角型）のレストレーション（1歯の場合）
　　　レストの形態はピッチングやローリングしやすい形状にする．
　　　咬合面観
　　　石膏見本は，Dt. 狩野敦志氏の手による（|4|）．

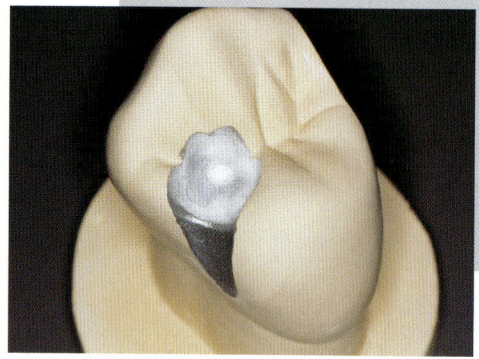
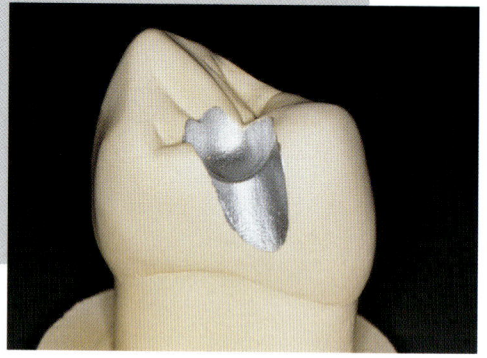

第1日目 ● 基本設計の基礎知識をマスターしよう

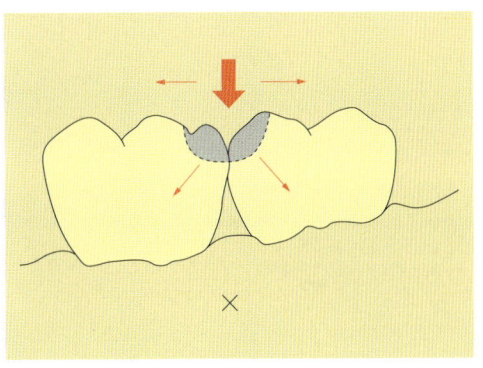

図 1-10　オクルーザルレスト（隅角型）を 2 歯に隣接して設定する場合（悪い例）
　底の浅い形に形成してしまうと，咬合圧によって 2 歯を離開させやすい．ただし，連結冠であればこの限りではない．

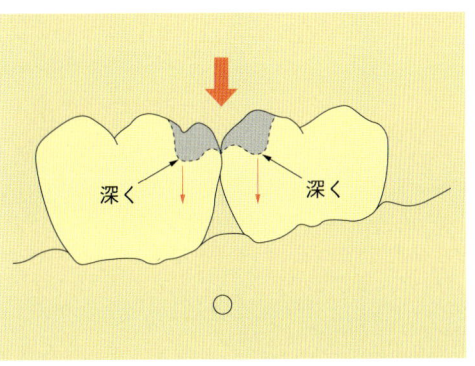

図 1-11　オクルーザルレスト（隅角型）を 2 歯に隣接して設定する場合（よい例）
　図 1-8 に示した原則を守ってスプーン状に形成し，鉤歯の長軸方向に咬合圧を伝達するようにしなければならない．

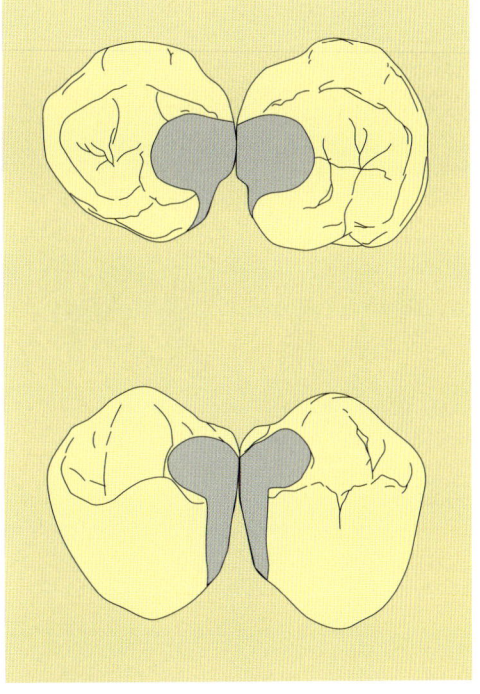

図 1-12　オクルーザルレスト（隅角型）のレストレーション（2 歯連結の場合）
　レストそのものの形態はこれまでの説明のとおりであるが，マイナーコネクターは義歯の着脱方向に合致させる
　上：咬合面観，下：舌側面観

19

● レストの臨床例

　以上述べてきた各種レストのうち，シンギュラムレストとオクルーザルレストについて，その臨床例を以下にいくつか示してみる（図1-13～22）．

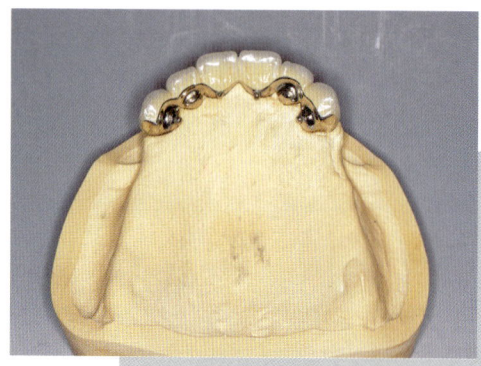
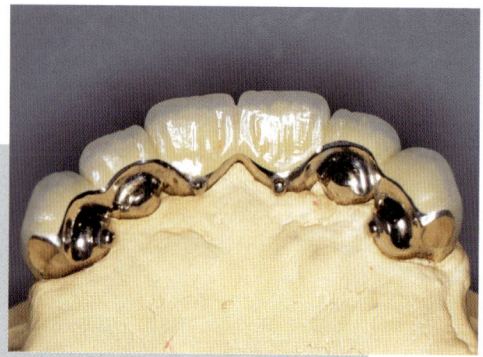
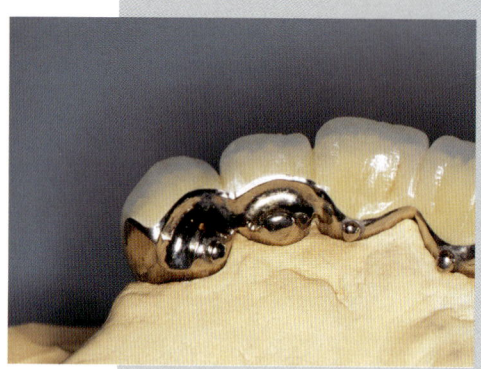
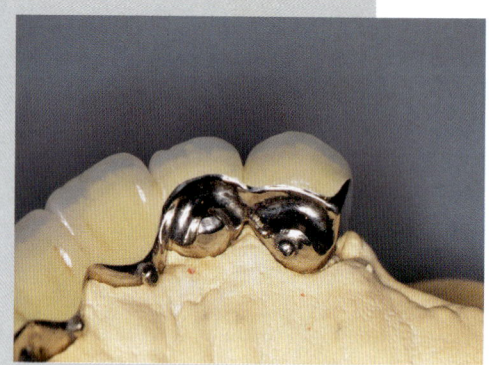
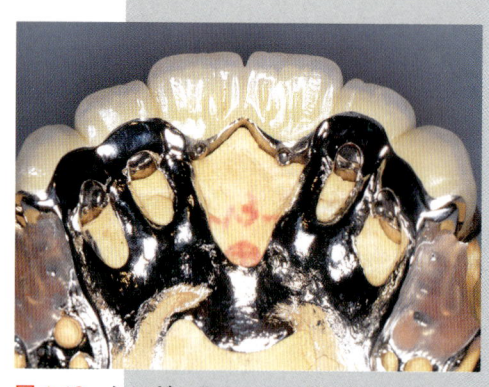
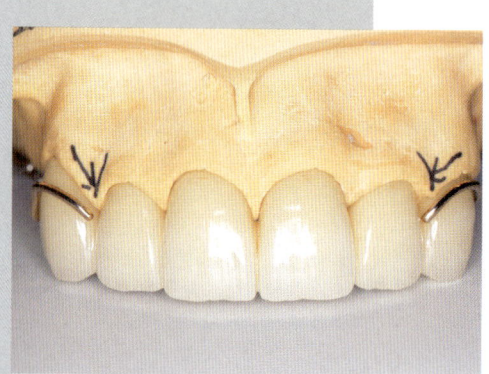

図1-13　シンギュラムレストを上顎前歯部に設定した臨床例
　　シンギュラムレストは主に犬歯に用いるが，それ以外の前歯にも積極的に用いるとよい．なお，3|3 のリテイナーはAu-Ptワイヤークラスプである．メタルボンドクラウンの歯冠豊隆の付与が適確なため，審美性を損なわない位置にワイヤークラスプを設定できている．
　　Dr. 中野文明氏の臨床ケースで，メタルボンドクラウンはDt. 藤田英宏氏による．

第1日目 ● 基本設計の基礎知識をマスターしよう

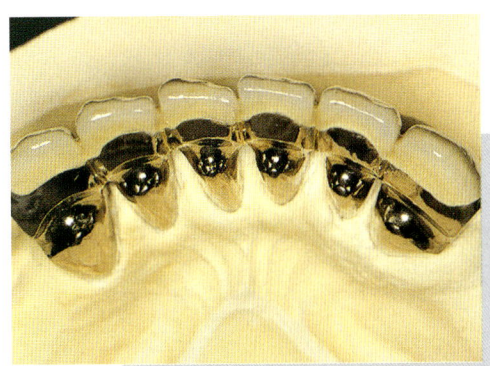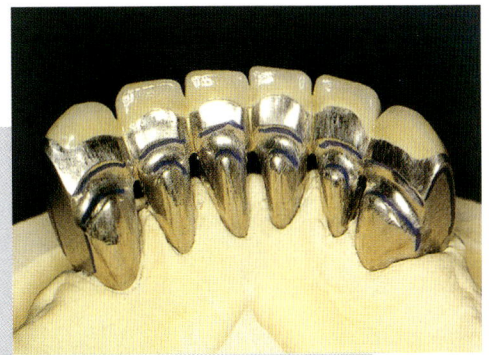
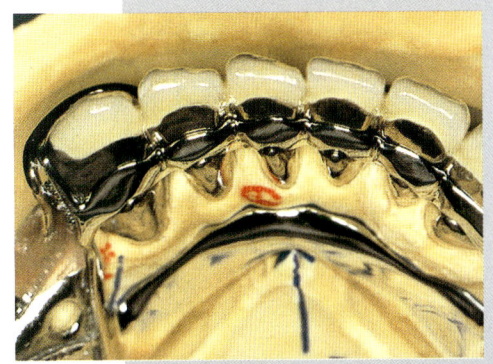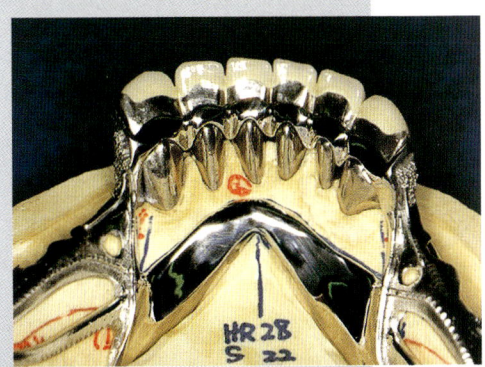

図 1-14　シンギュラムレストを下顎前歯部に設定した臨床例
　臼歯部の咬合力を過剰にさせないためにも，前歯部残存歯の生体センサー（歯根膜センサー）の情報を必要とする．同時に欠損部の粘膜センサーを加味して咬合力のコントロールを総合的に行う．Dr. 寺西邦彦氏の臨床ケースで，メタルボンドクラウンは Dt. 狩野敦志氏による．1989 年に製作したものである．

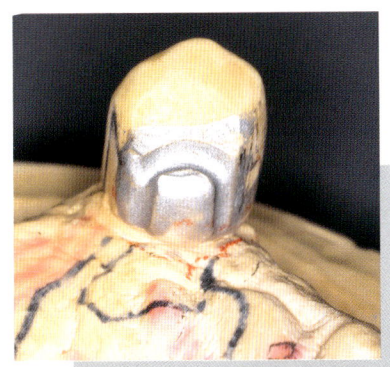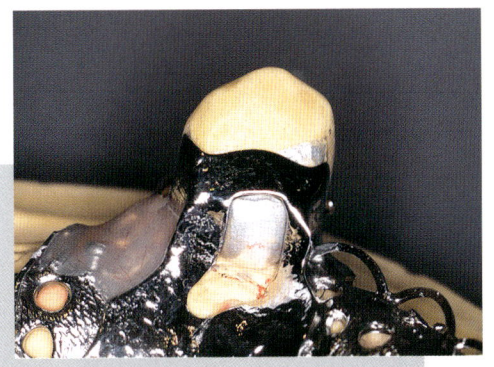

図 1-15　シンギュラムレストの悪い例
　長軸方向に咬合圧がかかるのはよいのだが，レストレーションの形態が角ばっているのでデンチャーがロックされてしまう．支台歯の動揺を来たすので注意しよう．

21

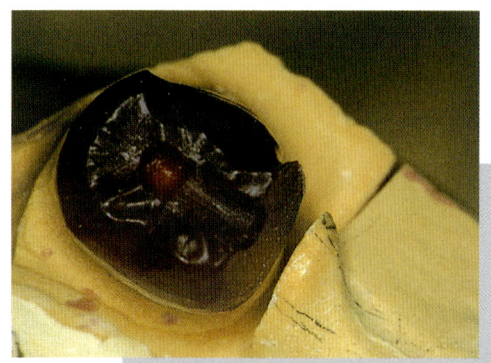 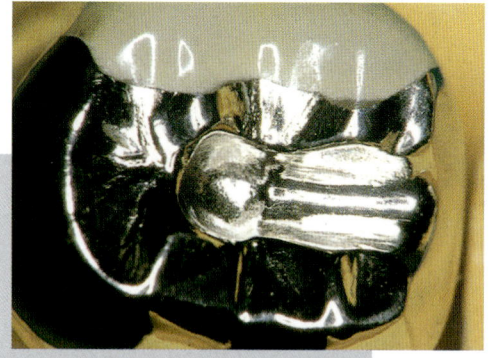

図 1-16　咬合面中央部型オクルーザルレストの臨床例　その1
オクルーザルレストの要件を満たした支台歯形成がなされていないため，中央部を掘り込むとワックスが薄くなってしまった．メタルボンドクラウンでなんとか金属部の強度を保つことができたが，中央部が十分掘り込めるように支台歯形成されることを望みたい．

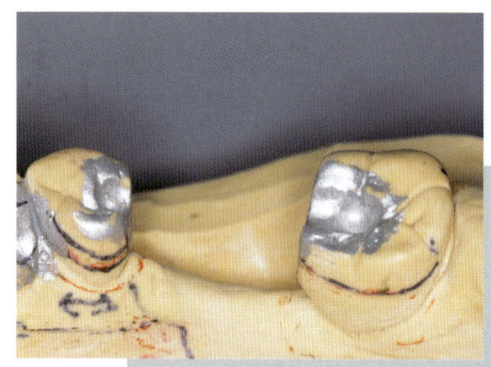 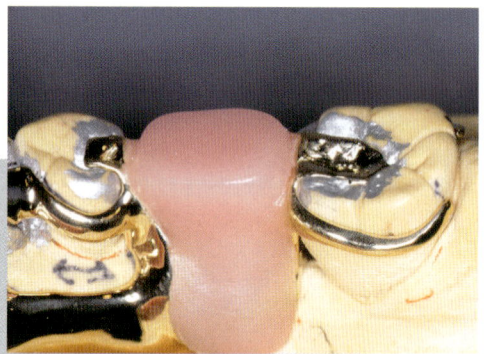

図 1-17　咬合面中央部型オクルーザルレストの臨床例　その2
「7が咬合力により遠心移動しないように，咬合面中央部に凹みをもたせてストッパーの役割をしている．
Dr. 武　義弘氏の臨床ケースである．

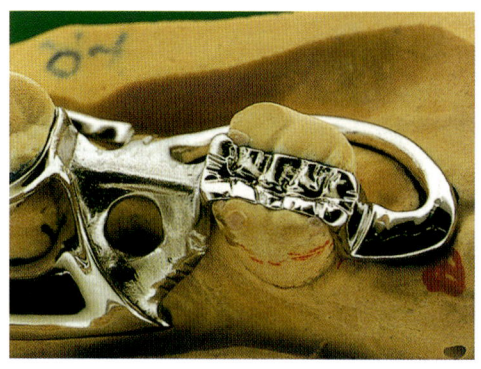 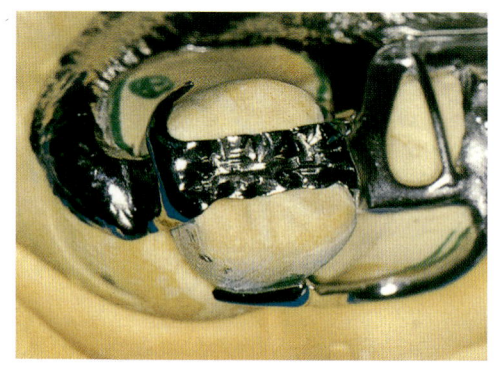

図 1-18　咬合面横断型オクルーザルレストの臨床例　その1
動揺歯には積極的に用いるとよい．現在はレストで固定する考え方が主流である．

図 1-19　咬合面横断型オクルーザルレストの臨床例　その2
適合に自信がないとして用いることをためらってはいけない．本書のセオリーに従えばきわめて高い適合精度を得ることができるので，自信をもって製作してほしい．

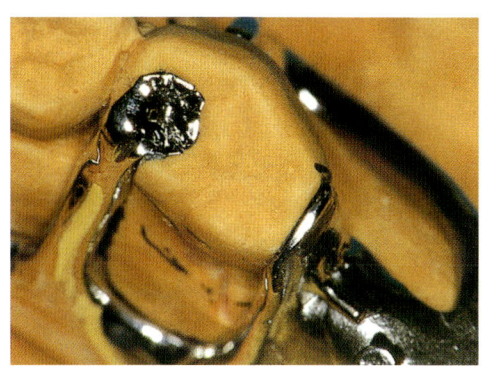

図1-20　隅角型オクルーザルレストの臨床例
　　　　I-barを用いた遊離端欠損の基本形である．

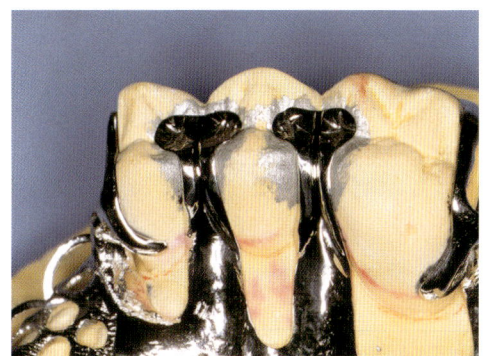

図1-21　隅角型オクルーザルレストを2歯に設定した臨床例　その1
　　　　骨植状態がよくないとき，もしくは多数歯欠損のときはレストは可及的に増やすとよい．

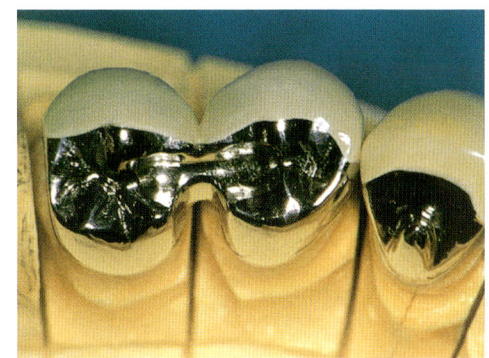

図1-22　隅角型オクルーザルレストを2歯に設定した臨床例　その2
　　　　メタルボンドクラウンの場合はこのようになる．

● **レストの底面はなぜスプーン形態につくるのか**

　パーシャルデンチャーのレストは咬合圧を残存歯の長軸方向に伝えるが，もしレストの底面がスプーン形態になっていないと，パーシャルデンチャーが転覆したり，あるいはピッチングやローリングしたときに，抜歯装置として働いてしまう．したがって，レストの底面，つまりレストシートの内面はスプーン形態につくり，レストシートにおいてレストがスリップし，かつ回転するようにする．

　また，このレストシートがスプーン形態につくられていないと，欠損部の咬合圧が長軸方向に伝わりにくく，それは，結果的に歯を動揺させる方向となる．レストシートをスプーン形態につくることは歯根膜センサーを最大限に用いる意味でも重要である．

● **トゥースプレパレーションとガイドプレーンの付与について**

　トゥースプレパレーションとは，パーシャルデンチャーによる補綴処置を行うに先立って，よりよい治療効果をあげるために行われる歯周治療，外科治療，保存治療，矯正治療，補綴治療などのさまざまな前処置をいう．鉤歯に対する特有の前処置としては，レストシートの付与のほか，ガイドプレーンの付与，クラスプスペースの付与，豊隆の修正，エンブレジャー（鼓形空隙）の修正などが挙げられる（図 1-23）．

　これらの残存歯に対する前処置は，口腔内において天然歯（健全歯）に直接行われる場合もあるが，歯冠修復によって行われる場合も多く，歯科技工士もまたトゥースプレパレーションに対する正しい理解と知識が必要である．

　なお，デンチャーの着脱方向と平行な平面に形成された鉤歯の欠損側歯面を「ガイドプレーン」，このガイドプレーンに接するデンチャー側の金属平面を「プロキシマルプレート」という（図 1-24）．もし，この２つの面の間にスペースがあるとデンチャーの機能運動時に食片が圧入するおそれがあるので，２つの面は可及的に密接させなければならない．ガイドプレーンとプロキシマルプレートとの間に発生する面抵抗によってデンチャーの維持力を高めることも，これらの平面を設ける目的である．

　ガイドプレーンとプロキシマルプレートの面抵抗を舌側面まで伸ばしてさらにプレシジョンにすると，ミリング面となり，いわゆる「ミリングアタッチメント」となる．さらに着脱方向を一方向に規制することで維持させるものを「パラレルミリング」とよぶ．

第1日目 ● 基本設計の基礎知識をマスターしよう

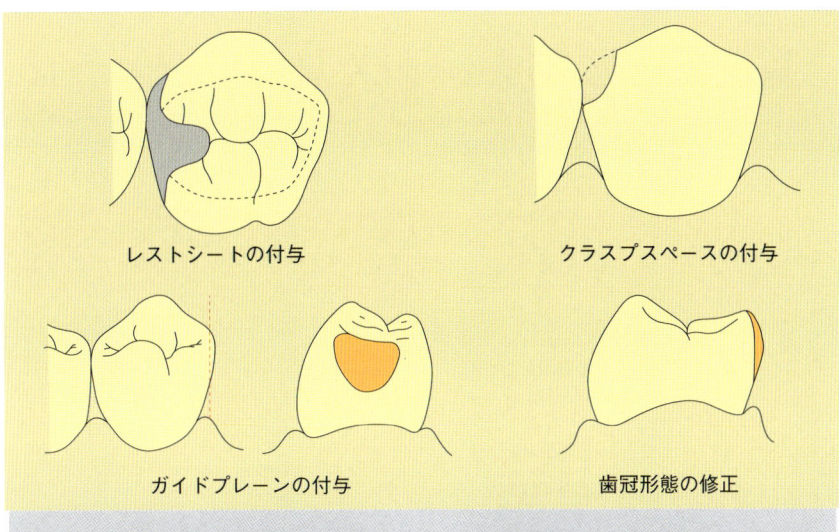

レストシートの付与　　　　　　クラスプスペースの付与

ガイドプレーンの付与　　　　　　歯冠形態の修正

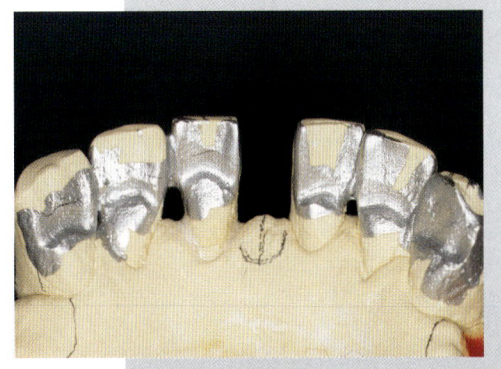
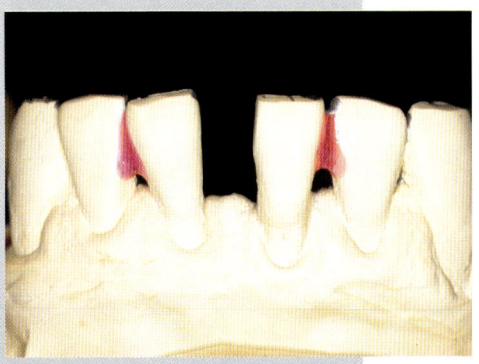

図 1-23　天然歯でレストレーションを行う場合の例
　健全歯の場合は，当然ながら歯質の削除は最小限に留める．
Dr. 武　義弘氏の臨床ケースである．

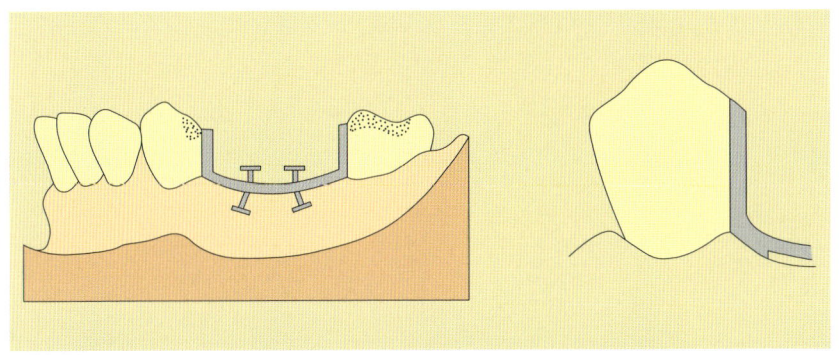

図 1-24　ガイドプレーンとプロキシマルプレート
　デンチャーの挿入方向と平行に鉤歯の一部を削除し，デンチャーと鉤歯を可及的に密接させる．この目的のために形成された歯面を「ガイドプレーン」，デンチャー側の金属平面を「プロキシマルプレート」という．2つの面の面抵抗を維持力とする．

25

1日目

レストの設定をレッスンしてみよう

　君はここまでの段階で，レストの意義，そしてインサイザルレスト，シンギュラムレスト，オクルーザルレストについて，その違いを十分理解できたであろうか．
　OKならば，ここでレストの設定についてレッスンしてみよう．
　レストの設定にあたっての4つの基本原則を以下に示す．
① **中間欠損の場合は，レストは欠損側に設定する．**
② **遊離端欠損の場合は，レストは欠損側から遠い位置に設定する．**
③ **残存歯が少ない場合は，レストはできるだけ多くの残存歯に設定する．**
④ **前歯部中間欠損の場合は，遊離端欠損の場合と同じに考え，レストは欠損側から遠い位置に設定する．**

　すなわち，レストの設定は欠損様式によって決まるといってよい．
　次頁からの **LESSON A～F** ではほとんどの欠損様式について示しているので，レストの設定について4つの基本原則に従って考えてみてほしい．
　なお，**LESSON A～F** の図ではキャストパーシャルにおけるメジャーコネクターの設定などもあわせて示してみたので，欠損の状態と関連させてみてほしい．
　臨床においては，基本原則どおりのレストレーションが前提であるものの，レストの設定がなんら行われていない模型でキャストパーシャルを製作しなければならない場合もある．万一，そうしたケースに遭遇した場合は，やむを得ず基本原則以外のバリエーションで取り組むことになるが，基本設計がわかってはじめてバリエーションを考えられることを銘記しておいてほしい．

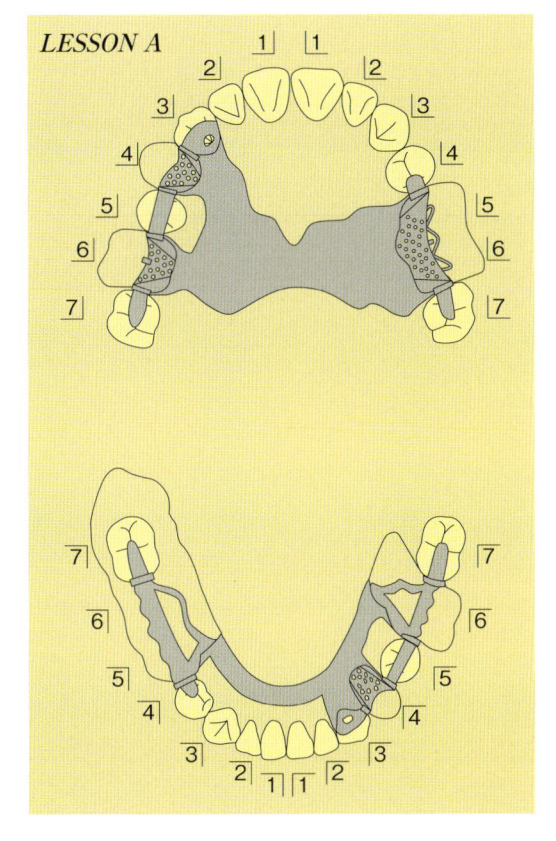

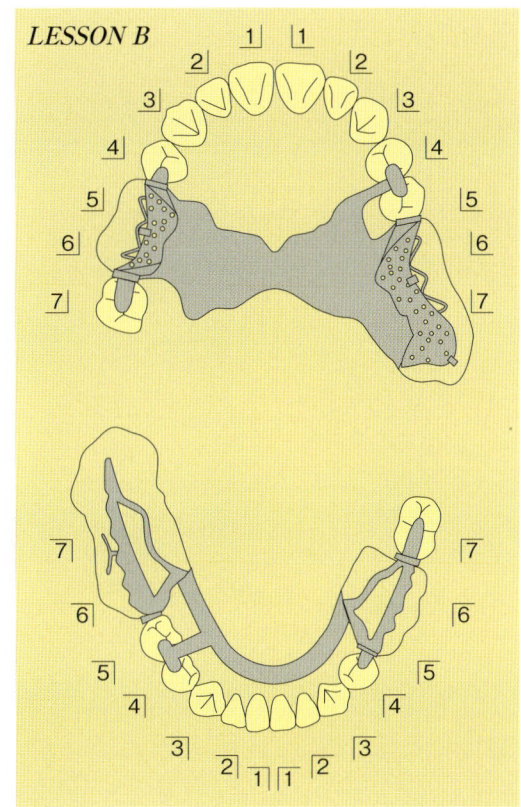

■ LESSON A

　上下顎ともすべて中間欠損であり，基本原則の①に従ってレストを設定する．前歯にかけるレストにはインサイザルレストとシンギュラムレストの2つがあるが，通常は，咬合圧を正しく残存歯の長軸方向に伝達しやすいこと，および審美性の観点から，シンギュラムレストとする．

　なお，この図では，5｜および｜5 に「咬合面横断型」のオクルーザルレストをかけているが，「隅角型」オクルーザルレストを近心と遠心に併用してもよい．

■ LESSON B

　中間欠損および遊離端欠損の複合欠損の例である．中間欠損に対しては基本原則の①を適応し，遊離端欠損に対しては基本原則の②を適応する．したがって，遊離端部の｜5 には近心レストがかかっているが，さらにデンチャーのピッチングを防止するために｜4 にも遠心レストをかけて，咬合圧負担を分散させている．4｜と 5｜にかけたレストも同様である．

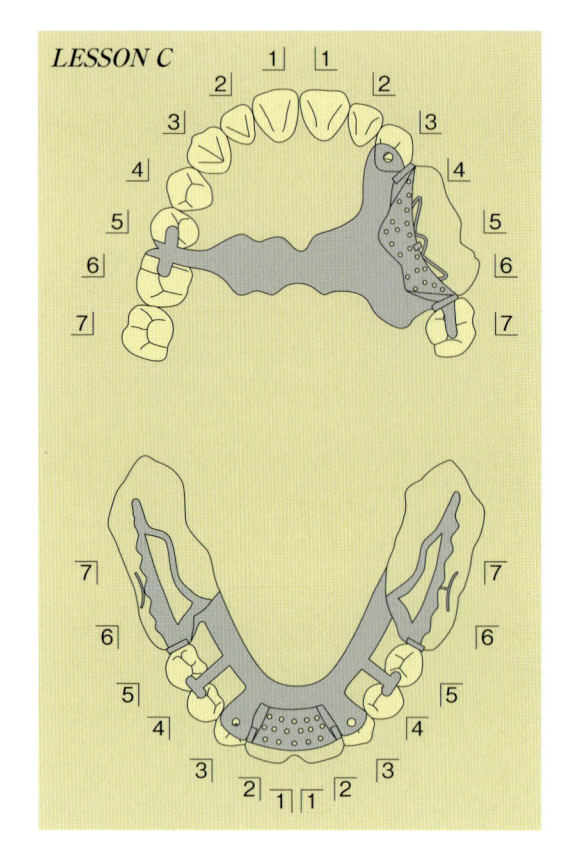

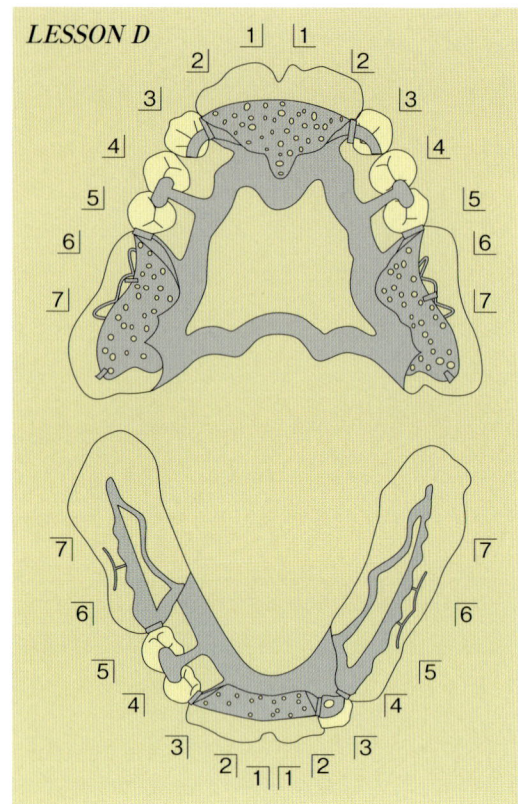

■ LESSON C

　上顎は中間欠損であり，基本原則の①に従う．5⏌と6⏌の間を走行しているのはクラスプの鉤体部であるが，もしこの5⏌と6⏌の間の上部にクラスプ横断スペースが不足する場合はトゥースプレパレーションによって走行域を確保する（もしくは対合歯で調節する）．また，多少なりともデンチャーのピッチングを防止するために，時としてこの鉤体部にレストを設けることがある．

　下顎は前歯部中間欠損および遊離端欠損の複合欠損で，残存歯が少数の例である．したがって，基本原則の③に従ってすべての残存歯にレストをかけるとともに，遊離端部に対しては基本原則の②を適応している．

■ LESSON D

　上下顎とも前歯部中間欠損および遊離端欠損の複合欠損で，残存歯が少数の例である．3⏌，⏋3にかけたシンギュラムレストは，AやCの図とは違ってメジャーコネクターとつながるマイナーコネクターが被覆しない形態を示してみた．

　下顎では，⏋4のレストは遠心にかけている．基本原則の①に従うと，中間欠損なので⏋4のレストは近心にかけるべきであるが，前歯部中間欠損なので基本原則の④に従って遠心に設定し，⏋5近心レストとともに負担を分担している．

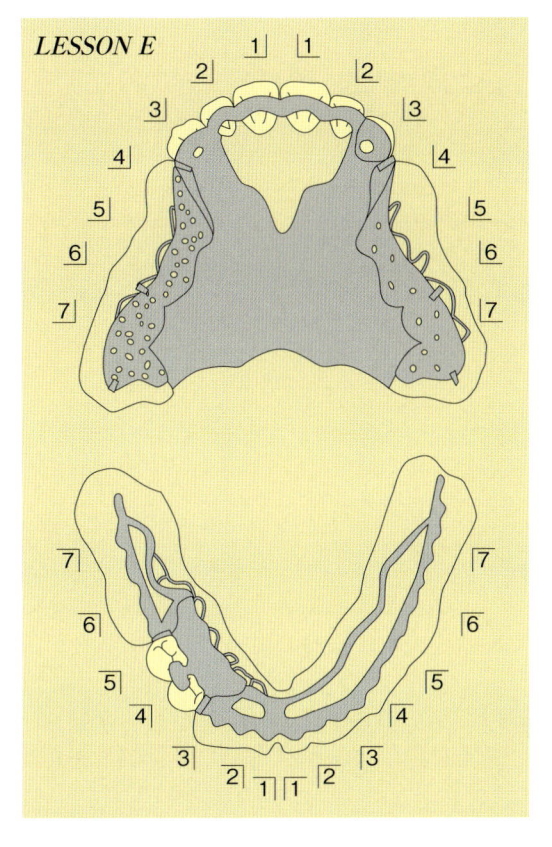

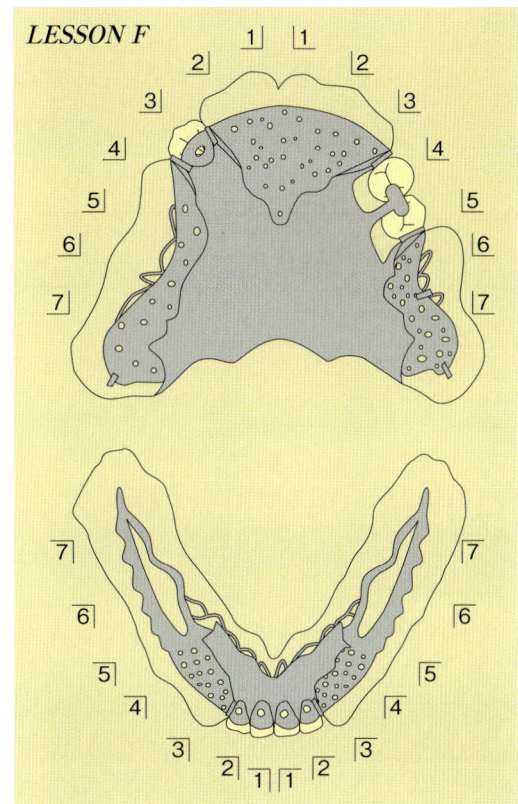

■ LESSON E

　上下顎とも遊離端欠損で，残存歯が少数の例である．したがって，基本原則の②および③に従っている．

　なお，このような図において，上顎前歯部がすべてクラウンで連結されている場合は 3| と |3 のみにシンギュラムレストをかけることもある．

■ LESSON F

　上顎は前歯部中間欠損と遊離端欠損の複合欠損で，残存歯が少数の例である．したがって，基本原則の②～④に順じてレストを設定する．

　下顎は遊離端欠損で残存歯が少数の例である．したがって，基本原則の②および③に順じている．

1日目

基本設計の手順をマスターしよう

　君は，キャストパーシャルの設計というと，すぐに「クラスプの種類は何にしようか」とか「クラスプをどこにかけようか」とかを思い描くだろう．これがキャストパーシャルの基本設計における大きな間違いである．筆者にしても，クラスプの種類と位置決めを出発点とする方法では，なんら基本設計の扉を開けることはできない．

　繰り返し述べるように，**キャストパーシャルの基本設計で最も重要なことは，レストの役割と形態，設定の基本原則を理解したうえで，まずレストをどこに設定するか**ということである．レストの位置が決まれば，ほかの構成要素も設定でき，クラスプなどの位置もおのずと決まってくる．

　以下，前歯部および|7 が残存した上顎のケースによって，キャストパーシャルの基本設計の，それこそ基本的な手順をマスターしよう．

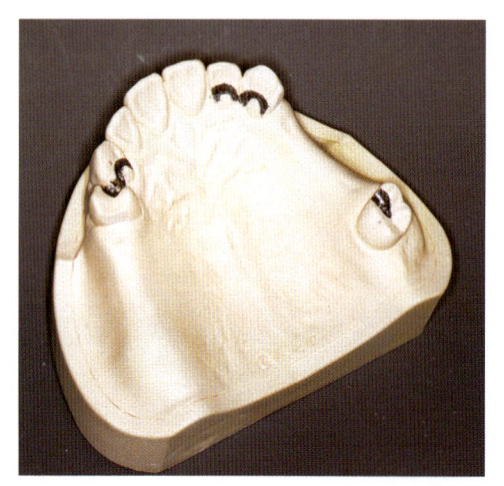

[STEP1：レストの設定]
　STEP1 では，まずレストをどこに設定するかを決める．すでに君は「レスト設定のための4つの基本原則」を学んでいるから，このSTEPはもうクリアできるはずだ．したがって，学んだとおりにマスターモデル上に描記すればよい．
　とにかく基本設計のすべてはレストの設定にかかっている．

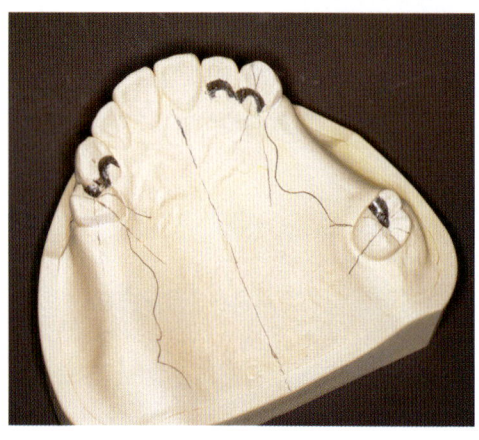

[STEP2：フィニッシュラインの描記]
　多くの人はこの段階でメジャーコネクター（バー，プレート）を描記しているようである．しかし，筆者はこのSTEP2ではメタルフレームのフィニッシュライン（メタルとレジンの境い目）を描くことをすすめている．これによって欠損の状態が判断できるとともに，床の外形もまた必然的に決定されてくるからである．
　このフィニッシュラインを描くときの要領は，まず残存歯の舌側歯頸線から3mm内側（口蓋側寄り）のライン（総義歯の場合のフィニッシュライン）を想定することである．メジャーコネクターのフィニッシュラインはこのライン上に描けばよく，残存歯の欠損側隅角へと移行させる．

第1日目 ● 基本設計の基礎知識をマスターしよう

[STEP3：プロキシマルプレートとマイナーコネクターの描記]

プロキシマルプレートは残存歯の欠損側に設定されるものであるからすぐに描記できるはずだ。
プロキシマルプレートを描記したら，次にメジャーコネクターとレストとを連結するマイナーコネクターを描記する．すなわち，オクルーザルレストとメジャーコネクターとを連結するマイナーコネクター，シンギュラムレストとメジャーコネクターを連結するマイナーコネクター，プロキシマルプレートとデンチャーベースコネクターとを連結するマイナーコネクターを描記する（フックやスパーをメジャーコネクターと連結するものもマイナーコネクターであるが，ここでは触れない）．
なお，マイナーコネクターが歯肉縁と平行する部分は歯肉縁から3mm以上離すといわれているが，筆者は6mm以上離すことが多い．

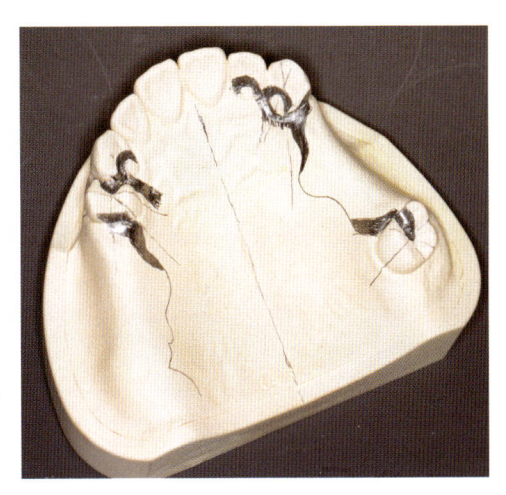

[STEP4：デンチャーベースコネクターとメジャーコネクターの描記]

まず，レジン床部を機械的に連結するためのデンチャーベースコネクター（スケルトン部）を描記して，欠損の状態をわかりやすくする．これによりメジャーコネクターの面積の大小が判断しやすくなり，その形態も描きやすくなる．デンチャーベースコネクターのデザインはクリアランスの程度によって適宜変えることが必要である．
デンチャーベースコネクターを描記したら，次にメジャーコネクターを描記する．メジャーコネクターの面積は鉤歯の負担能力や欠損の程度を考慮して決める（レスト設定のレッスンで用いた図を参照のこと）．

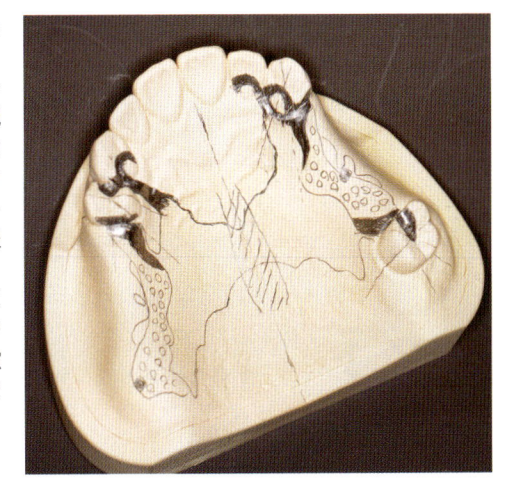

[STEP5：リテイナーの描記]

エーカースクラスプにするかI-barクラスプにするか，またはその他のクラスプにするかはここでは述べないが，最終ステップとしてリテイナー（支台装置，維持装置）を描記する．このリテイナーの描記は，鉤歯や粘膜面の豊隆が関わってくるのでサベイヤーを用いることになる．
I-barクラスプを用いる場合，その鉤脚はフィニッシュラインから出ていくが，鉤歯から1歯分離れるようにする．

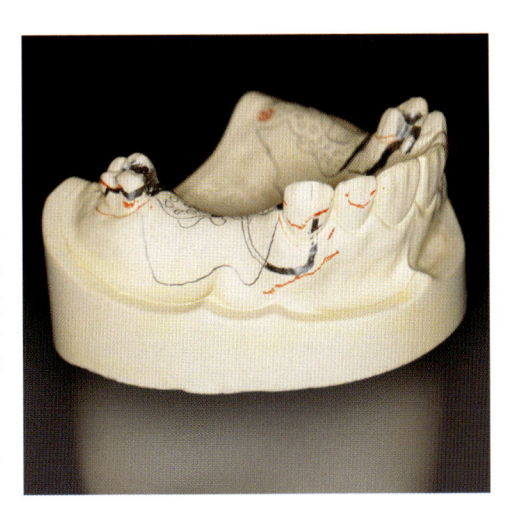

口腔内の条件や
患者さんの背景をどのように考えるか

　以上述べてきたことはあくまで図や模型上でのことである．キャストパーシャルの基本設計とは，患者さんの口腔内の診断や治療内容はもちろんのこと，社会的背景や心理的背景，予算などに基づいて図または模型上に示される「アウトラインおよびレイアウト」のことであるから，決して模型だけを渡されてできるものではない．

　それゆえに歯科医師が行うとされているが，その肩代わりを依頼された場合は，以下の点などについて十分な情報を伝達してもらわなければならない．

① 患者さんの性別，年齢はどうか．

　若い人であればデンチャーに慣れていないので違和感をできるだけ少なくする．女性であれば審美性を特に考慮する．

② トゥースプレパレーションが不十分な場合，どうしてもトゥースプレパレーションができなかったのかどうか．

　必要なトゥースプレパレーションは可及的にしてもらう．

③ 総義歯に近い上顎のケースの場合，患者さんの嘔吐反射はどの程度か．

　触診の状態を模型の床後縁部に描記してもらう．

④ 鉤歯の骨植状態はどうか．

　骨植が不良の場合は鉤歯を変更する，連結する，レストを増やすことなどを考える．

⑤ 歯周組織の状態はどうか．

　不良であればメタルフレームをその歯からできるだけ離して，衛生的な形態にする．

⑥ 粘膜の状態はどうか．

　硬い箇所はリリーフ量を考慮して床が粘膜に当たらないようにする．また，無圧印象か加圧印象かを判断してリリーフ量を調整する．

⑦ 患者さんの社会生活面において注意することがあるか．

　職業などとの関連で発音のしやすさや審美性などについて考慮する．

⑧ 患者さんの心理面において注意することがあるか．

　繊細かどうか，過敏症でないか，トラウマがないかなどに留意する．

⑨ 小帯の状態はどうか．

　模型上にはっきりと小帯が再現されているかどうかを確認する．I-barなどの設定の際，小帯は避けなければならない．

⑩ 臼後結節の状態はどうか．

　この部分の印象が不良だと床は臼後結節に載せられない．また，患者さんの違和感が強ければ載

せられない．

　このほかにも，模型だけで判断できない場合は，どんなことでもどんどん歯科医師に聞かなければならない．

　また，孤立歯がある場合，孤立歯は一番弱い立場であるから，十分に配慮しなければならない．すなわち，すべての残存歯を1つの歯列にまとめて一体化し，歯列が途中で切れないようにすることが必要である．孤立歯の仲間はずれは社会と同じで歯科でもよくない．

　臨床ではさまざまなケースに遭遇する．上記のほかにも考慮しなければならないことは多い．キャストパーシャルの基本設計は一つひとつが難解な応用問題である．しかし，この「第1日目」をしっかりマスターすれば，あとは君自身の力でその難解な応用問題を，簡単に解いていけるはずだ．

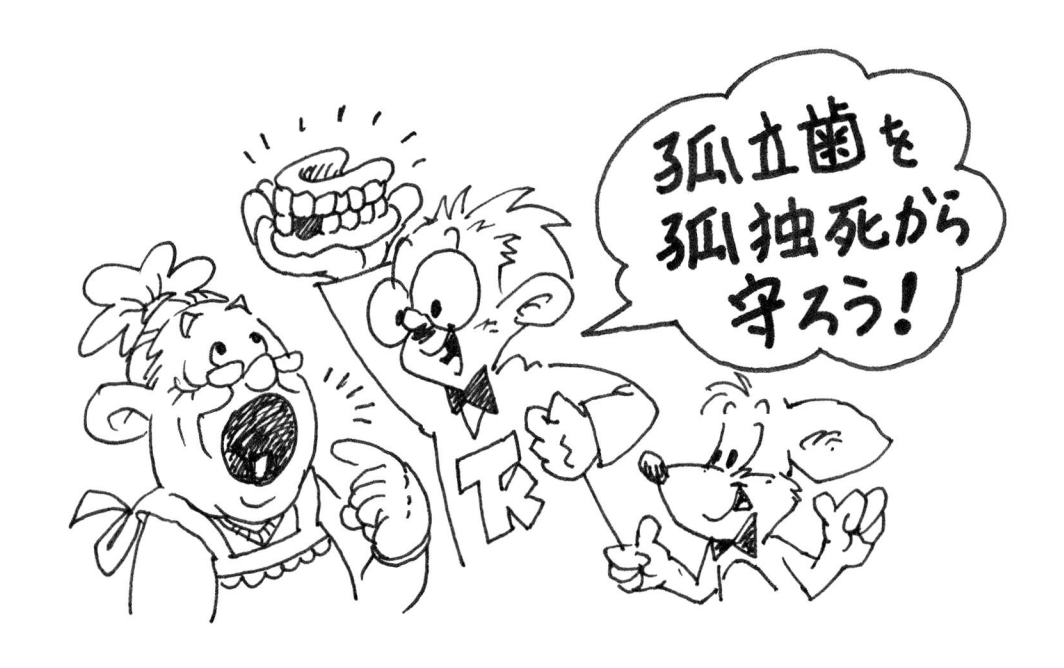

EXERCISE

キャストパーシャルの
　基本設計を行ってみよう

　問　下に示すのは下顎遊離端欠損のケースである．レストの位置の設定から始め，クラスプ以外のすべてのラインを描記しなさい．ただし，$\overline{4|}$ および $\overline{|5}$ を鉤歯として用いること．

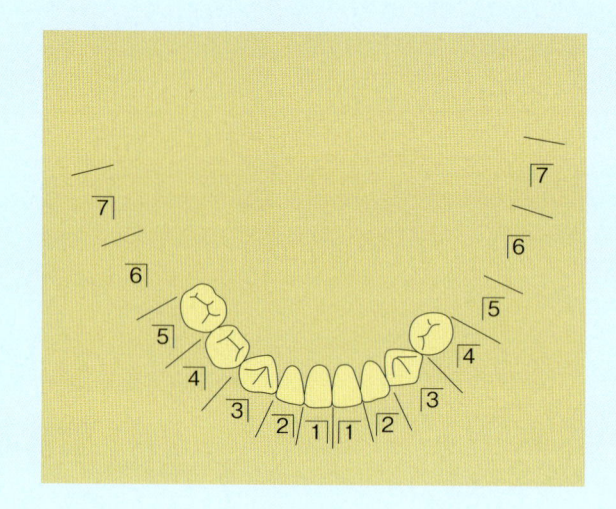

解答例1 単に鉤歯の遠心にレストを置いただけの，日常臨床では意外に多い設計であるが，あまりよしとはされない．すなわち，「遊離端欠損の場合は，レストは欠損側から遠い位置に設定する」という基本原則の②から外れており，この設計のままだと咬合圧は鉤歯の長軸方向にかかりにくく，鉤歯は遠心側に引き倒されやすい．

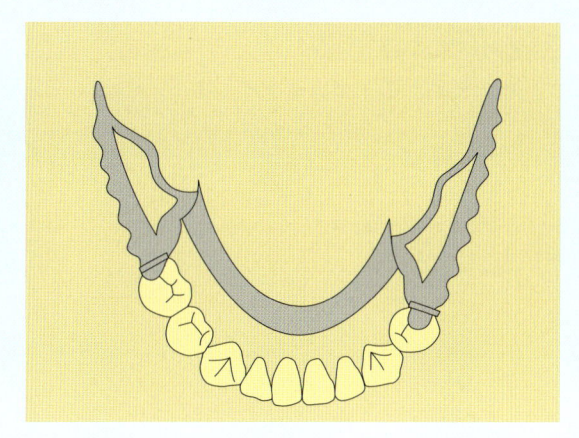

解答例2 解答例1の設計をそのままにして改良するとすれば，$\overline{4}$の近心にオクルーザルレストを，$\overline{3}$にシンギュラムレストを加えることになる．こうすれば欠損側から遠い位置にレストが設定されたことになり，解答例1よりは改善される．ただし，まだまだ不十分である．

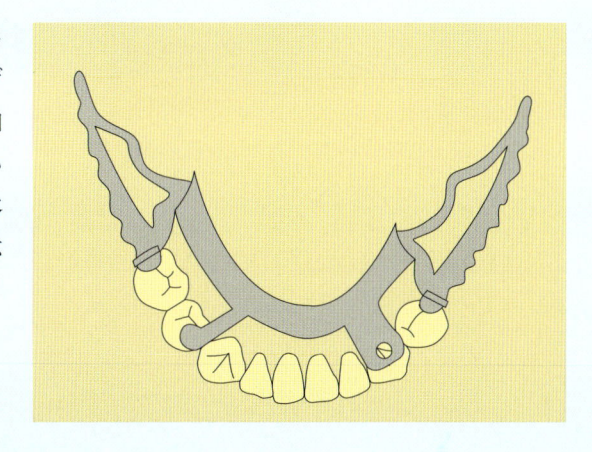

解答例3 これは「遊離端欠損の場合は，レストは欠損側から遠い位置に設定する」という基本原則の②に基づいた設計である．すなわち，解答例1と2にある鉤歯遠心のオクルーザルレストを近心に移動しただけである．これにより鉤歯を遠心側に引き倒す力は解答例2よりさらに改善された．なお，円内に示した設計によって舌感を改良することもよい．

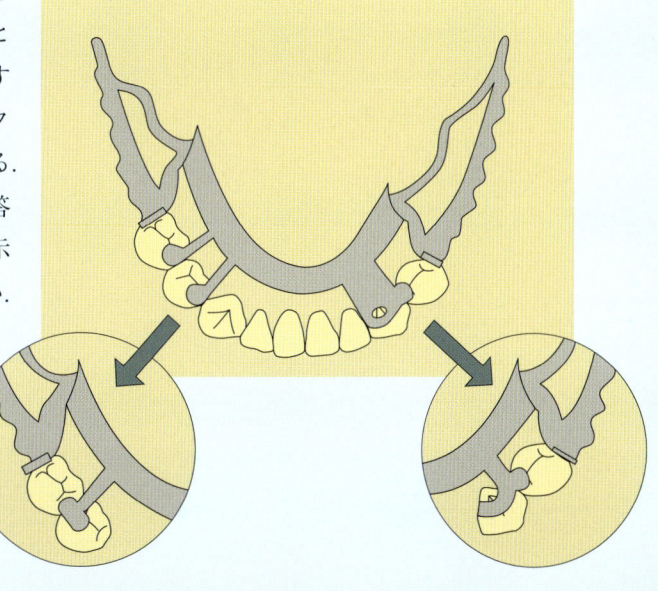

チェックポイント

「第1日目」のチェックポイント

1. キャストパーシャルの基本設計とは何か．
2. レストの役割について理解したか．レストの設定にあたって，第一義的には何を考えるべきか．
3. レストにはどんな種類があるか．どう使い分けるか．
4. 破損しないためのレストの寸法はどれくらいか．
5. 欠損様式による「レスト設定のための4つの基本原則」とは何か．
6. キャストパーシャルの基本設計の手順（STEP1～5）を理解したか．

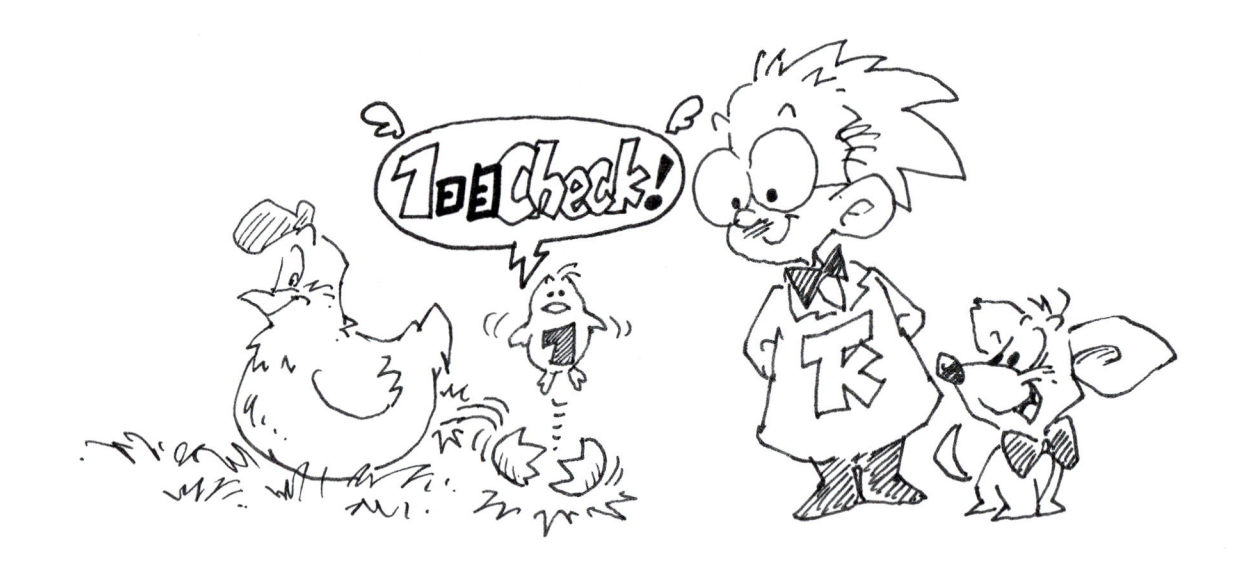

第2日目

補綴構造設計の基礎知識をマスターしよう

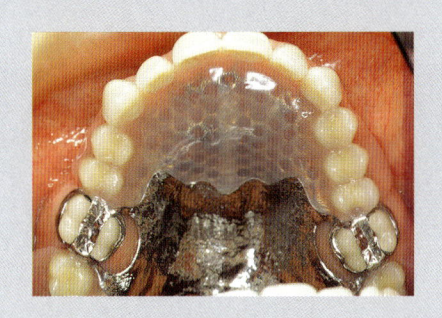

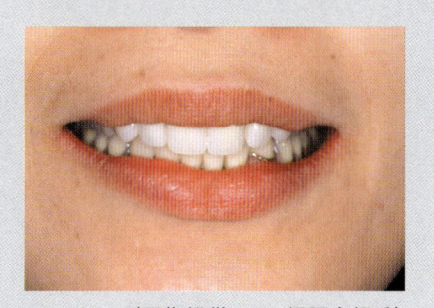

(画像提供:Dr. 椙岡宣好氏)

2日目

補綴構造設計に取り組む決意を

● 近代的ないくつかのアイテムを取り揃えよう

「第1日目」のなかで筆者は，補綴構造設計について，「歯科技工士がその材料学的知識や製作工程上の都合などを考えながら適切な強度や維持力などを付与できるように基本設計を数値化し立体化することである」と述べた．

図2-1は筆者が日常的に行っている補綴構造設計の例である．これには鉤歯のアンダーカット量，適応するクラスプアームの長さ，使用する既製パターンの部位（カット数），目標とする維持力の数値，メジャーコネクター，マイナーコネクターなどの構成要素の厚みや幅の数値などが明記してある．

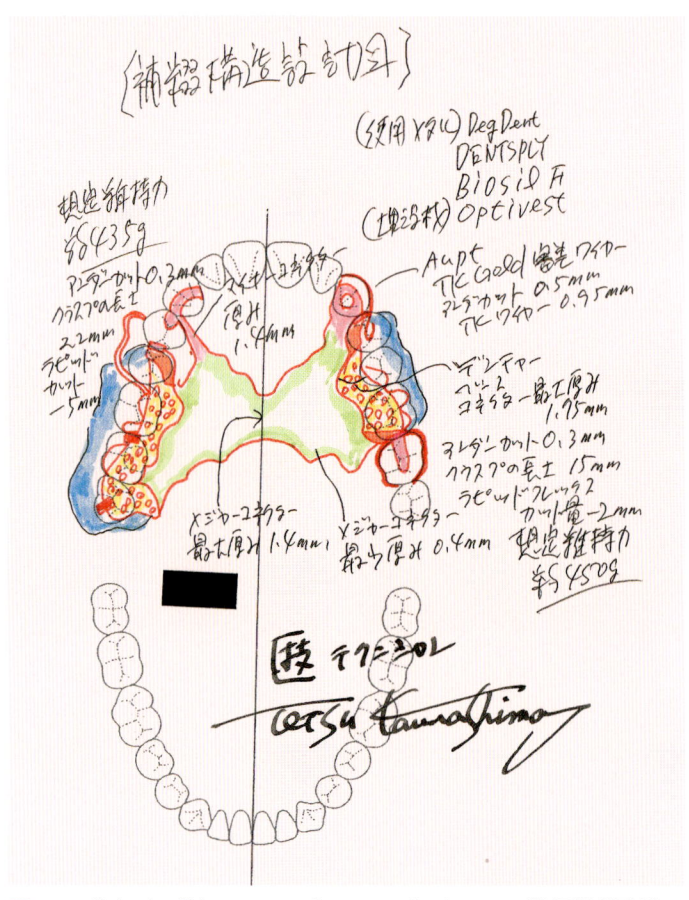

図 2-1　筆者が日常行っているキャストパーシャルの補綴構造設計の一例

もし，君がこうした「補綴構造設計」に本当に取り組もうと思うならば，以下のことをしなければならない．

① **「デンタグラフTKバージョン（TKサベイヤー）」などの精密なサベイヤー**を必ず揃える．
　もちろん，筆者が以前推奨していた「UnitⅢ」でもよい（P.70参照）
② **「TKラピッドアンダーカットゲージ」などの精密なゲージ**を必ず揃える．
③　ワックスパターンやメタルの厚みを測定できる「ワックスキャリパー」や「メタルキャリパー」，さらにその他の部位を精密に測定できる「デジタルノギス」や「ダイヤルキャリパー」を必ず揃える．「デジタルノギス」や「ダイヤルキャリパー」は測定値を容易に確認でき，スピーディーに作業が進められる（図2-2，3）．
④　クラスプライン，キャストパーシャルの「8つの構成要素」からなるすべてのラインとともに，それを立体化するためのワックスの種類やリリーフ量，ポストダムなどの深さ，目標とする維持力などについてもマスターモデル上に描記することを義務づける．そうすることで，分業して作業する場合の誤りを防止できるとともに，歯科医師に対して歯科技工士の行う補綴構造設計の内容を理解してもらうことができる．
⑤　マスターモデル上に描記したすべてを必ず図に転記するとともに，「TKサベイヤー」，「TKラピッドアンダーカットゲージ」，各種測定器によって得られた数値も必ず記録する．また，必要に応じて製作後の寸法も記録しておく．
⑥　君自身が行った補綴構造設計をケースごとにきちんと整理して保存し，絶えず検証して，設計の精度を高める努力をし続ける．

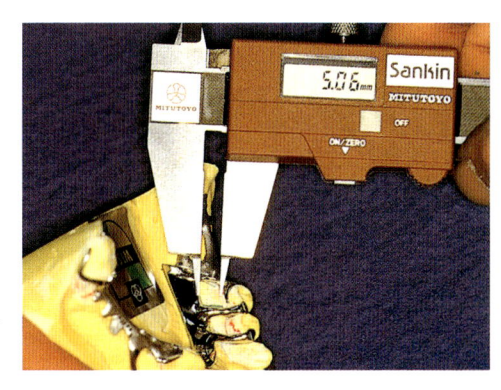

図2-2　デジタルノギス
　　　筆者はデンツプライ三金社製を使用しているが，現在は販売中止となり，ミツトヨ社から継続して販売されている．

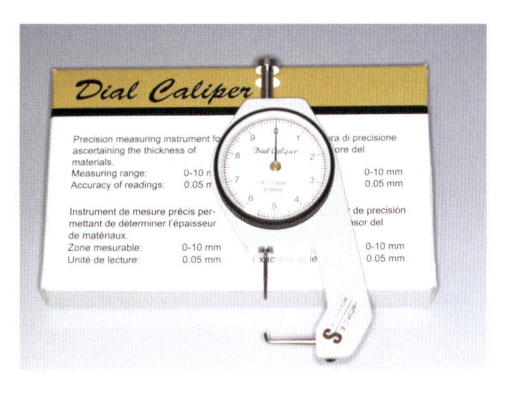

図2-3　ダイヤルキャリパー「Dial Caliper」
　　　キャストパーシャルになくてはならないキャリパーである．これがないと補綴構造設計は語れない．
　　　（山八歯材工業）

●幅と厚みとたわみ量の関係についてこれだけは知っておこう

　図2-4〜6は，板ばねなどにおける幅，厚み，長さとたわみ量の関係を示したものである．

　板ばねの幅を2倍にしても，曲げに対する抵抗力は2倍にしか増えず，たわみ量は1/2にしかならない（図2-4）．しかし，厚みを2倍にすれば曲げに対する抵抗力は8倍（2の3乗）に増加し，たわみ量は1/8となる（図2-5）．このことは，いい換えれば，クラスプやバーなどの場合，幅と長さが同じであっても，厚みを2倍にすると，そのたわみ量が1/8に減るということである．また，別の見方をすれば，クラスプやバーなどの場合，長さを2倍にすれば8倍もたわみ，弱点にもなるということである（図2-6）．

　補綴構造設計においては，厚みの増加が強度上，重要なカギになる．したがって，君は，この**「2の3乗の世界」**を絶対に覚えなければならない．強度を得たい場合は厚みの増加で対応すべきで，たとえばクラスプの維持力，パラタルバーなどの強度を出したい場合は，幅の増加で考えるのでなく厚みの増加で考えるということである．

●君はわざわざ余分な研磨作業をしたいか

　キャストパーシャルに限らず，最初から所望の形態・寸法につくり，削る作業はできるだけ少なくするというのがすべての歯科技工についていえる合理化・能率化の基本である．

　したがって，キャストパーシャルにおいても，できるだけ完成状態に近づけたワックス形成をすれば，キャスト後の研磨作業はほとんどしなくて済むのに，キャスト後の大量研磨を見込んだワックス形成がいまなお一般的に行われている．これは最初からどういう形態・寸法につくるべきかがわかっていないからである．いい換えれば，補綴構造設計なしに進めているからである．これでは設計図なしに家を建てようとするのと同じである．

　また，キャストクラスプについても，クラスプの力学と使用するメタルの性質がわかっていれば，求める維持力に応じた形態・寸法にワックス形成することはきわめて容易であり，時間的にもきわめてスピーディーにできる．

　しかし，一般的にはキャスト後の研磨作業によって，つまりクラスプ外形を削って，所望の維持力を得ようとしている．この方法はほとんど名人芸に近く，時間的にもロスが多い．また，この方法では，キャストクラスプの維持力を数値で表して納品することができない．

　君はどちらの方法を選びたいか．

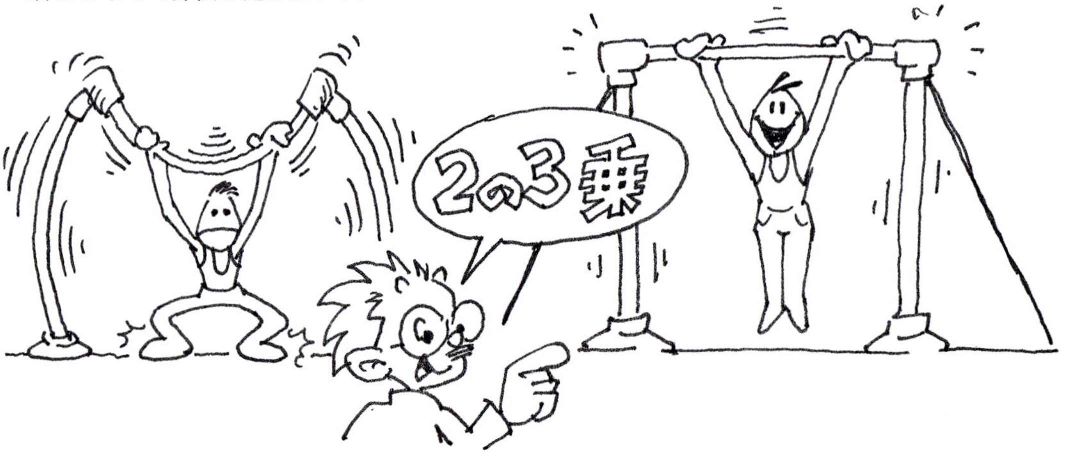

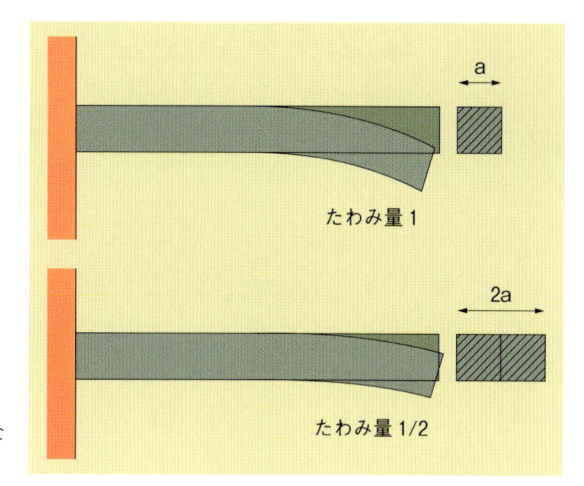

図2-4　幅とたわみ
　　幅を2倍にしても曲げ抵抗は2倍にしかならない．よって，たわみ量は1/2となる．

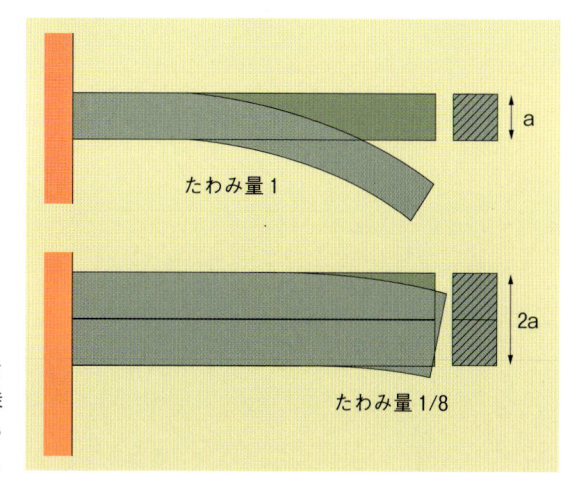

図2-5　厚みとたわみ
　　幅と長さが同じで，厚みを2倍にすれば，同一の荷重に対してのたわみ量は1/8になる．つまり強度は8倍となる．「2の3乗の世界」である．補綴構造設計の原点ともいえるポイントなので，忘れないでほしい．

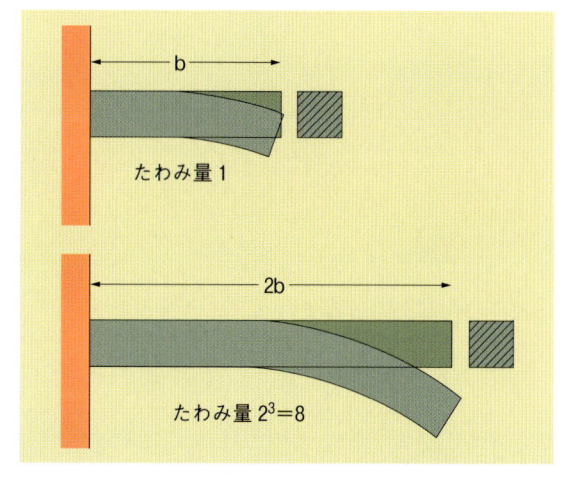

図2-6　長さとたわみ
　　幅と厚みが同じで，長さを2倍にすれば，同一の荷重に対してのたわみ量は8倍になる．
　　（図2-4〜6は，奥野善彦ほか：有床義歯技工学．医歯薬出版，東京，1978．より）

2日目

なぜキャストクラスプの製作に「ラピッドフレックスパターン」を用いるのか

● **君は現代歯科学，現代歯科技工学の子だ**

　現在，パーシャルデンチャーのリテイナーとしてはクラスプが圧倒的シェアをしめているが，今日においてもなお，そのほとんどは原始的な方法でつくられている．たとえば，キャストクラスプについても，ほとんどの歯科技工士は，フリーハンドによる職人芸によってクラスプ形態をワックス形成し，キャスト後にその幅や厚みを削ることで感覚的に維持力を調整することを当然のように行っている．

　ところが，そんな方法では，希望する維持力を「いつでも，間違いなく得る」なんてことはできっこない．それなのに，ほとんどの歯科技工士は，そうした合理性に欠ける作業をなんら批判することなく「習慣的」に行っているのだ．もしかすれば，長い経験と習練によって，原始的な方法でも希望する維持力を確実に得られる名人になれるかもしれないが，そんなのは絶対に君の感覚には合わないはずだ．

　君は，現代歯科学，現代歯科技工学の子だ．

　そんな原始的な方法になんか目をくれず，もっと科学的な，もっと合理的な，もっと付加価値の高い「らくらく製作法」を身につけて，豊かな歯科技工ライフを送ろうではないか．

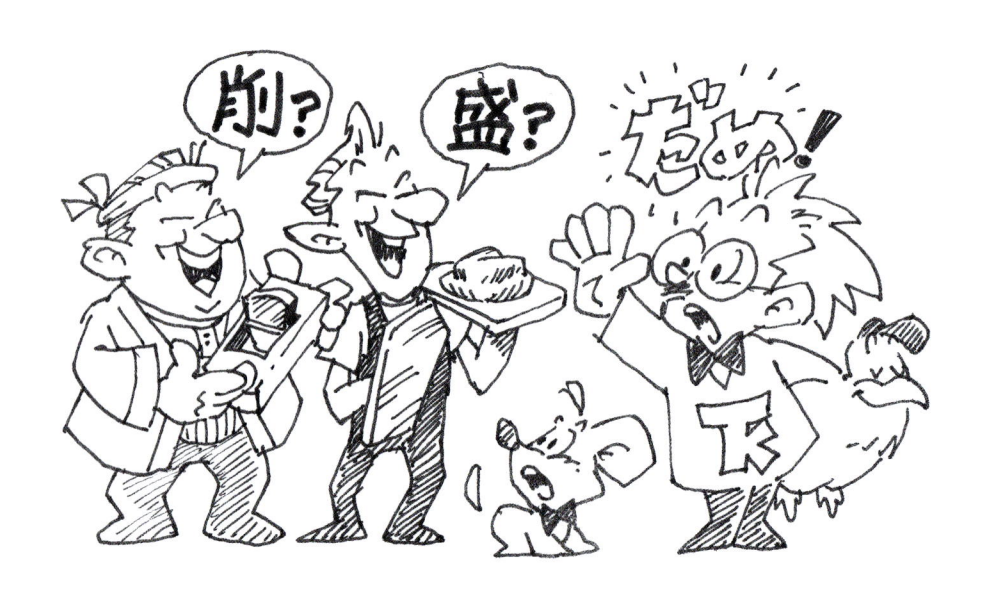

●なぜキャストクラスプの製作に既製パターンを用いなければならないのか

　クラスプの維持力とは，「機能時においてデンチャーが咬合面方向に離脱することに抵抗する力」であるとされているが，ひらたくいえば，永久変形させることなくクラスプを押し開くのに必要な力のことである．

　この維持力がどの程度であればよいかについてはいろいろな意見があるが，今日では次の4つの数値がわかれば，クラスプの維持力を計算によって求めることが可能である．

① **使用メタルのヤング率**＊
② **クラスプアームの形態（厚み，幅）**
③ **クラスプアームの長さ**
④ **鉤歯のアンダーカット量**

　いい換えれば，使用メタルの種類と鉤歯のアンダーカット量が決まれば，あとは希望する維持力に応じてクラスプアームの形態と長さを決めればよいわけである．

　しかし，いちいち複雑な計算によってクラスプアームの形態と長さを決めるというのはあまりにも非実用的であるし，たとえどういう形態と長さのクラスプアームにすればよいかがわかったとしても，従来の盛り上げ法で計算どおりの形にワックス形成することはほとんど不可能である．

　結局，適当にワックス形成し，削りながら適当に調整して維持力を得るしかなく，調整した維持力が何gになるかを正確に知ることもできない．

　その点，①〜④の要件と維持力とをインプットした精度の高い既製パターンがあれば，計算式などを知らなくてもそのパターンを選んでキャストするだけでよく，だれでも容易に希望どおりの維持力をもったクラスプをつくることができる．

　あとで削るくらいなら初めから盛らないということの実践である．

　もう君は，どちらが「らくらく製作法」か，わかるはずだ．

＊ヤング率…弾性係数の1つで，物体の比例限度以内の垂直応力の垂直ひずみに対する比

● なぜラピッドフレックスシステムの既製パターンを用いるのか

「ラピッドフレックスパターン」（旧名「ビオスパターン」，DeguDent，発売元：デンツプライシロナ，図2-7）を用いる理由は簡単である．前記①〜④の要件と維持力とをインプットした精度の高い既製パターンはこれしかないからである．

クラスプを力学的に強固なものにしようとすると，その断面形態は円に近いほどよい．しかし一方で，作業性，実用性ということを考えあわせると半円形に近い形になる．これにより，最も少ない表面積で大きな強度をもつことになる．

「ラピッドフレックスパターン」は1種類だけで，その断面形態および数値化した側面観・上面観は図2-8, 9に示すとおりである．

このパターンの先端部を，CCM表（Co-Cr-Mo合金「Biosil F」を用いた場合）やAP表（Au-Pt合金を用いた場合）とよばれる維持力表に従ってカットし，必要な部分を用いるだけで希望どおりの維持力を正しく得ることができる．

今日の臨床においては，鉤歯の豊隆は可及的にノーマルであることが望まれている．したがって，アンダーカット量が0.25mm以下であるケースも多くなっている．こうした時代の要請に応えるためには，クラスプの幅を増加させるのではなく，厚みを増加させることで強度を求めることはすでに述べたが，パターンの先端部をカットして必要な厚みのところを用いようとするのもこの考え方に従っている．

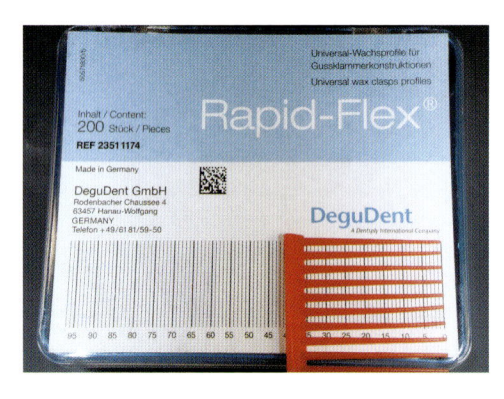

図2-7 筆者が推奨する「ラピッドフレックスシステム」のクラスプ用既製パターン
　希望どおりの維持力を有するキャストクラスプを製作しようと思うならば，この既製パターンは必ず用いなければならない．1990年代はDegussa社で販売されていたが，現在はDeguDent社となっている．

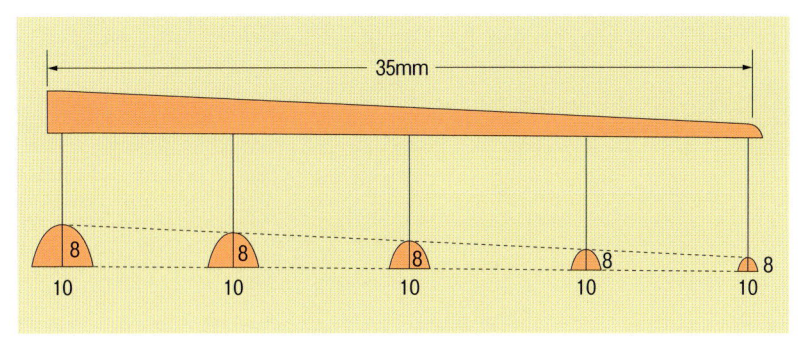

図 2-8 「ラピッドフレックスパターン」の断面形態
　　　厚さと幅の比率は 8：10 である．

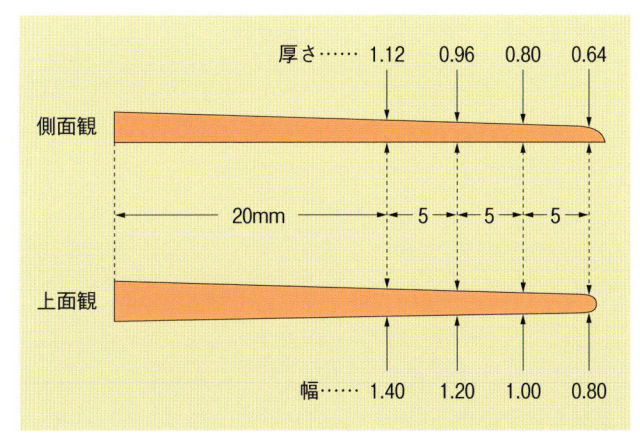

図 2-9 「ラピッドフレックスパターン」の各部の寸法（単位：mm）
　　　パターンの寸法安定性はきわめて高い．

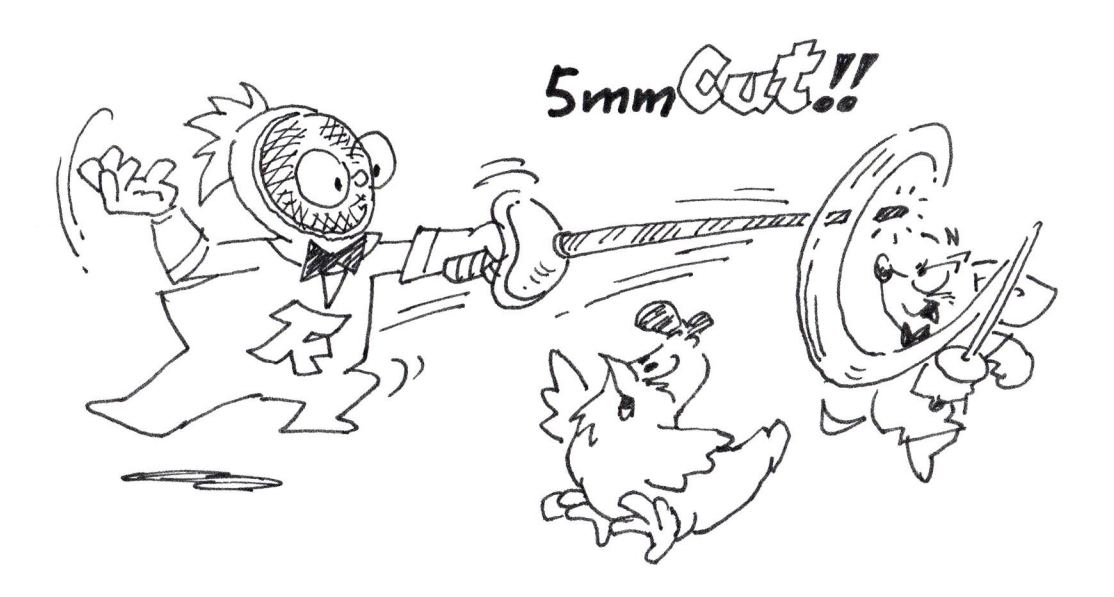

2日目

「ラピッドフレックスパターン」の
カットの仕方をマスターしよう

　P.48〜49に示すCCM表やAP表（表2-1，2）は，「自由反発距離」（アンダーカット量）と「クラスプの長さ」がわかり，そして「ラピッドフレックスパターン」のどの部分を用いるか，つまり「ラピッドフレックスパターン」のカット量がわかれば，製作されたクラスプの維持力が何gになるかを示したものである（ただし，この表に示された維持力はキャスト後のラバー研磨を行わず，仕上げ研磨のみを行うことを前提にした数値である．ラバー研磨した場合の維持力については「第3日目」で述べる）．「クラスプの長さ」とはクラスプアームの長さのことであり，「自由反発距離」とはクラスプ先端部における鉤歯のアンダーカット量のことである（図2-10）．

　したがって，希望どおりの維持力をもつクラスプを製作しようとするならば，アンダーカット量のほか，クラスプアームの長さを正しく測定することが必要である．そうすれば，あとは「ラピッドフレックスパターン」を先端部からどれだけカットするかによって，希望どおりの維持力を得ることができる（図2-11〜13）．

　しかし，どこからどこまでがクラスプアームの長さであるかがわからないと，せっかくのCCM表もAP表も役立たない．

　図2-14はエーカースクラスプの場合のクラスプアームの長さを示したものである．こうした環状のクラスプの場合は，クラスプ先端からクラスプのつけ根までがクラスプアームの長さとなる．

　図2-15はI-barクラスプの場合のクラスプアームの長さを示したものである．クラスプ先端からレジン床縁までがクラスプアームの長さとなる．

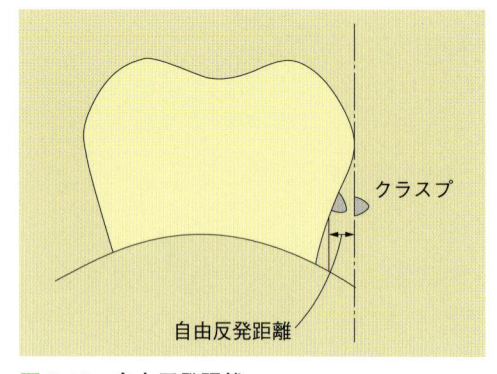

図2-10　自由反発距離
　CCM表にある「自由反発距離」とは，鉤歯においてクラスプ先端が位置する箇所のアンダーカット量のことである．

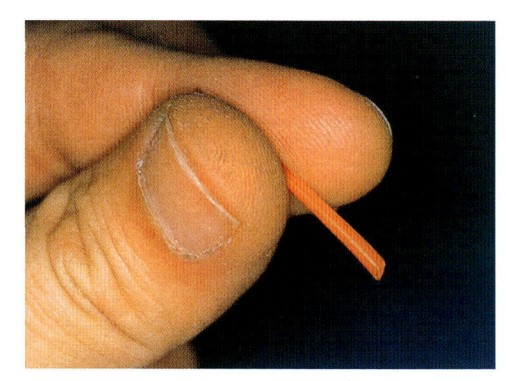

図2-11　先端部をカットした「ラピッドフレックスパターン」
　求める維持力に応じて先端部をカットし用いる．

第2日目 ● 補綴構造設計の基礎知識をマスターしよう

図2-12 「ラピッドフレックスパターン」のカット　その1
　アンダーカット量が決まり，維持力をどれくらいにしたいかが決まり，そしてクラスプアームの長さが測定されれば，CCM表から先端部のカット量がわかる．

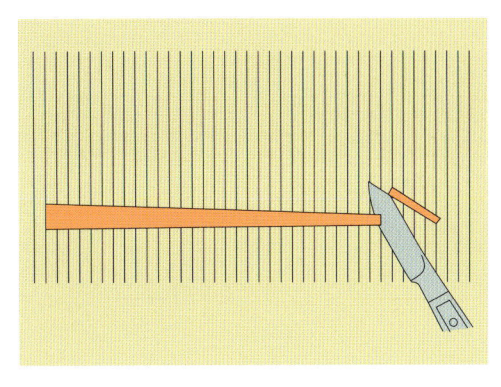

図2-13 「ラピッドフレックスパターン」のカット　その2
　CCM表に従って先端部を必要量だけカットした「ラピッドフレックスパターン」を耐火模型の鉤歯にフィットし，余剰部分は除去する．

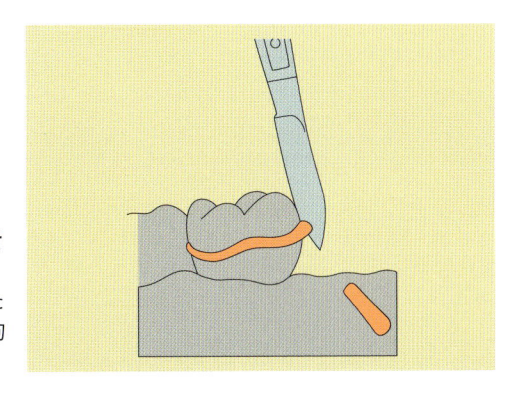

図2-14 エーカースクラスプにおけるクラスプアームの長さ
　クラスプの先端からつけ根までの長さをいう．

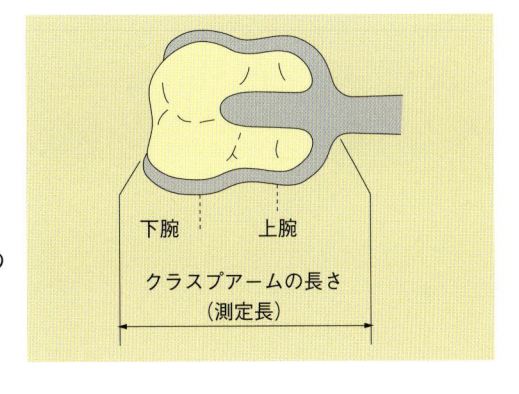

図2-15 I-barクラスプにおけるクラスプアームの長さ
　クラスプの先端からレジン床縁までの長さをいう．

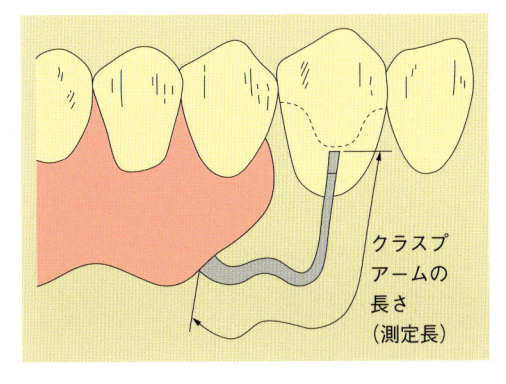

表2-1 ラピッドフレックスシステムにおいてCo-Cr合金を用いた場合の維持力表（CCM表）

自由反発距離 （アンダーカット量）		0.1mm						0.2mm						0.3mm					
パターン先端からのカット量（mm）		0	1	2	3	4	5	0	1	2	3	4	5	0	1	2	3	4	5
クラスプの長さ (mm)	30	60	72	80	95	110	125	120	144	160	190	220	250	180	216	240	335	330	375
	29	63	75	85	100	115	130	126	150	170	200	230	260	189	225	255	300	345	390
	28	66	78	90	105	120	135	132	156	180	210	240	270	198	234	270	315	360	405
	27	69	81	95	110	125	145	138	162	190	220	250	290	207	243	285	330	375	435
	26	72	84	100	115	130	155	144	168	200	230	260	310	216	252	300	345	390	465
	25	75	88	105	120	140	165	150	176	210	240	280	330	225	264	315	360	420	495
	24	80	92	110	125	150	175	160	184	220	250	300	350	240	276	330	375	450	525
	23	85	97	115	135	160	185	170	194	230	270	320	370	255	291	345	405	480	555
	22	90	102	120	145	175	200	180	204	240	290	350	400	270	306	360	435	525	600
	21	95	112	130	160	190	215	190	224	260	320	380	430	285	336	390	480	540	645
	20	100	122	145	175	205	235	200	244	290	350	410	470	300	366	435	525	615	_705_
	19	110	132	160	195	230	265	220	264	320	390	460	530	330	396	480	585	_690_	795
	18	120	142	175	210	255	295	240	284	350	420	510	590	360	426	525	_630_	765	885
	17	130	157	195	230	280	335	260	314	390	460	560	_670_	390	471	585	690	840	1005
	16	140	172	215	260	320	380	280	344	430	520	_640_	760	420	516	_645_	780	960	1140
	15	150	187	235	300	365	465	300	374	470	_600_	730	930	450	560	705	900	1095	
	14	165	205	260	345	425	540	330	410	520	690	850	1040	495	_615_	780	1035		
	13	175	235	300	400	500	675	370	470	_600_	800	1000		555	705	900	1200		
	12	215	265	340	460	630	_835_	430	530	680	920	1260		_645_	795	1020			
	11	245	301	410	535	_770_	1095	490	_600_	820	1070			735	900				
	10	275	350	475	_695_	990		_550_	700	950				825	1050				
	9	315	410	_585_	885			630	820					945	1230				
	8	390	_510_	760	1185			780	1020					1170					
	7	_500_	720	1060				1000											
	6	690	950																
	5	900																	
	4	1200															（単位：g）		

Elastizitätsgrenze 弾性限界

（指定合金：Co-Cr-Mo合金「Biosil F」）

表 2-2 ラピッドフレックスシステムにおいて Au-Pt 合金を用いた場合の維持力表（AP 表）

自由反発距離 （アンダーカット量）		0.1mm						0.2mm						0.3mm					
パターン先端から のカット量（mm）		0	1	2	3	4	5	0	1	2	3	4	5	0	1	2	3	4	5
クラスプの長さ （mm）	30	22	24	27	31	37	45	44	48	54	62	74	90	66	72	81	93	111	135
	29	23	25	29	33	40	47	46	50	58	66	80	94	69	75	87	99	120	141
	28	24	27	31	35	43	50	48	54	62	70	86	100	72	81	93	105	129	150
	27	25	28	33	38	46	53	50	56	66	76	92	106	75	84	99	114	138	159
	26	26	30	35	41	49	57	52	60	70	82	98	114	78	90	105	123	147	171
	25	28	32	37	44	52	60	56	64	74	88	104	120	84	96	111	132	156	180
	24	30	34	40	47	55	65	60	68	80	94	110	130	90	102	120	141	165	195
	23	32	36	43	50	59	70	64	72	86	100	118	140	96	108	129	150	177	210
	22	33	38	46	53	64	75	66	76	92	106	128	150	99	114	138	159	192	225
	21	34	40	49	58	69	82	68	80	98	116	138	164	102	120	147	174	207	246
	20	36	42	52	63	75	90	72	84	104	126	150	180	108	126	156	189	225	270
	19	38	46	57	69	83	102	76	92	114	138	166	204	114	138	171	207	249	306
	18	40	50	62	75	92	115	80	100	124	150	184	230	120	150	186	225	276	345
	17	44	55	68	80	104	131	88	110	136	160	208	262	132	165	204	240	312	393
	16	48	61	75	95	120	150	96	122	150	190	240	300	144	183	225	285	360	450
	15	54	67	80	108	140	185	108	134	160	216	280	370	162	201	240	324	420	555
	14	60	75	95	125	160	225	120	150	190	250	320	450	180	225	285	375	480	675
	13	67	85	110	145	200	275	134	170	220	290	400	550	201	225	330	435	600	825
	12	75	97	130	170	240	340	150	194	260	340	480	680	225	291	390	510	720	1020
	11	92	118	155	215	325	480	184	236	310	430	650	960	276	354	465	645	975	
	10	100	140	185	275	410	630	200	280	370	550	820	1260	300	420	555	825	1230	
	9	125	180	245	380	570	990	250	360	490	760	1140		375	540	735	1140		
	8	150	225	330	500	750	1420	300	450	660	1000			450	675	990	1500		
	7	225	310	440	760	1190		450	620	880				675	930				
	6	265	400	660	1140			530	800	1320				795	1200				
	5	345	650	980				690	1300					1035					
	4	560	950					1100											

Elastizitätsgrenze
弾性限界

（単位：g）

EXERCISE

「ラピッドフレックスパターン」の カット量を求めてみよう

問A 下の図において，$\underline{3}$ にかける I-bar クラスプのアンダーカット量は 0.3mm，クラスプアームの長さは 17mm である．「Biosil F」を用いてこのクラスプを製作するとした場合，約 300g の維持力を得るためには「ラピッドフレックスパターン」は先端から何 mm カットすればよいか．

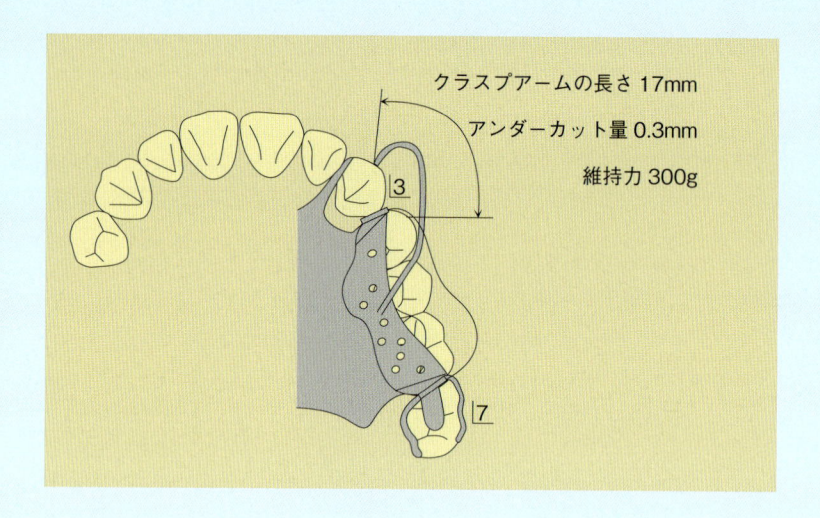

解答 CCM 表の右列（アンダーカット量 0.3mm）とクラスプの長さ 17mm とが交差するところの数値をみると，維持力は左から 390，471，585，690，840，1005g となっている．300g に最も近い 390g のところの「パターン先端からのカット量」をみると 0 である．したがって解答は 0mm となり，カットしないでそのまま先端から用いる．

問 B この場合の I-bar クラスプの維持力を約 700g にするにはどうすればよいか．

解答 390，471，585，690，840，1005g のうち，700g に最も近い数値は 690g で，そこのところのカット量をみると 3 である．したがって「ラピッドフレックスパターン」を先端から 3mm カットして用いる．

問 C 同じ図において ⌊7 にかけるエーカースクラスプのアンダーカット量は 0.3mm，クラスプアームの長さは 16mm である．「Biosil F」を用いてこのクラスプを製作するとした場合，約 400g の維持力を得るためには「ラピッドフレックスパターン」は先端から何 mm カットすればよいか．

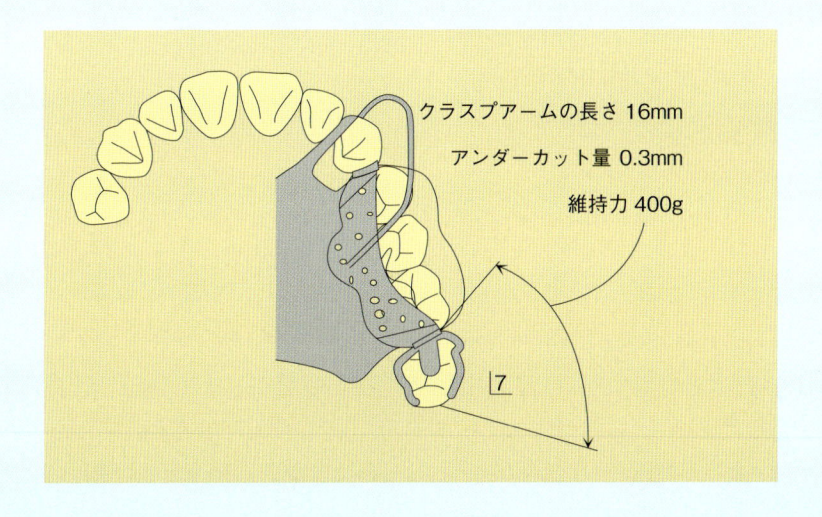

解答 CCM 表の右列（アンダーカット量 0.3mm）とクラスプの長さ 16mm とが交差するところの数値をみると，維持力は左から 420，516，645，780，960，1140g となっている．400g に最も近い 420g のところのカット量をみると 0 である．したがって「ラピッドフレックスパターン」はカットしないでそのまま先端から用いる．

2日目

メタルは Co-Cr 合金を使おう

●メタルが違っても同じ太さのクラスプにつくる不思議

　前述のとおり，クラスプの維持力に影響を及ぼす主な因子は，①使用メタルのヤング率，②クラスプアームの形態（厚み，幅），③クラスプアームの長さ，④鉤歯のアンダーカット量である．

　さて，Au-Pt 合金のヤング率（約 $1.0 \times 10^4 kg/mm^2$）は Co-Cr 合金の約 1/2 である．したがって，全く同じ条件のキャストクラスプを Au-Pt 合金と Co-Cr 合金でつくったとすると，違うのはヤング率だけであるから，Co-Cr 合金でつくったクラスプは約 3 倍もの力をかけないと Au-Pt 合金でつくったクラスプと同じだけたわまない．

　いい換えれば，Co-Cr 合金でクラスプをつくる場合は，Au-Pt 合金でつくる場合の約 16% 減の厚みで，あるいは約 1/3 のアンダーカット量で，あるいは約 2 倍のクラスプアームの長さでほぼ同じ維持力が得られることになる．

　歯科技工士学校の教科書では，Au-Pt 合金により大臼歯用エーカースクラスプ（キャストクラスプ）をつくる場合，ネイのシステムに基づいて鉤体付近で幅 2mm，厚み 1mm の半円形，そして徐々に細くなって先端部に近いところは幅 1mm，厚み 0.5mm に仕上げるのが標準であるとされている（アンダーカット量を 0.5mm とした場合）．これらの数値が妥当かどうかは別にしても，これは Au-Pt 合金を用いた場合の数値である．その際，Co-Cr 合金を用いる場合は Au-Pt 合金の場合と同じ太さにつくらないことを，君は習わなかったであろうか．

　Co-Cr 合金でキャストクラスプをつくる場合，Au-Pt 合金の場合と同じ形態につくったらどうなるか．本来は 1/2 の太さにしなければいけないところが太すぎるのであるから，当然硬すぎて鉤歯には入らない．そのためせっせと削ることになる．

　君はもうこの愚かしさの原因はわかったはずだ．

●どんなメタルを用いればよいか

　CCM 表では Co-Cr 合金「Biosil F」（DeguDent，発売元：デンツプライシロナ，図 2-16）を指定メタルにしているが，以下に示す同種の Co-Cr 合金に対してもそのまま CCM 表を適応してなんら差し支えない．

　① Wironit LA（BEGO，発売元：アイキャスト，図 2-17）
　② Biosil L（DeguDent，発売元：デンツプライシロナ，図 2-18）
　③ COBALTAN（松風，図 2-19）

本書で対象としている合金は，「Biosil F」をはじめ，すべて Co-Cr 合金である．

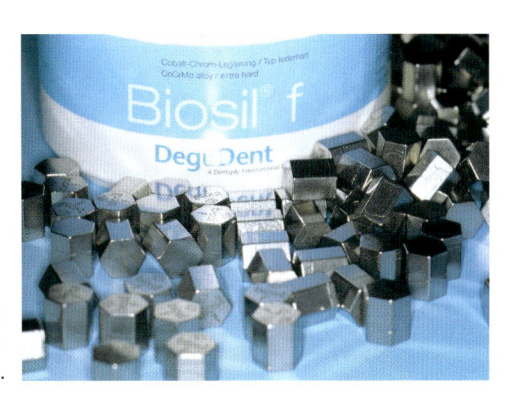

第2日目 ● 補綴構造設計の基礎知識をマスターしよう

図 2-16　本書で最も推奨している Co-Cr 合金「Biosil F」
　　　　　CCM 表はこの合金を指定メタルとしている．特に，遠心鋳造に適している．酸化膜系の合金である．

図 2-17　Co-Cr 合金「Wironit LA」
　　　　　CCM 表を適応してもなんら問題ない．「Wironium extra-hard」に比べて価格的に若干安いが，性質的に特に劣る点はない．鏡面系の合金なので加圧鋳造機「Nautilus」（BEGO，発売元：アイキャスト）を用いる場合は，キャストタイミングがわかりやすく適している．

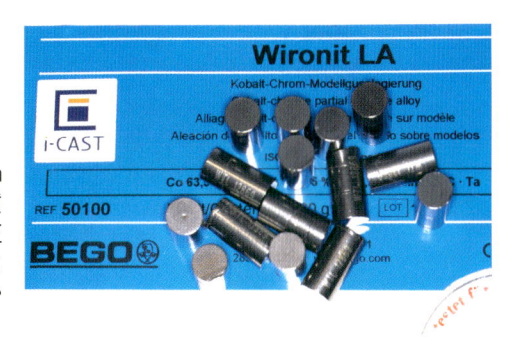

図 2-18　Co-Cr 合金「Biosil L」
　　　　　CCM 表を適応してもなんら問題ない．鏡面系の合金なので加圧鋳造機を用いる場合はキャストタイミングがわかりやすい．

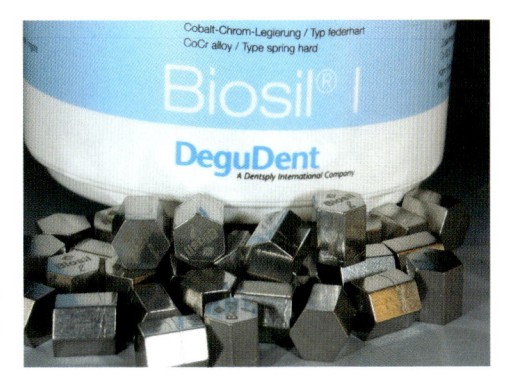

図 2-19　Co-Cr 合金「COBALTAN」
　　　　　CCM 表を適応してもなんら問題ない．キャストタイミングはややわかりにくいが，慣れれば遠心鋳造でも加圧鋳造でも問題ない．酸化膜系と鏡面系の中間タイプの合金である．

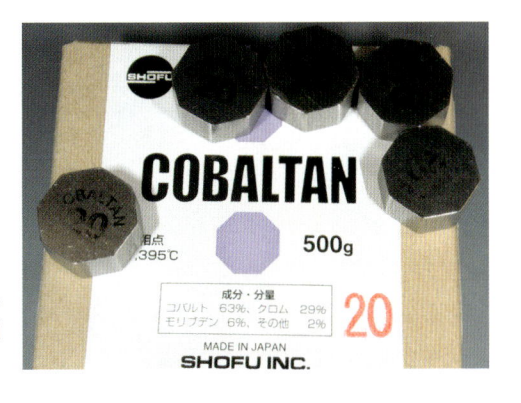

2日目

キャストクラスプは6種類だけ覚えよう

●キャストクラスプは6種類覚えるだけでよい

　キャストクラスプには実にさまざまな種類がある．ビギナーの場合，これらをどのように使い分けたらよいかは頭の痛いところであろう．
　ここでは，次の6つキャストクラスプについて，どんな場合に用いるかを述べてみる．

① I-bar クラスプ
② エーカースクラスプ（スタンダードクラスプ）
③ ハーフ＆ハーフクラスプ（図 2-20）
④ リングクラスプ（図 2-21）
⑤ ローチクラスプ（図 2-22）
⑥ ヘアピンクラスプ

　君が知る必要のあるキャストクラスプはこの6種類だけだ．まずはこの6種類をしっかりマスターすることである．あれもこれもと勉強したところで臨床ではあまり必要ないし，何よりもこの6種類だけでほとんどのケースに適応できるからである．もし，ほかの種類についても知りたければ，長い技工ライフのなかで余力ができたら少しずつマスターしていけばよい．
　この段階では，以下のことだけを理解して先に進んでほしい．これらのキャストクラスプを用いる場合のアンダーカット量の基準などについてはあとで述べる．

① **I-bar クラスプは，基本的には遊離端欠損のケースに用いる．**
② **エーカースクラスプは，基本的には中間欠損や遊離端欠損のケースに用いる．**
③ **ハーフ＆ハーフクラスプは，孤立歯に対して用いる．**
④ **リングクラスプは，捻転や傾斜の度合の大きい孤立第二大臼歯に対して用いる．**
⑤ **ローチクラスプは，鉤歯のアンダーカットが欠損側にあるケースに用いる．**
⑥ **ヘアピンクラスプは，ローチクラスプ同様，欠損側にアンダーカットがある場合や，歯肉部分にアームを走行させたくない場合に用いる．**

●ローチクラスプを知っていると便利！

　欠損側からI-barクラスプやエーカースクラスプを設定しようとする場合，時として所望の箇所にアンダーカットがなく，鉤歯の遠心側のみにアンダーカットがあるケースに出会う．たとえば図2-22は，4┘を鉤歯とするケースであるが，アンダーカットは鉤歯の遠心側にしかない．もし咬合が緊密でなければ4┘の近心からエーカースクラスプを出すという設計もできるが，それができない場合はローチクラスプを用いるとよい．これで十分な維持力を得ることができる．

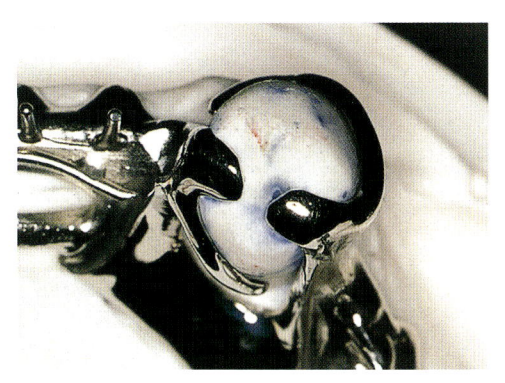

第2日目 ● 補綴構造設計の基礎知識をマスターしよう

図 2-20　ハーフ＆ハーフクラスプ
　　　　孤立歯を鉤歯とする場合に用いる．

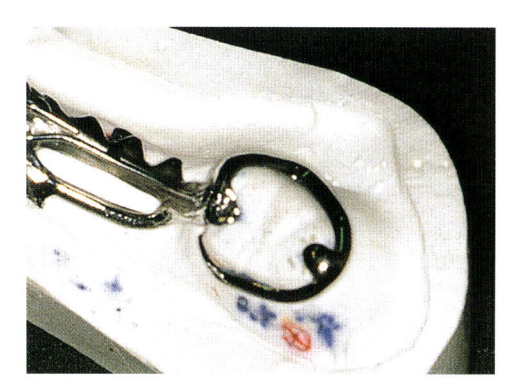

図 2-21　リングクラスプ
　　　　捻転や傾斜が大きい孤立第二大臼歯を鉤歯とする場合に用いる．

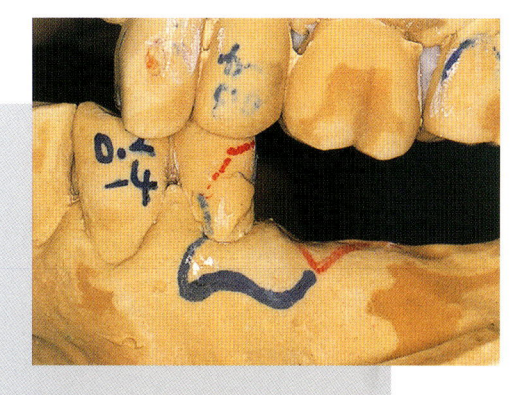

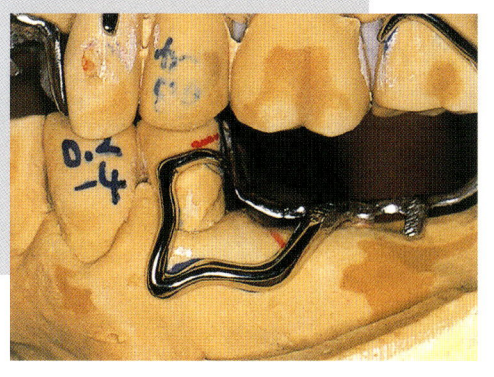

図 2-22　ローチクラスプ
　　　　アンダーカットが鉤歯の遠心側にしかなく，咬合が緊密なケースの場合は，ローチクラスプを適応すればよい．ローチクラスプを知っていると，こうしたケースに遭遇してもあわてなくて済む．

　なお，この場合もCCM表を用いれば，クラスプアームの長さとアンダーカット量から維持力を求めることができる．

キャストクラスプの
アンダーカット量の基準を覚えよう

●ラピッドフレックスシステム以外はきれいさっぱり忘れてよい

　君はこれまで，エーカースタイプのキャストクラスプについて「原則として3面4隅角を取り囲むこと」「クラスプ先端のアンダーカット量は0.5mmほどを基本とすること」「クラスプアームの1/2をアンダーカット内に入れること」などを聞いたことがあると思う．

　しかし，仮にそのとおりにクラスプをつくったとしても，臨床ではきつすぎてそのままでは鉤歯に入らないであろうし，維持力が何gになるのか，デンチャー全体としての維持力は何gに設定すべきか，どうすれば希望どおりの維持力が得られるのかもわからない．それに，0.5mmという深いアンダーカット量が臨床的に本当に適切かどうかについては十分に習っていないはずだ．

　これらは，ネイのシステムを基本にしたもので，Co-Cr合金がなくAu-Pt合金を用いた時代のものである．今日のキャストパーシャルの大勢であるCo-Cr合金を用いる場合には適応できない．

　それにもかかわらず君は，Co-Cr合金を用いる場合についてはきわめて不十分にしか教えられていない．このことが，臨床に出たときの君の混乱のもとだと思う．

　まず，ここで考えを改めてほしいこととして，Co-Cr合金を用いる場合であれ，Au-Pt合金を用いる場合であれ，**「キャストクラスプの場合のアンダーカット量は0.2〜0.3mmを基準にする」**ということである．つまり，金属別にアンダーカット量を考えるのでなく，種類別，歯種別，ケース別にクラスプの厚みで対応するという考え方である．こういうと，いかにも複雑のように感じるが，クラスプの厚みはCCM表やAP表に従えばよいし，種類別についてはあとに示すことを基準に考えればよいから，決して難しいことではない．

　ネイのシステムで覚えてよいのは，「維持」「把持」と「3面4隅角を取り囲むこと」くらいだ．

●6つのクラスプについてアンダーカット量の基準を覚えておくと便利！

　キャストクラスプの種類別によるアンダーカット量の基準を以下に示すが，これはAu-Pt合金でもCo-Cr合金でも同じである．大切なことは「何gの維持力のキャストクラスプをつくるか」を最初に考えることである．だからこそ君は，CCM表やAP表の使い方をマスターしたのである．

　なお，鉤歯1歯あたりの維持力を何gにするかについてはいろいろな意見があり，またデンチャー全体の維持力を何gにするかも重要な問題で，あまり少ない力でデンチャーが離脱すると患者さんは不安を訴えるという報告もある．筆者は，欠損が4〜6歯の場合，これまでの補綴構造設計の蓄積・分析から，デンチャー全体でおよそ600〜800gの維持力を目安にして個々のクラスプに維持力を配分しているが，奥野善彦氏の提唱していた，「1歯あたり350g」というのを目安に**「鉤歯1歯あたり，300〜450gの維持力を付与する」**と考えても差し支えない．これについてはあとで述べる．

■ I-bar クラスプの場合
アンダーカット量は 0.3mm を基準にする．

■ エーカースクラスプ（スタンダードクラスプ）の場合
アンダーカット量は小臼歯で 0.2mm，大臼歯で 0.3mm を基準にする．デンチャー全体の維持力の関係や鉤歯の形態から基準以下になることはあっても，基準以上にすることはない．

■ ハーフ＆ハーフクラスプの場合
ハーフ＆ハーフクラスプは孤立歯に対して用いる．そして，エーカースクラスプと同様，どちらか一方のハーフクラスプをアンダーカットに入れるが，そのアンダーカット量の基準はエーカースクラスプと同じである．すなわち，小臼歯で 0.2mm，大臼歯で 0.3mm を基準にする．

■ リングクラスプの場合
アンダーカット量は 0.3mm を基準にする．クラスプアームが必然的に長くなり，鉤歯が捻転，傾斜しているためアンダーカットがさらに深くなる場合もあるが，0.4mm 以上にはしない．
ネイのシステムではリングクラスプの場合，0.5〜0.75mm ものアンダーカットを基準にしているが，鉤歯の捻転，傾斜が大きい場合はそのクラスプは着脱時にクラスプ先端が咬合面に載る形になり，無理に装着するとクラスプ先端が大きく開いて永久変形を生じやすい．

■ ローチクラスプの場合
アンダーカット量は 0.3mm を基準にする．

■ ヘアピンクラスプの場合
アンダーカット量は小臼歯で 0.2mm，大臼歯で 0.3mm を基準にする．

なお，どの種類のクラスプであっても，アンダーカット量が大きいと着脱時の違和感が強くなる．

---

① I-bar クラスプ ……………… 0.3mm
② エーカースクラスプ………… 小臼歯で 0.2mm，大臼歯で 0.3mm
③ ハーフ＆ハーフクラスプ…… 小臼歯で 0.2mm，大臼歯で 0.3mm
④ リングクラスプ……………… 0.3mm
⑤ ローチクラスプ……………… 0.3mm
⑥ ヘアピンクラスプ…………… 小臼歯で 0.2mm，大臼歯で 0.3mm

エーカースクラスプは
先端寄り 1/3 をアンダーカットに入れよう

　次に大切なことは，エーカースクラスプなどの場合は**「クラスプアームの先端寄り 1/3 をアンダーカットに入れる」**ということである（図 2-23, 24）．

　君は，歯科技工士学校では，ワイヤークラスプの場合はクラスプアームの先端寄り 2/3 をアンダーカットに入れ，キャストクラスプの場合はクラスプアームの先端寄り 1/2 をアンダーカットに入れるように習ったはずだ．

　しかし，ラピッドフレックスシステムや VITALLIUM のシステムでは，アンダーカットに入れるのは「クラスプアームの先端寄り 1/3」としている（図 2-25）．

　これは，きわめて重要なことで，図 2-26 に示すように先端寄り 1/2 からアンダーカットに入れると，先端寄り 1/2 がサベイラインを越えたときにクラスプアームの先端は設定したアンダーカット量以上に鉤歯から離れやすくなり，また，クラスプアームのつけ根に近いところからクラスプアームが開き始めるためきつくて入らず，入ったとしても永久変形を生じやすいというおそれがある．

　また，Au-Pt 合金に対して約 2 倍のヤング率をもつ Co-Cr 合金でつくったクラスプは，寸法が Au-Pt 合金と同じならば約 2 倍の力を加えないと同じようには開かないし，同じ力を加えて同じように開かせようとすると約 1/2 の細さにつくらなければならないが，強度の点で不安が残ってしまう．

　それが，アンダーカットに入る位置が「クラスプアームの先端寄り 1/3」であれば，過大な力に頼らなくても，またクラスプをそれほど細くしなくても，クラスプを開くことができる．それにクラスプの先端がわずかに開くだけで着脱でき，維持力が発揮されるわけであるから，着脱時における患者さんの違和感も少ないし，安全性も高い．

　したがって，筆者は，Co-Cr 合金の場合も Au-Pt 合金の場合も，キャストクラスプについてはエーカースクラスプの先端寄り 1/3 をアンダーカットに入れることのほうが妥当であると考え続けてきたし，また CCM 表や AP 表の維持力も「クラスプアームの先端寄り 1/3 をアンダーカットに入れる」ことを前提にしている．

　ここまでの段階で図示したクラスプラインも，クラスプアームの先端寄り 1/3 からアンダーカットに入れているため，これまで君が習ってきたものとは違ってずいぶん奇妙にみえたかもしれないが，これで納得してくれたと思う．

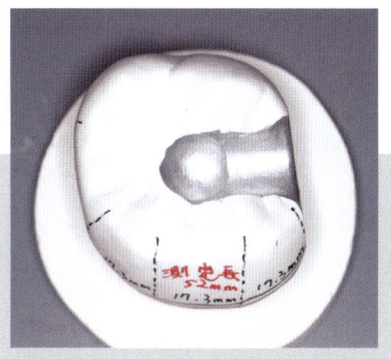

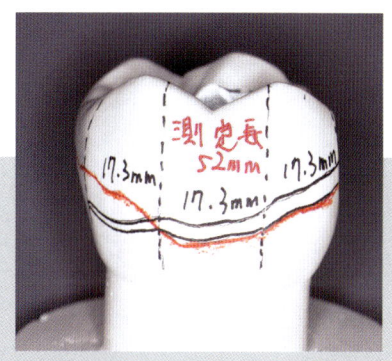

第2日目 ● 補綴構造設計の基礎知識をマスターしよう

図 2-23　エーカースクラスプとアンダーカットの関係
　ラピッドフレックスシステムでは，エーカースクラスプは，クラスプアームの先端寄り 1/3 をアンダーカットに入れる．

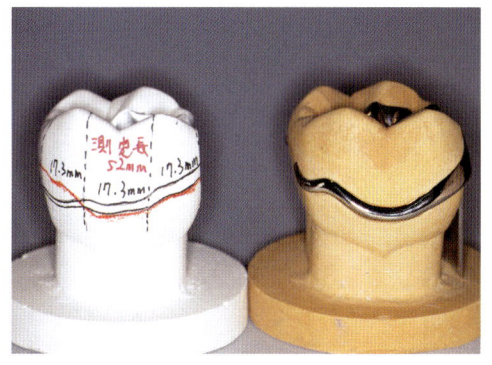

図 2-24　クラスプアームの先端寄り 1/3 をアンダーカットに入れたエーカースクラスプの臨床例
　本書で学ぶのはすべてこうしたクラスプである．CCM 表の維持力はこの考え方に基づいて計算されている．

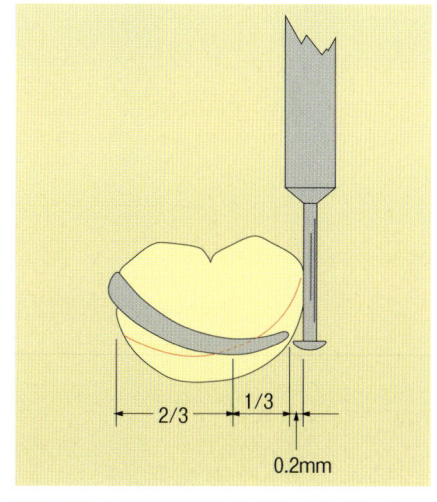

図 2-25　VITALLIUM のテキストブック
　この本においても，クラスプアームの先端寄り 1/3 をアンダーカットに入れる考え方が推奨されている．

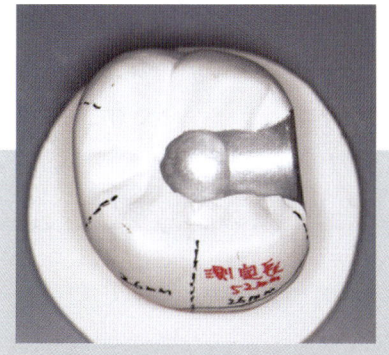

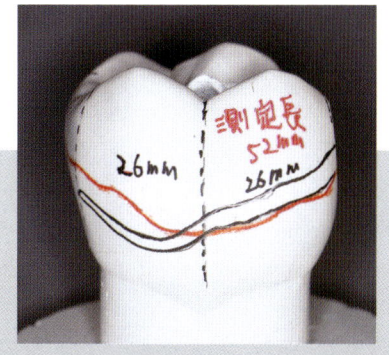

図 2-26　エーカースクラスプの悪い設計
　クラスプアームの先端寄り 1/2 をアンダーカットに入れるネイの考え方は本書では忘れてほしい．

I-bar クラスプは小帯を避けて走行させよう

● I-bar クラスプは小帯を避けて走行させよう

君は，I-bar クラスプについては，次のことを覚えた．
① 基本的には遊離端欠損のケースに用いる．
② アンダーカット量の基準は 0.3mm とする．

これで，CCM 表に基づいて「ラピッドフレックスパターン」を用いれば，クラスプアームの長さがどうであれ，所望の維持力を有する I-bar クラスプをつくることができるはずである．

しかし，I-bar クラスプを走行させようとすると小帯にあたってしまうケースが多い．そうした場合，一般的には I-bar クラスプの適応を諦めてエーカースクラスプなどに変更することになる．あるいは，適当に小帯を避けて走行させようとする．この場合，どれくらいの維持力の I-bar クラスプにするかという明確な計画がないと，小帯を避けたためにクラスプアームの長さが短くなって維持力が強くなりすぎ，やむなくせっせと削るという結果になってしまう．

または，小帯を避けて大きく迂回させるという設計も考えられるが，一般的にはそういう発想はない．よしんば本書をみて迂回させる設計を知っても，勘に頼ってつくるならば，長いクラスプアームのために維持力は弱すぎるということになってしまう．

● ラピッドフレックスシステムによる I-bar クラスプの走行

図 2-27，28 をみてほしい．これは，CCM 表に基づいて「ラピッドフレックスパターン」を用いているため，小帯を避けて大きく迂回させても，所望の維持力が計画どおりに得られている．

クラスプアームの長さとアンダーカット量と維持力の関係を明確にしたラピッドフレックスシステムは，補綴構造設計の自由度を大きく広げたといってよい．

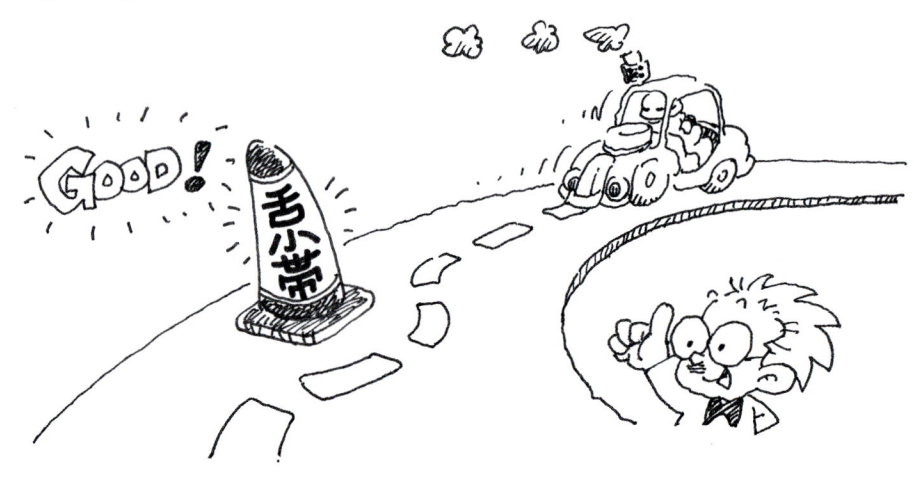

第2日目 ● 補綴構造設計の基礎知識をマスターしよう

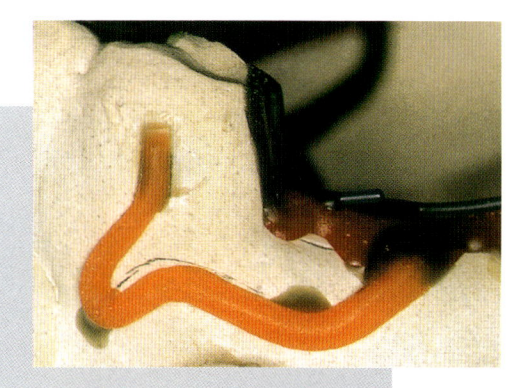

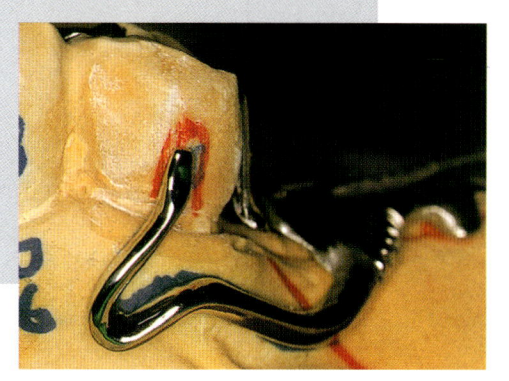

図 2-27　小帯を避けて走行させた I-bar クラスプ
　　クラスプアームの長さとアンダーカット量がわかれば，所望の維持力に応じたクラスプの太さを CCM 表から選択できる．

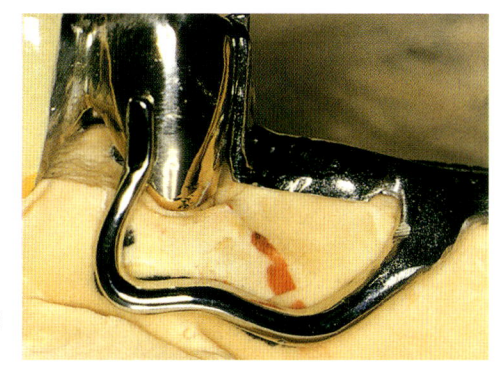

図 2-28　小帯を避けて走行させた I-bar クラスプの臨床例

> **チェックポイント**

「第2日目」のチェックポイント

1. 「2の3乗の世界」とは何か.
2. CCM表に基づいて「ラピッドフレックスパターン」をカットできるか.
3. 6種類のキャストクラスプの使い分けができるか.
4. 各キャストクラスプのアンダーカット量はどれくらいを基準にするか.
5. エーカースクラスプはクラスプアームの先端寄りをどれだけアンダーカットに入れるか.

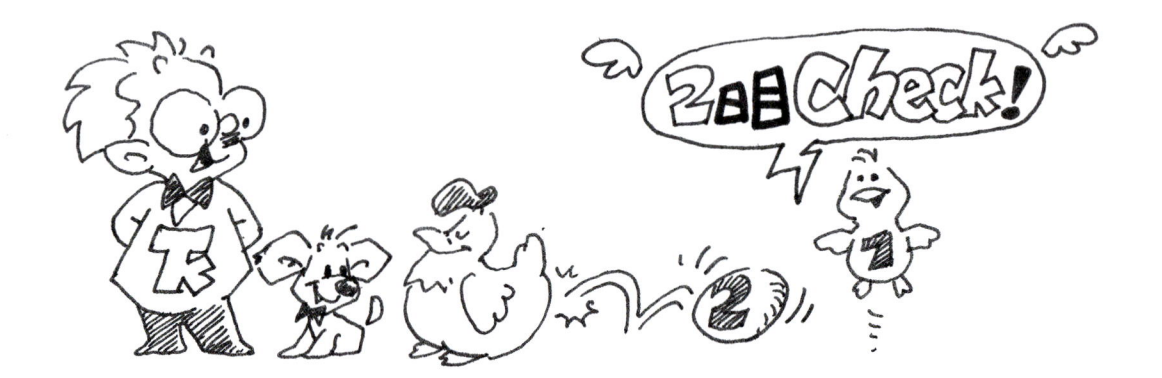

第3日目

維持力を数値化した
キャストクラスプの
製作法をマスターしよう

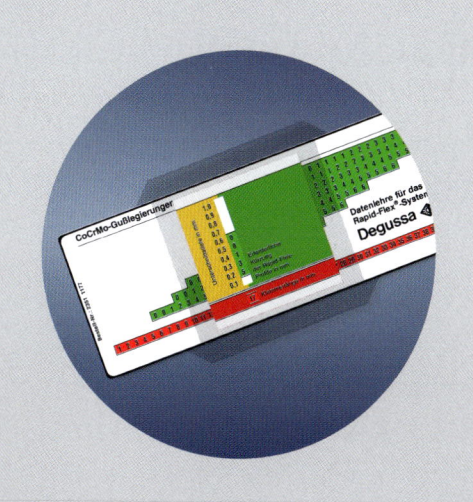

3日目

らくらく精密計測の
　デンタルサベイヤーを知っているか

●そのまま口腔内にぴたりと入るキャストパーシャルをつくる

　従来のキャストパーシャルは，精魂込めてワックス形成しキャストしても，クラスプ部分をあとで削らざるを得なかったり，せっかく模型上で良好なクラスプの適合を達成しても，口腔内試適時に適当に締めたり開かれたりしてしまうことがしばしばあった．これでは精度の追究といっても，なかなか意欲はわかない．

　しかし，いま，君がこの本で学ぼうとしているキャストパーシャルは，マスターモデルさえしっかりつくられていれば，そのまま口腔内にぴたりと入り，クラスプ部分の調整は全く必要としないというものである．しかもその製作法というのは，「オリエンテーション」で述べたように，いろいろある歯科技工のなかで最もやさしい部類に入るものであり，むしろ歯科技工士としての手技的・造形的訓練を受けていない人のほうがうまくいくという技法なのである．

　そのまま口腔内にぴたりと入り，クラスプ部分などの調整を全く必要としないキャストパーシャルをつくるためには，まずは計画したとおりの維持力を有するキャストクラスプをつくれなければならない．しかし，すでに君は，「ラピッドフレックスパターン」を用いることで，アンダーカット量とクラスプアームの長さがわかれば，希望どおりの維持力のキャストクラスプが得られることを「第2日目」でマスターした．

　そこで，ここではまず，アンダーカット量とクラスプアームの長さを，だれでも，簡単に測定できる機器について紹介してみる．

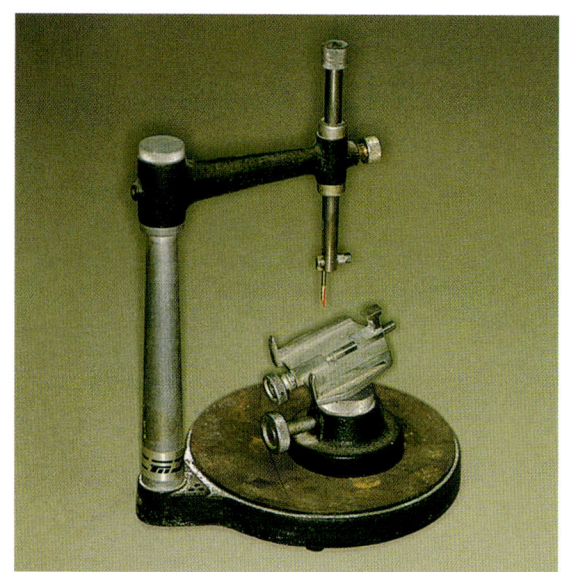

図 3-1　ネイタイプのサベイヤー
　　　　正確さやスピーディーな作業が要求される臨床の場では，こうしたネイタイプのサベイヤーは時代遅れとしかいえない．

●船乗りのトレーニングは帆船で行っているけれども

　キャストクラスプの製作にサベイヤーが必要なことはだれでも知っている．君も，歯科技工士学校ではサベイヤーの使用目的についてあれやこれやと教えられたと思うが，キャストパーシャルの製作に関しては，せんじつめれば次の4つにまとめることができる．

① **デンチャーの着脱方向を決定する．**
② **鉤歯や歯肉部にサベイラインを描記する．**
③ **アンダーカット量を計測し，クラスプ先端の位置を決定する．**
④ **ブロックアウト部のワックスをパラレルまたはテーパーにカットする．**

　さて，サベイヤーは各メーカーからいろいろなものが出されているが，使い勝手における性能の差が最もあらわれるのは②～④である．

　君は，歯科技工士学校では多分ネイタイプのサベイヤーで実習したと思う．ネイタイプのサベイヤーは各種あるサベイヤーのなかで最もシンプルではあるけれども，使い勝手の面で推奨できない（図3-1）．すなわち，サベイヤーのアームが1本しかないため，使用目的に応じていちいちアンダーカットゲージやワックストリマーなどを取り替えなければならないし，サベイヤーのアームは非可動式で雲台を動かすタイプであるため，雲台を動かしてサベイラインの描記やブロックアウト部のワックスをカットすることは，ビギナーにとってはなかなかうまくいかないものである．

　機種によっては，アームは可動式で雲台が固定式のものもあるが，どの機種も，アンダーカット量の計測と，これに伴うクラスプ先端のマーキングが「非能率的で熟練を要する」という欠点がある．

　歯科技工士学校であえてネイタイプのサベイヤーを用いているのは，よくいえば，訓練を目的としているためであろう．船乗りのトレーニングをわざわざ帆船で行うのと同様，最も不便で失敗しやすいものでトレーニングしておけば，どんな困難にも立ち向かえるという教育的配慮である．

　しかし，臨床の場では，作業はより正確に，しかも，よりスピーディーに行わなければならない．その点，「デンタグラフTKバージョン（TKサベイヤー）」（OBODENT，発売元：名南歯科貿易，図3-2）は，①～④をきわめて正確かつスピーディーに行えるばかりか，ユーザーの使いやすさを徹底的に追究した数々の利点がある．30年ほど前にはKRUPP社からOEM製品として販売されていた実績もあり，現時点のサベイヤーとしては優れた製品である．

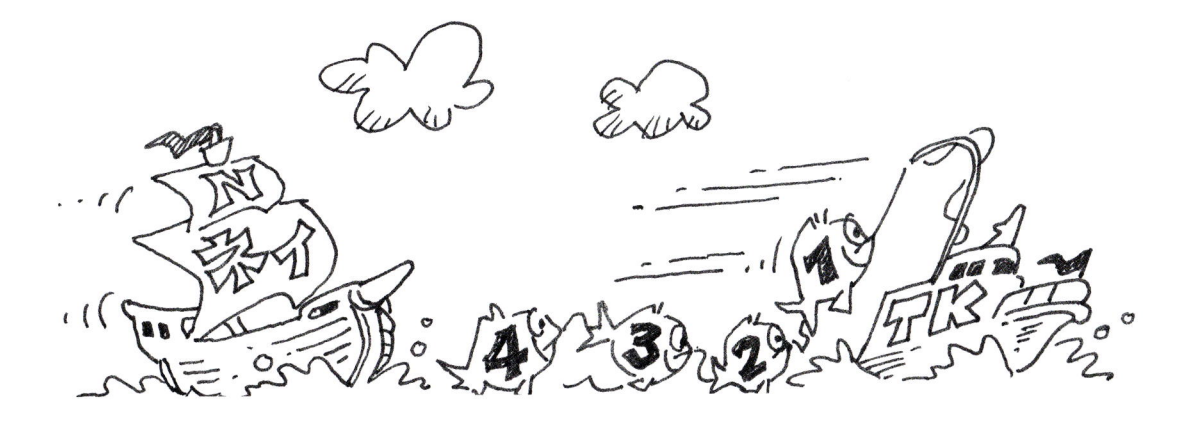

● 使ったらやめられない「TK サベイヤー」

　これまでのサベイヤーについて欠点としてまず指摘されたことは，アンダーカット量の計測に際してラピッドフレックスシステムに対応する 0.1mm, 0.2mm, 0.3mm のアンダーカットゲージがなかったことと，同時にワイヤークラスプ用の 0.5mm のアンダーカットゲージがなかったことである．一部のメーカーでは，1 本のアンダーカットゲージを 0.1mm 単位で 1.0mm まで任意に変更できるようにしたり，あるいはデジタルゲージにして連続的に計測量を変更できるようにしていたが，「TK サベイヤー」に付属している「TK ラピッドアンダーカットゲージ」（齋藤デンタル工業，発売元：日新デンタル）は，ラピッドフレックスシステムに対応するために最も用いる 0.2mm, 0.3mm, 0.5mm がセットになっているのでシンプルでわかりやすい（図 3-3）．

　しかも，図 3-4 に示すように，ゲージの頭部とロッドの側部の 2 点が同時に接触していることを確認しながら，鉤歯に容易にマーキングできる．「Unit Ⅲ」で用いたスクリプトサームラックなど不要である．

　ただでさえ面倒なのだから，面倒なことは少しでも避けたいものだ．

● アンダーカット量の「らくらく精密計測」

　図 3-3 の「TK ラピッドアンダーカットゲージ」の先端部をみると小突起がある．ゲージの側部を鉤歯に接触させたまま，この小突起をサベイライン下部に当てることでアンダーカット量を計測できる．

　だれが行ってもアンダーカット量の「らくらく精密計測」ができ，失敗はない．

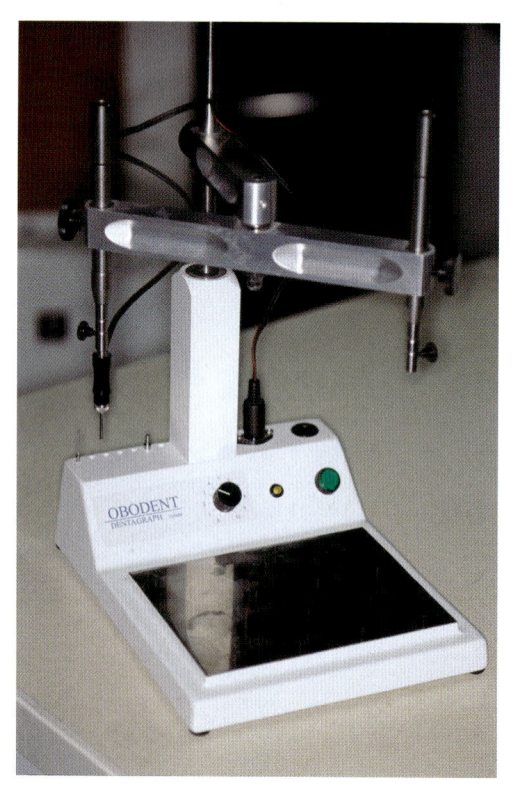

図 3-2　らくらく精密計測が行えるサベイヤー「デンタグラフ TK バージョン（TK サベイヤー）」
　　　現時点では，ドイツ製のヒーターロッド（ヒーターワックストリマー）付サベイヤーとしては価格がリーズナブルで優れている．
　　　（OBODENT，発売元：名南歯科貿易）

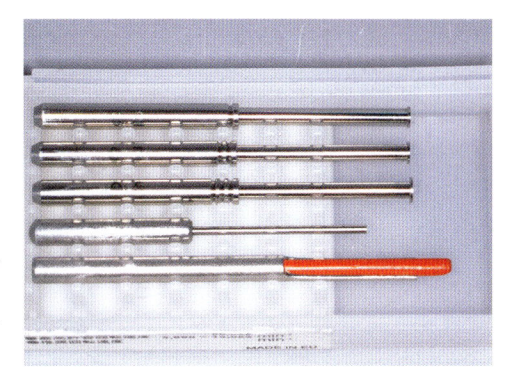

図 3-3 「TK サベイヤー」に組み込まれている「TK ラピッドアンダーカットゲージ」フルセット
　上から，0.2mm，0.3mm，0.5mm のアンダーカットゲージ，パラレルロッド，カーボンロッド

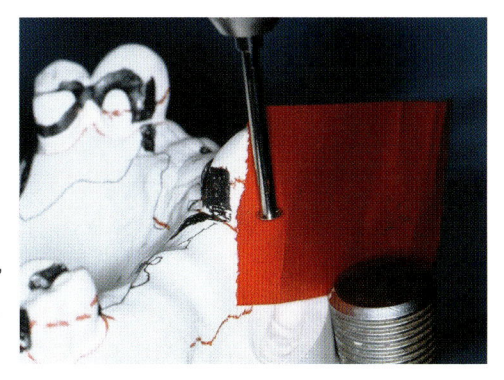

図 3-4 「TK サベイヤー」による鉤歯への TK マーキング法
　「Arti-Fol 咬合紙 BK-21・片面 Red 8μ」（Bausch，発売元：プローデント）を鉤歯に当て，2 点の接触を保持しつつアンダーカットゲージを引き上げることで，マーキングできる．

●ブロックアウト部の「らくらくトリミング」

　「TK サベイヤー」の左右側の可動アームは，サベイングおよびブロックアウト部のワックストリミングを行うためのものである（術者によって用いるアームの選択は自由である）．すなわち，鉤歯や歯肉部のサベイングを行う場合には「カーボンロッド」を取り付け（図 3-5），ブロックアウト部のワックストリミングを行う場合は「ヒーターワックストリマー」を取り付ける（図 3-6）．

　サベイングの際，ブロックアウトを行わなければならない部分は次のとおりである．
① 鉤歯の欠損側アンダーカット部（図 3-7）
② 舌側アンダーカット部（リンガルバー設定部）
③ 舌側アンダーカット部（マイナーコネクター部）（図 3-8）
④ I-bar 走行部

　キャストパーシャルの場合，ブロックアウト材はパラフィンワックスでよい．
　ブロックアウトしたら，従来のサベイヤーでは，ワックストリマーを取り付けて余分なワックスをパラレルに機械的に削除することになる．しかし，こうしたトリミング法では，君は模型表面まで削ってしまいがちである．
　これに対し，「TK サベイヤー」の可動アームに取り付ける「ヒーターワックストリマー」は電気加熱式であるため，模型面をなんら損傷することなく，ブロックアウト部などのワックストリミングを，容易かつスピーディーに行うことができる．

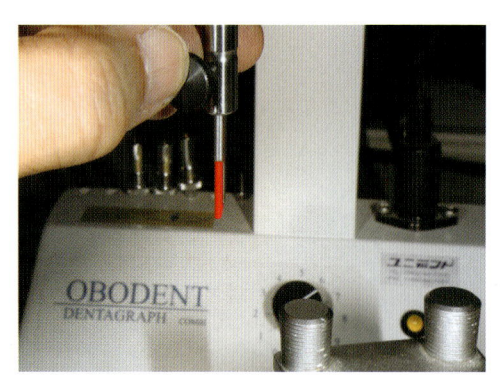

図 3-5 「カーボンロッド」の取り付け
　　「TK サベイヤー」の可動アームに「カーボンロッド」を取り付けたところ．これによってサベイングを行う．

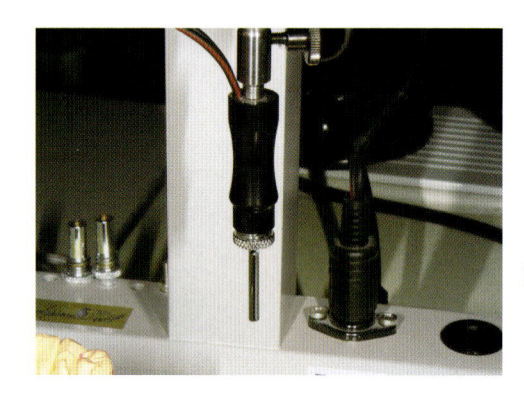

図 3-6 「ヒーターワックストリマー」の取り付け
　　「TK サベイヤー」の可動アームに「ヒーターワックストリマー」を取り付けたところ．これによってブロックアウト部のワックストリミングを行う．

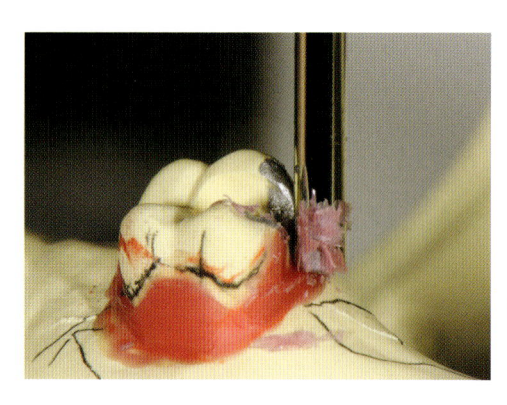

図 3-7 鉤歯欠損側（ガイドプレーン部）のブロックアウト部のワックストリミング
　　ブロックアウトピン 0° を使用している．

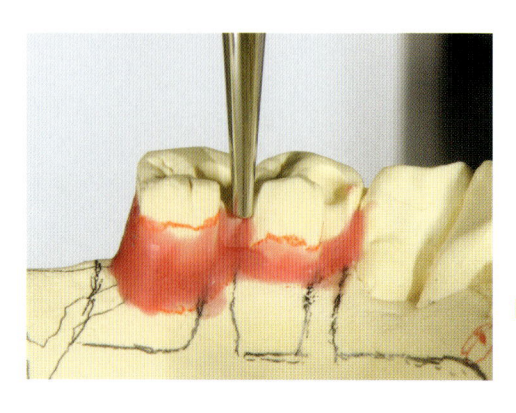

図 3-8 舌側ブロックアウト部（マイナーコネクター部）のワックストリミング
　　ブロックアウトピン 2° を使用している．

● テーパートゥールは教科書の世界だけのもの

　鉤歯欠損側のブロックアウト部は，ガイドプレーンをつくらない中間欠損のケースにおいては，デンチャーの着脱のためにケースによって「0〜2°くらいのテーパー」をつけてトリミングすることが望ましい．しかし従来は，このテーパーの付与は感覚的に行うしかなかった．

　このテーパーを付与するためのものとして，教科書などには，「テーパートゥール」とよばれる円錐形のロッドが示されている．しかし，テーパートゥールは円錐形であるためトリミングは行えず，単にテーパーの確認に使えるだけである．このため，臨床の現場ではテーパーは目見当で付与していてテーパートゥールはほとんど使っていない．

　テーパートゥールはいわば教科書の世界だけのものといってもよい．

　これに対し，「TKサベイヤー」の可動アームに取り付ける「ヒーターワックストリマー」には，0°，2°のブロックアウトピンが用意されている（図3-9）．したがって，2°のブロックアウトピンを取り付ければ2°のテーパーを付与したトリミングが簡単に行える．

　ただし，さまざまな用途を考慮すると，ブロックアウトピンの角度はさまざまあると便利である．そこで，0°と2°の付属品が若干太めなので，細めの使用感に改良して5種類（0°，1°，2°，3°，6°）の「TKブロックアウトピン」（齋藤デンタル工業，発売元：日新デンタル）を発売した（図3-10）．本製品は「TKサベイヤー」（OBODENT）発売元の名南歯科貿易からも入手できる．

　なお，「TKサベイヤー」本体には「ヒーターワックストリマー」の温度を自由にコントロールするためのダイヤルがついているので，任意の温度でワックストリミングが行える．

図3-9　ヒーターワックストリマー用ブロックアウトピン
　　　左が0°，右が2°となっている．

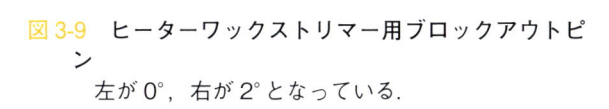

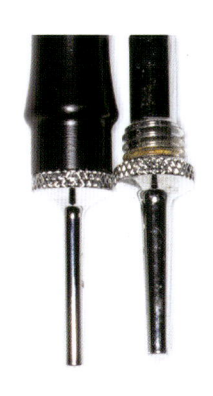

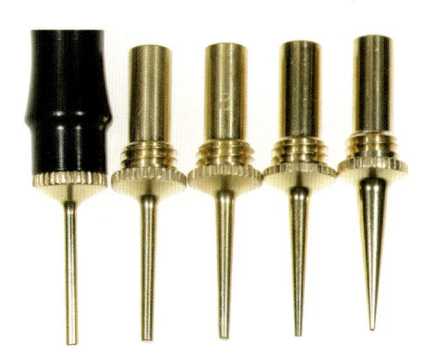

図3-10　角度を増やし，使用感を改良した「TKブロックアウトピン」（ヒーターロッド）
　　　左から，0°，1°，2°，3°，6°となっている．

● 「Unit Ⅲ」を使っている場合の対処法

　筆者が以前推奨していたサベイヤー「Unit Ⅲ」（Degussa，図 3-11）は現在は販売中止となっており，メインテナンスもしてくれない状況となっている．そこで，もし君が「Unit Ⅲ」を使っているならば，筆者の考える対処法を伝授したい．

　「Unit Ⅲ」のヒータートリマー（ヒーターロッド）が故障した場合は，代用品として「TK パラワックス」（OBODENT，発売元：名南歯科貿易，図 3-12）を用いるとよい．「TK パラワックス」はどのようなサベイヤーにも取り付けられるよう，取り付け部（シャンク）の太さが 2 種類あり，ブロックアウトピン（ヒータートリマー）として 0°，2°，4°，6°が揃っている．

　なお，「TK パラワックス」の標準品のブロックアウトピンは多少太かったので，使い勝手を改良した「TK ブロックアウトピン」5 種類（0°，1°，2°，3°，6°）を新たに発売した（齋藤デンタル工業，発売元：日新デンタル）．図 3-13 は，「Unit Ⅲ」に「TK ブロックアウトピン」を取り付けたところを示している．これによって，「Unit Ⅲ」のヒータートリマーが万が一壊れたとしても継続使用ができる．

　「Unit Ⅲ」のアンダーカットゲージ（スクリプトメーター）にパルス電流が流れなくなったときは，「TK ラピッドアンダーカットゲージ」（図 3-3 参照）を用いるとよい．ラピッドフレックスシステムに合わせた 0.2mm，0.3mm，0.5mm のアンダーカットゲージとパラレルロッド（アナライジングロッド），カーボンロッドがセットになっている．

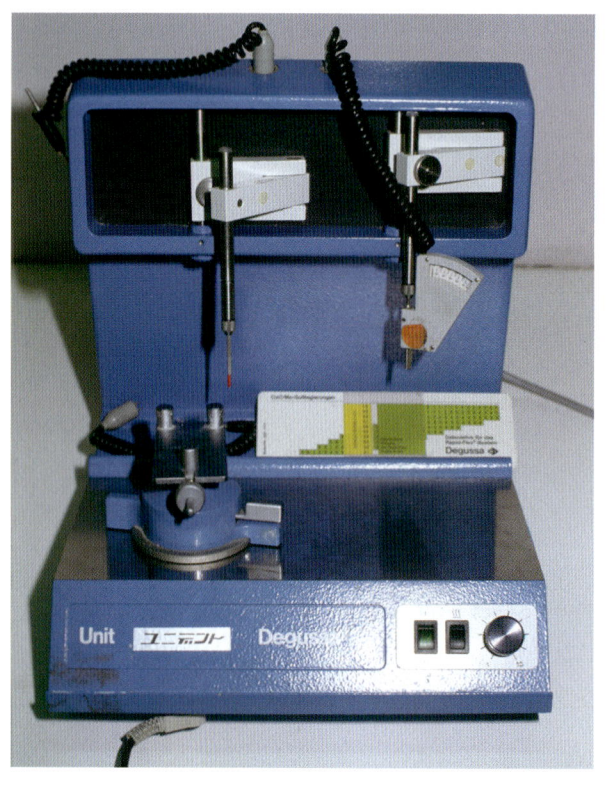

図 3-11　筆者が以前推奨していたサベイヤー「Unit Ⅲ」

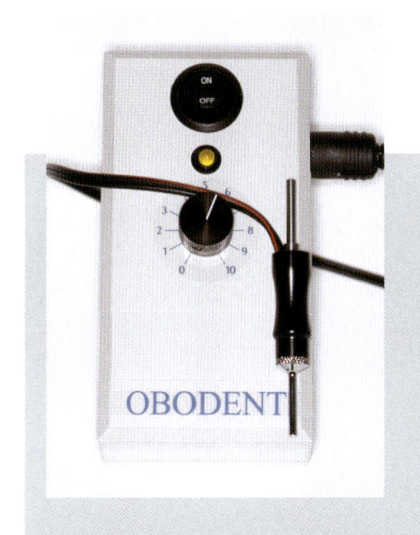

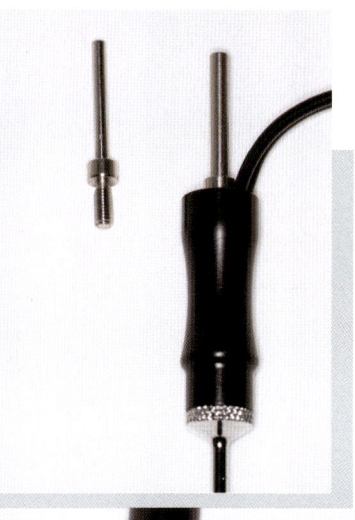

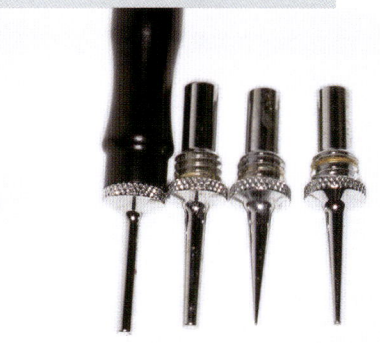

第3日目 ● 維持力を数値化したキャストクラスプの製作法をマスターしよう

図3-12 ヒータートリマーの代用となる「TK パラワックス」
　取り付け部（シャンク）が2種類あり，どのようなサベイヤーにも取り付けられる．ブロックアウトピンは0°，2°，4°，6°の4種類ある．

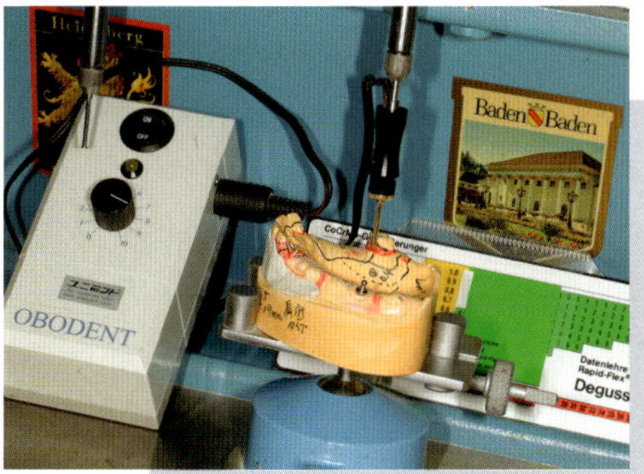

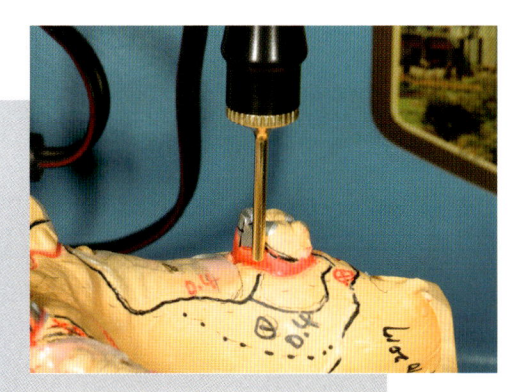

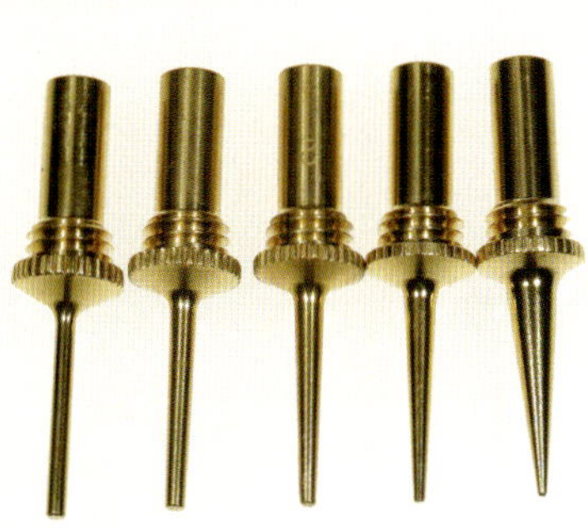

図3-13 「Unit Ⅲ」に取り付けた「TK ブロックアウトピン」

3日目

クラスプアームの長さを
正確に測定できるか

●クラスプアームの長さの「らくらく測定」

「ラピッドフレックスパターン」を用いると，アンダーカット量とクラスプアームの長さがわかれば希望どおりの維持力のキャストクラスプが得られることは「第2日目」でレッスンした．そして「TKサベイヤー」の精密アンダーカットゲージ「TKラピッドアンダーカットゲージ」を使用すれば，だれが行ってもアンダーカット量の「らくらく精密計測」ができることは前述した．

さて，それでは立体的な曲線を描くクラスプアームの長さを正しく測定するためにはどうすればよいのであろうか．図3-14, 15のようにクラスプラインに沿って0.8mmのラインワックスを這わせ，それをまっすぐにして物差しの上におけば簡単に測定できる．

このラインワックスを用いた実際の測定方法は以下のとおりである．

① まず鉤歯のリテンションアーム（維持腕）側のサベイラインの長さをラインワックスを用いて測定する．これを「**予備測定値**」とする．

② 「予備測定値」を仮のクラスプアームの長さとし，CCM表に基づいて希望の維持力が得られるアンダーカット量を目安として確認する．

③ クラスプアーム先端を設定するのにふさわしい，あらかじめ予備測定で決めた位置において，②で求めたアンダーカット量を「TKラピッドアンダーカットゲージ」を用いて探し出し，クラスプアーム先端の位置を決定する．

④ クラスプアーム先端の位置をもとに，クラスプアームの走行ラインを描記する．

⑤ 描記したクラスプアームの走行ラインに沿ってラインワックスを這わせ，「**本測定値**」を得る．

大臼歯部では「本測定値」のほうが「予備測定値」より1mmほど長いのが普通である．

以下，この「本測定値」に基づいて「ラピッドフレックスパターン」のカット量をCCM表から求める．

なお，ラピッドフレックスシステムは原則として予備測定を推奨しているのでその手順を示したが，実際の臨床では本測定のみでも構わない．

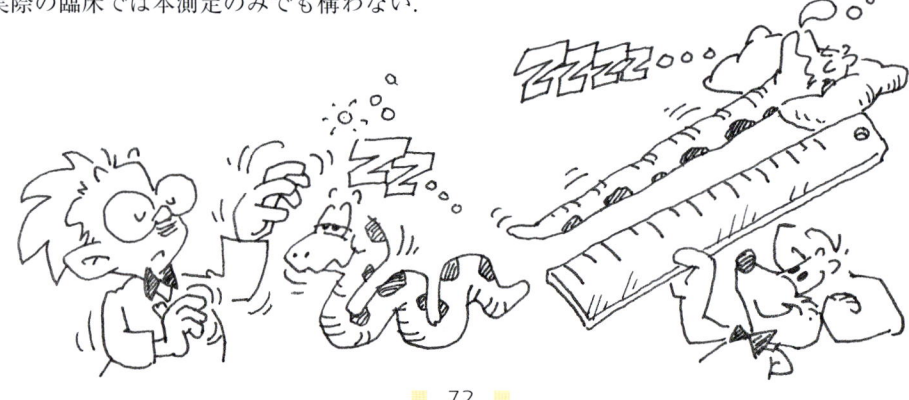

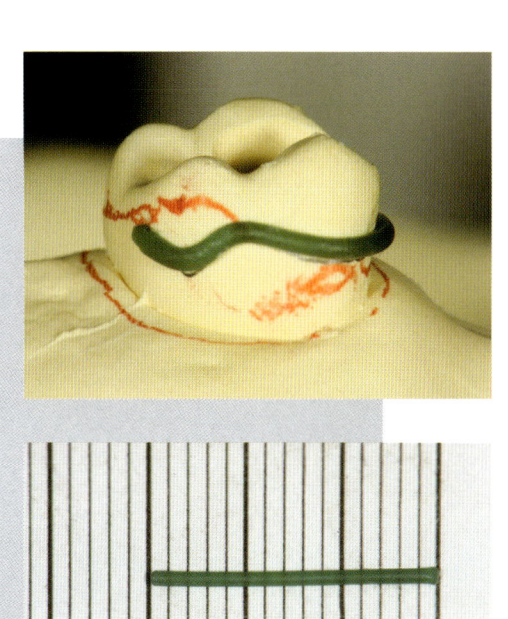

第3日目 ● 維持力を数値化したキャストクラスプの製作法をマスターしよう

図3-14 立体的曲線を描くクラスプアームの長さの「らくらく測定」 その1（エーカースクラスプ）
ラインワックスを這わせ，それをまっすぐにして物差しの上におけば簡単に測定できる．筆者は「Wax profiles 0.8mm」（BEGO，発売元：アイキャスト）を使用している．測定長は15mmである．

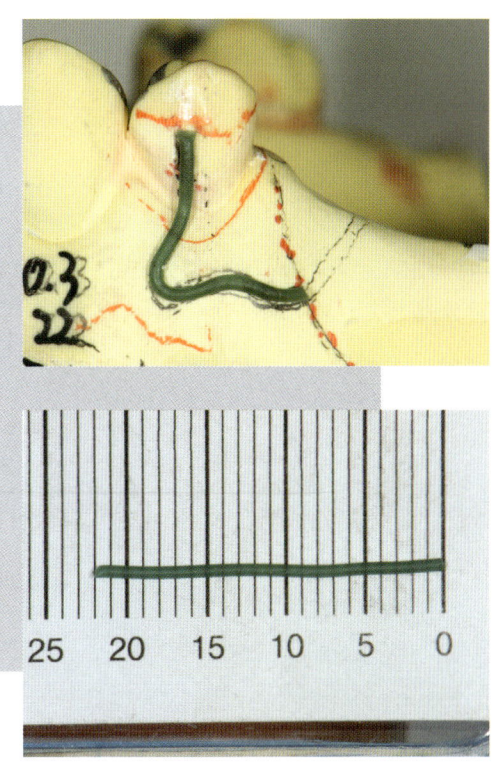

図3-15 立体的曲線を描くクラスプアームの長さの「らくらく測定」 その2（I-barクラスプ）
測定長は22mmである．

簡便CCM表を使いこなそう

●キャスト後のクラスプの研磨分をどう見込むか

　これまで示してきたCCM表の維持力は，クラスプをキャスト後，仕上げ研磨だけを行った場合のものである．

　しかし，この仕上げ研磨だけではクラスプ表面に多少傷が残り，機能上問題ないとはいえ商品価値は著しく劣ってしまうし，衛生面での問題もある．したがって，ラバー研磨を省くことはできないが，そうすると，クラスプは少し細くなり，維持力はCCM表の数値よりも小さくなる．

　表3-1は，「Biosil F」でキャストした「ラピッドフレックスパターン」の1mm単位ごとの寸法（厚み，幅）を，ラバー研磨・仕上げ研磨を行った後の寸法と比較したものである（ただし，ロットごとの平均値）．

　この結果，ラバー研磨を行うと，CCM表の指定よりもほぼ**「2mm」先端に寄ったところでカットされた形態と同じになる**ことが認められた（図3-16）．したがって，ラバー研磨を行った場合の維持力は，CCM表の指定に従って3mmカットした場合ならば，3mm－「2mm」＝1mmで，1mmのところをみることになる．

　たとえば，アンダーカット量が0.2mm，クラスプアームの長さが14mm，希望の維持力を約700gとした場合，CCM表（P.48 表2-1参照）では維持力690gのところをみて，「ラピッドフレックスパターン」の先端からのカット量は3mmとなる．しかし，ラバー研磨を行った場合は「2mm」先端に寄った細い形態，すなわち1mmカットの形態とほぼ同じになるので，この場合の実際の維持力は410gに近くなる．

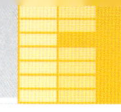

表 3-1 「ラピッドフレックスパターン」のキャスト後の寸法（上）とラバー研磨後の寸法（下） (単位：mm)

測定部位	0	1mm 部	2mm 部	3mm 部	4mm 部	5mm 部
厚 さ	0.64	0.67	0.70	0.73	0.76	0.80
	0.54	0.60	0.63	0.66	0.71	0.73
幅	0.80	0.84	0.88	0.92	0.96	1.00
	0.68	0.75	0.81	0.84	0.89	0.91

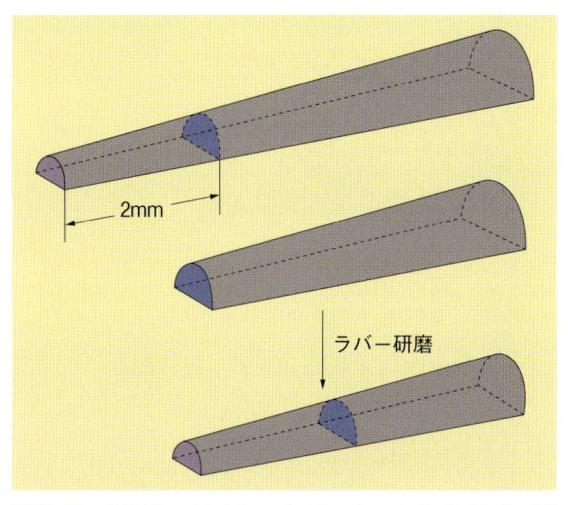

図 3-16 「ラピッドフレックスパターン」のラバー研磨後の形態
「ラピッドフレックスパターン」をキャスト後，ラバー研磨を行うと，2mm 分だけ先端に寄ったのと同じ形態になる．

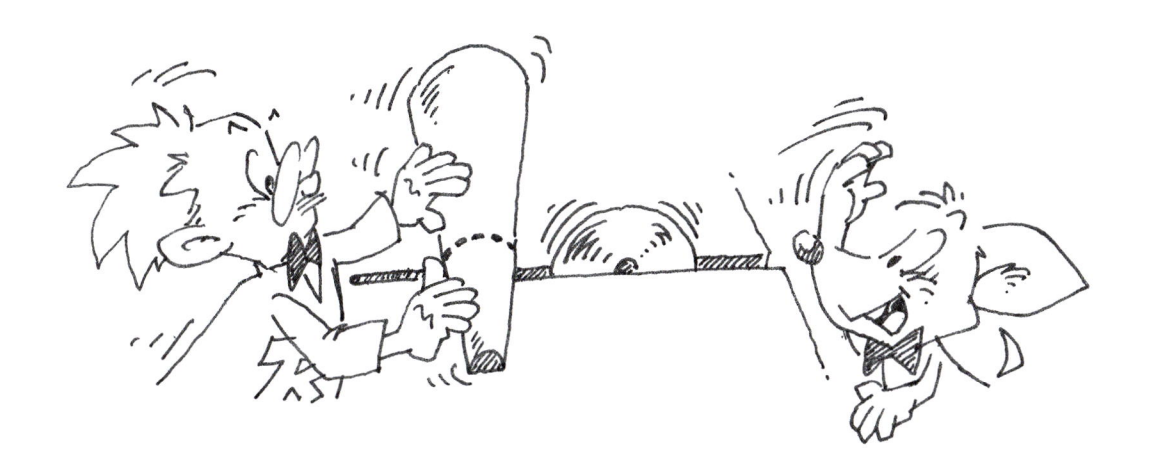

● 簡便 CCM 表をどう用いるか

　図 3-17 は，CCM 表からほぼ 700g の維持力のところだけをピックアップして製作した早見表で，筆者はこれを「**簡便 CCM 表**」とよんでいる（この裏側は「簡便 AP 表」になっている）．

　これはスライドする部分を動かし，下方にある赤ラインの小窓にクラスプアームの長さの測定値があらわれるようにすると，所望のアンダーカット量に応じて「ラピッドフレックスパターン」を先端からどれくらいカットすればよいかが一目でわかるというものである．

　たとえば，図 3-18 はクラスプアームの長さを 12mm とした場合であるが，所望のアンダーカット量を 0.2mm とすると，「ラピッドフレックスパターン」の先端からのカット量は 2mm であることがわかる．しかし，キャスト後にラバー研磨を行うと「2mm」先端に寄った形態になり，先端からのカット量が 0 の場合とほぼ同じ形態になるので，実際の維持力は 430g に近くなる．

　このラバー研磨による維持力の減少は臨床上きわめて都合がよい．というのは，鉤歯 1 歯あたりの維持力は 700g ではきつすぎるからである．筆者のこれまでの補綴構造設計の蓄積・分析の結果から，キャストクラスプの維持力はだいたい鉤歯 1 歯あたり 300〜450g を目安にすれば，臨床上ほとんど問題のないことは前にも述べた．簡便 CCM 表は本来の CCM 表からほぼ 700g の維持力のところだけをピックアップしたものであるが，ラバー研磨を行う場合にそのまま用いることができるのは，臨床ケースで多用するアンダーカット量，クラスプアームの長さの範囲内では，ラバー研磨後の維持力はほとんど 300〜450g の範囲内に収まるからでもある．

　いい換えれば，簡便 CCM 表は，ラバー研磨から仕上げ研磨まで行った後の維持力が 300〜450g となるキャストクラスプをつくるためのものである．

　なお，リングクラスプの場合などにおいて，クラスプアームの長さが 23mm 以上になった場合は簡便 CCM 表ではアンダーカット量などの数値が示されない．したがって，本来の CCM 表をみなければならない．

　この簡便 CCM 表は現在入手不可能であるが，メーカーのご厚意により本書の付録としてつけているので，二度と手に入らない復刻版として君にも是非活用してほしい．

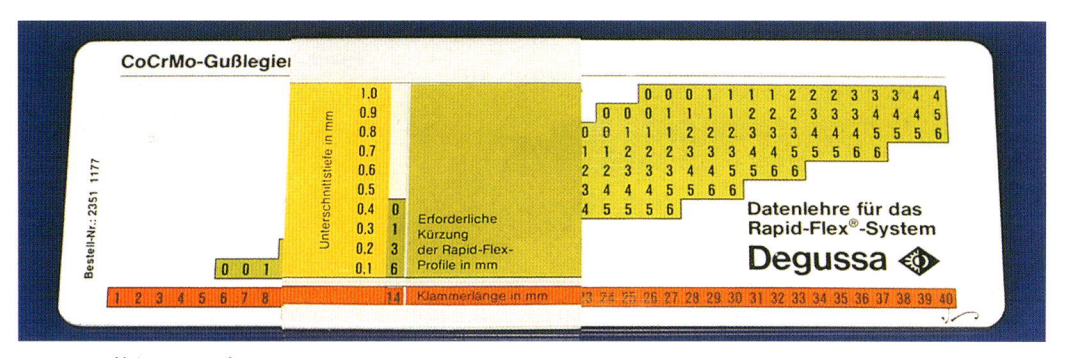

図 3-17　簡便 CCM 表
　下方の赤ライン部の小窓にクラスプアームの長さの数字があらわれるようにスライドさせて用いる．

図 3-18　簡便 CCM 表の使用例
　クラスプアームの長さ「12」mm を赤ライン部の小窓に出した状態．この場合，アンダーカット量を 0.2mm として「ラピッドフレックスパターン」の先端部からのカット量を 2mm にすると，ラバー研磨しない状態で約 700g の維持力が得られることになる．しかし，実際の臨床ではラバー研磨を含めた仕上げ研磨によるクラスプアームの幅と厚みの減少により，想定維持力は 430g となる．

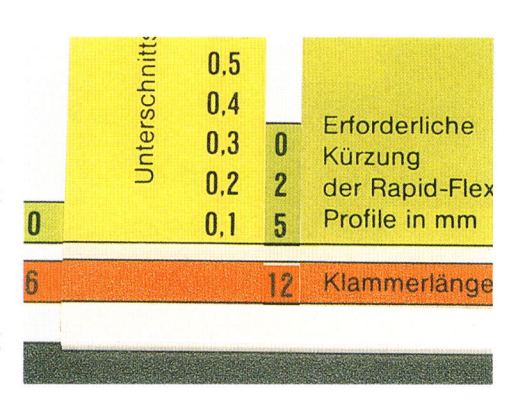

EXERCISE

簡便 CCM 表を使ってみよう

問 A 維持力が 300〜450g のエーカースクラスプを「Biosil F」でつくる場合，クラスプアームの長さが 15mm，アンダーカット量が 0.2mm となるケースでは，簡便 CCM 表によれば，「ラピッドフレックスパターン」は先端から何 mm カットすればよいか．

また，そのキャスト後にラバー研磨から仕上げ研磨まで行った場合，その維持力はより正確にはどれくらいか．

解答 簡便 CCM 表のスライド部分を動かして，下の赤ラインの小窓にクラスプアームの長さの数値「15」があらわれるようにし，アンダーカット量が 0.2 のところをみると，カット数は「4」と指示される．したがって，「ラピッドフレックスパターン」は先端から 4mm カットすればよい．

本来の CCM 表でクラスプアームの長さが 15mm，アンダーカット量が 0.2mm，カット数が 4mm のところをみると維持力は 730g と表示されている．ラバー研磨を行った場合の維持力は，2mm 先端に寄ってカット数「2」のところの数字に近くなるため，約 470g が実際の維持力となる．

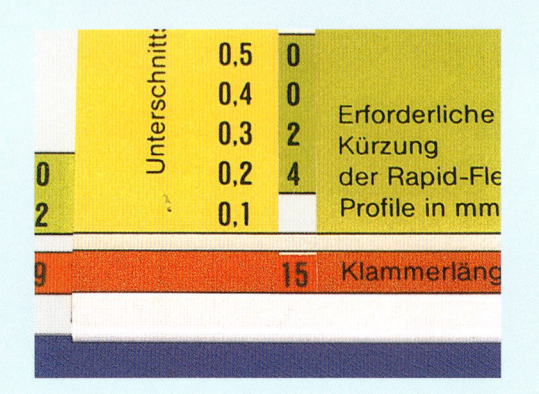

問B クラスプアームの長さが15mm，アンダーカット量が0.2mmのエーカースクラスプを「Biosil F」でつくる場合，ラバー研磨を行っても700g近い維持力を得たい場合はどうすればよいか．

解答 簡便CCM表に示されたカット数は「4」であるが，これに「2」を加える．したがって「ラピッドフレックスパターン」は先端から6mmカットすればよい．

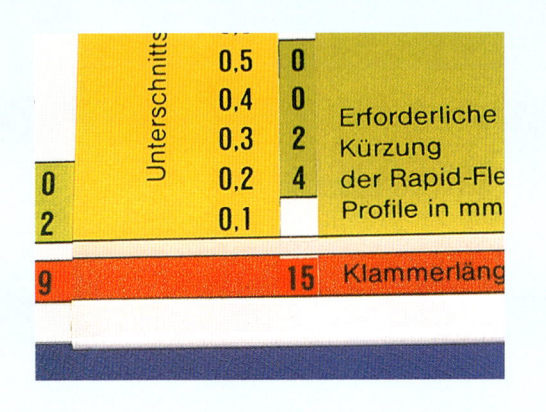

問C クラスプアームの長さが13mmの場合，簡便CCM表には0.1，0.2，0.3，0.4（mm）の4つのアンダーカット量が示されるが，採用できるのはどれか．

解答 まずクラスプの種類によるアンダーカット量の基準を考え，そのうえでラバー研磨による体積減少を考える．すなわち，アンダーカット量を0.1mmとすれば，「ラピッドフレックスパターン」は先端から5mmカットすることになり，ラバー研磨後でも先端から3mmカットした場合と同じ太さになるため，所望の維持力が得られる．

しかし，アンダーカット量を0.3mmや0.4mmとした場合は，ラバー研磨後では先端からのカット量を0にした場合よりも細くなってしまうため，CCM表では所望の維持力は表現されない．

したがって，この場合，採用できるアンダーカット量は0.1mmと0.2mmのみである．ただし，0.1mmのアンダーカットに正確にクラスプ先端部を位置させることはかなり難しいので，安全を考えると臨床的には0.2mmのアンダーカットがほしい．

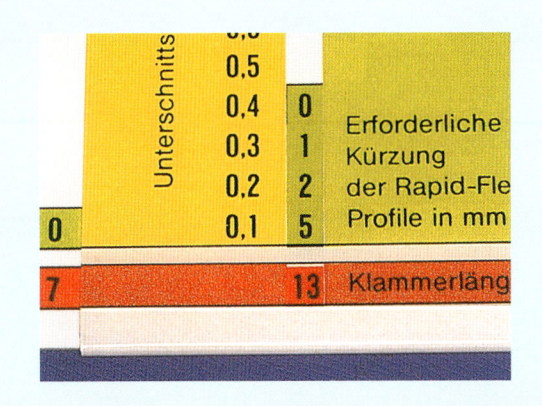

3日目

維持力を設定した
キャストクラスプをつくってみよう

　それでは，これまで解説してきたラピッドフレックスシステムに従い，維持力が300〜450gぐらいになるキャストクラスプの製作手順を示してみよう．

　ここまでマスターすれば君は，もう希望どおりの維持力を発揮するキャストクラスプを容易につくることができる．

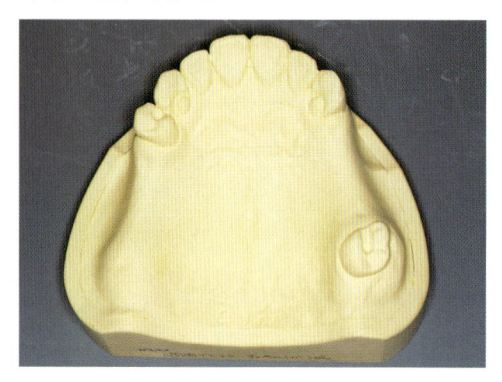

図 3-19　マスターモデルの咬合面観
　|4|にI-barクラスプを，|3|にAu-Pt合金のワイヤークラスプを，|7|にエーカースクラスプを設定する設計である．

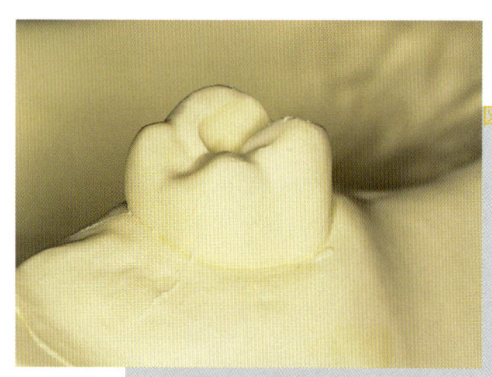

図 3-20　マスターモデルのTKメソッドによる事前処理（TKスペーサー法）
　「COLOR-COAT (DIE SPACER) B SILVER」（東洋化学研究所）を用いる．本製品は支台歯模型用のスペーサー（40μm）であるが，これを4倍に希釈して用いると10μmのスペースが生まれる．これを，印象が不鮮明になりやすいレストなどの隅角部分に塗布することで，口腔内でのメタルフレームの不適合を防ぎ装着感を改善する．

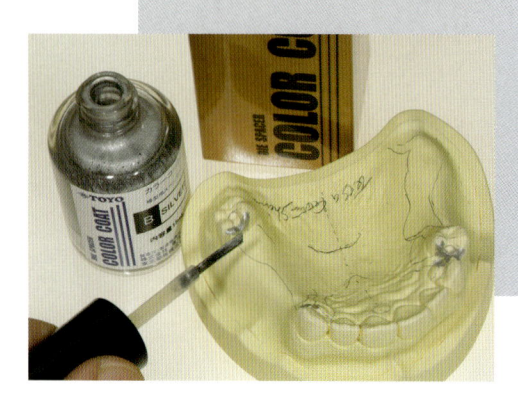

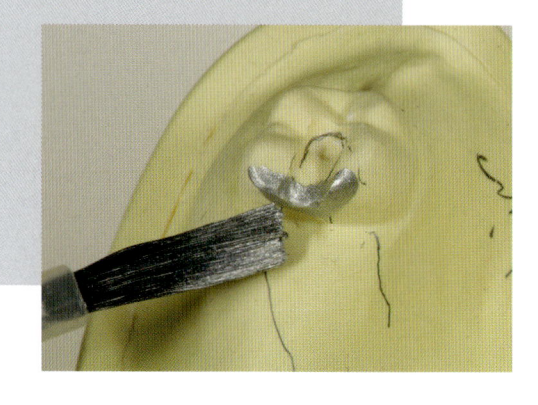

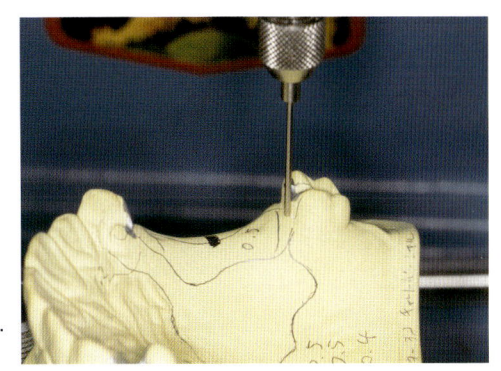

第3日目 ● 維持力を数値化したキャストクラスプの製作法をマスターしよう

図 3-21　着脱方向の確認
「TK サベイヤー」の可動アームに「パラレルロッド」を取り付け，デンチャーの着脱方向を確認する．

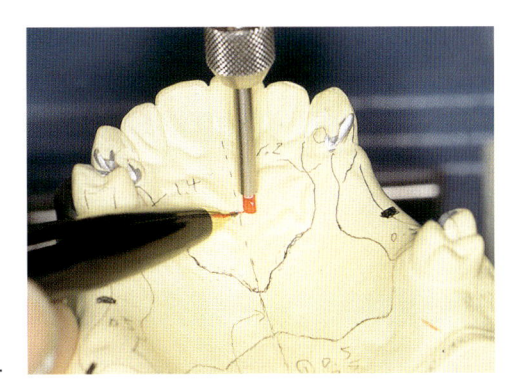

図 3-22　等高点のマーキング
通法に従って等高点をマーキングする．

図 3-23　鉤歯のサベイング
「TK サベイヤー」の可動アームに「カーボンロッド」を取り付け，鉤歯のサベイングを行う．「パラレルロッド」を取り付け，「Arti-Fol 咬合紙 BK-21・片面 Red 8μ」（Bausch，発売元：プローデント）を鉤歯に当ててサベイングを行ってもよい．

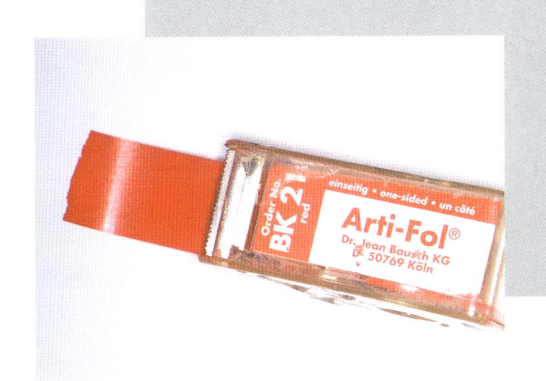

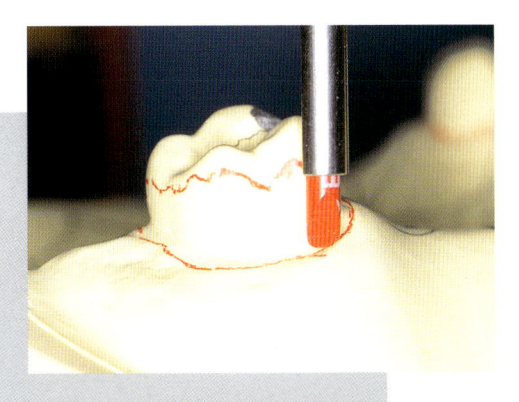

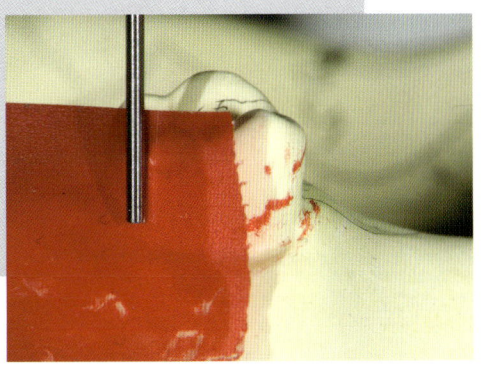

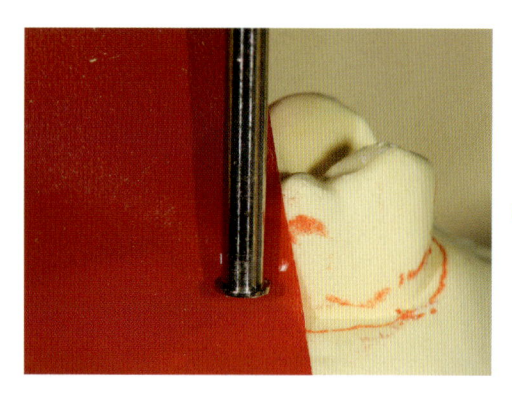

図 3-24　クラスプ先端位置のマーキング
　　　　クラスプアームの長さの予備測定後,アンダーカット量を求め,鉤歯に「Arti-Fol 咬合紙 BK-21・片面 Red 8μ」を当ててアンダーカット量の位置をマーキングする.本ケースではアンダーカット量は 0.3mm とする.

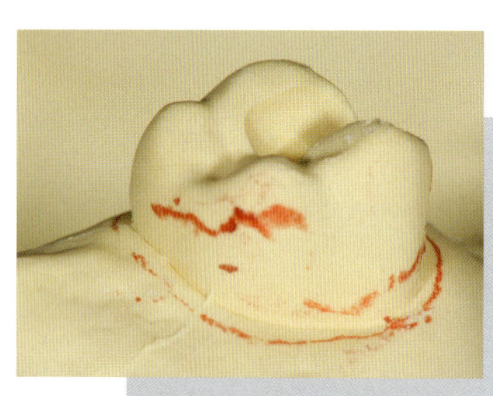

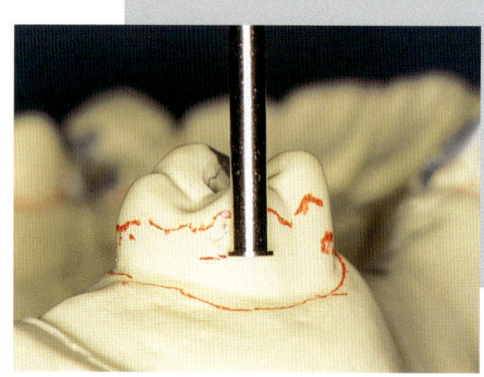

図 3-25　アンダーカットが赤色にマーキングされた鉤歯
　　　　0.3mm のアンダーカットゲージで正しいか確認している.

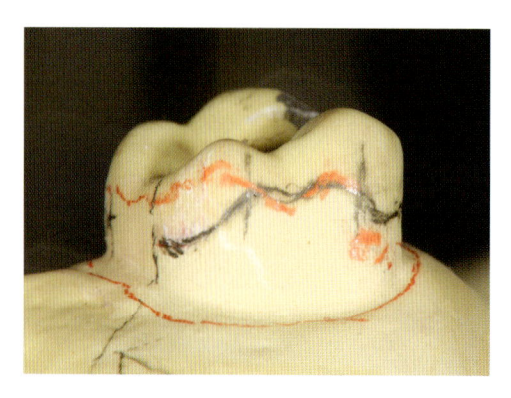

図 3-26　クラスプアームの描記
　　　　クラスプ先端位置の決定に基づいてクラスプアームをシャープペンシルで描記する.この際,クラスプアームの先端寄り約 1/3 をサベイライン下方のアンダーカット部に位置させる.

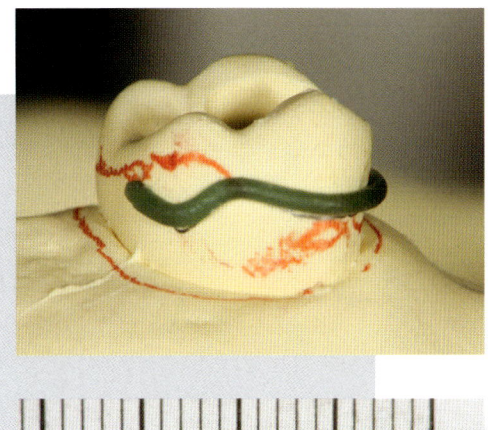

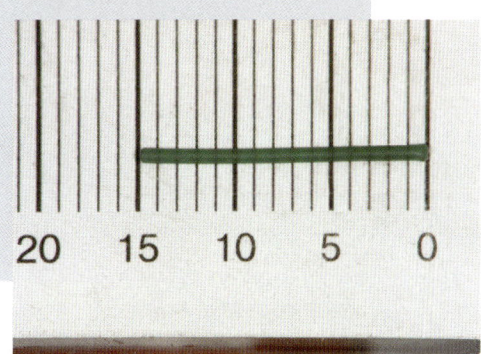

図 3-27 クラスプアームの長さの本測定
描記したクラスプアームの長さをラインワックスを用いて測定し，本測定値を得る．測定長は 15mm であった．

図 3-28 簡便 CCM 表の操作
クラスプアームの長さの本測定値に基づいて簡便 CCM 表を操作する．本ケースの場合，クラスプアームの長さは 15mm，アンダーカット量は 0.3mm であるから，「ラピッドフレックスパターン」の先端からのカット量は 2mm であることがわかる．ラバー研磨により実際の維持力は 450g になる．

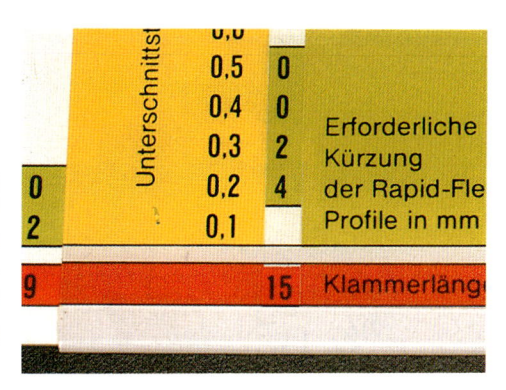

図 3-29 マスターモデルの処理
基本設計，補綴構造設計が終わったら，マスターモデルに「CD MULTI COAT」（松風）を塗布し，塗布後，60℃の乾燥炉内に約 10 分入れる．こうすることで，耐火模型製作時にマスターモデルの油脂分によりシリコーン複印象材が未重合になるのを防ぎ，また，シリコーン成分の影響によるマスターモデルの変色，脱色を防げる．

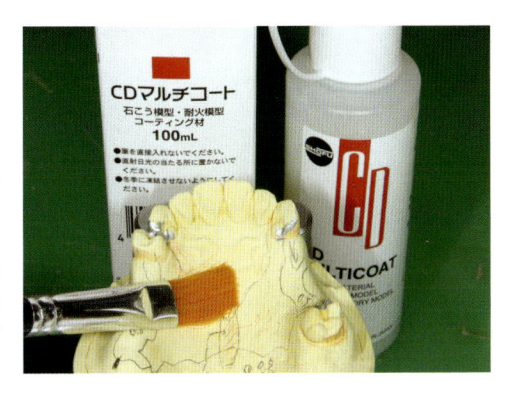

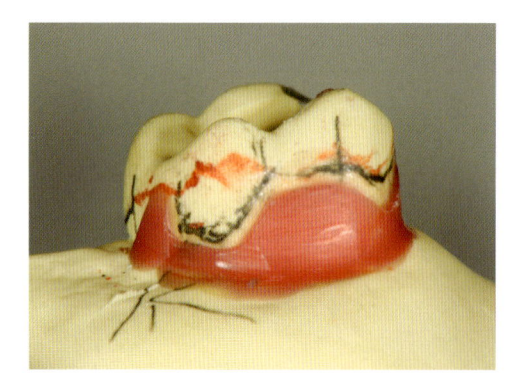

図 3-30　クラスプライン部の処理
マスターモデルに描記したクラスプラインの下方に「Plastodent art line Cervical wax soft」（DeguDent，発売元：デンツプライシロナ）を薄く盛りつけ，クラスプラインの下縁に沿って，鉤歯に対して直角にカットしステップをつくる．この状態で複印象し，耐火模型を製作すれば，クラスプラインが正しく転写され，省力化ということでもおおいに役立つ．このあと必要部位を同じく「Plastodent art line Cervical wax soft」などでブロックアウトもしくはリリーフする．

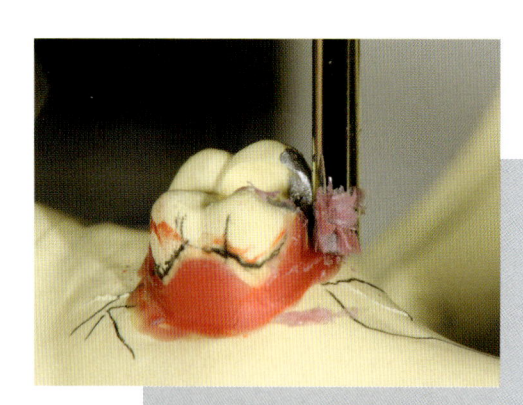

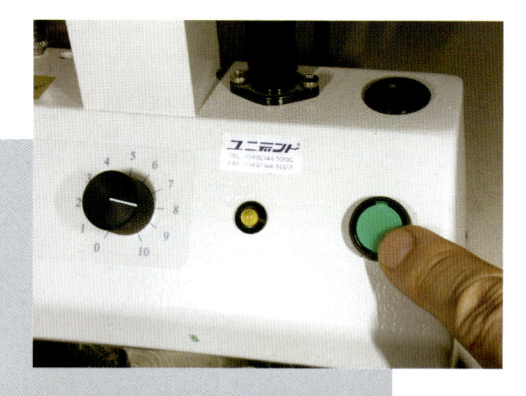

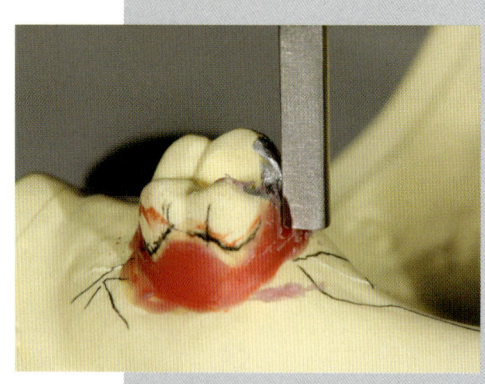

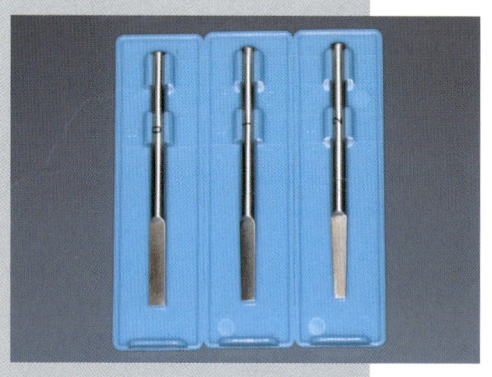

図 3-31　ワックストリミング
「ヒーターワックストリマー用ブロックアウトピン0°，2°」を用いて，ガイドプレーン部などのブロックアウト部のワックストリミングを行う．本ケースでは0°を用いている．ヒーターワックストリマーの温度は温度コントロールダイヤルを調節することで適宜選択できるが，本ケースでは「8.5」の位置にしている．
下段に示すように，「TK ラピッドワックスカッター0°，1°，2°」（齋藤デンタル工業，発売元：日新デンタル）を用いてもよい．筆者はこれを「外側用ワックスカッター」と称している．

第3日目 ● 維持力を数値化したキャストクラスプの製作法をマスターしよう

図 3-32　耐火模型の製作
　補綴構造設計やブロックアウト部のワックストリミングなど，必要な準備をすべて終了したら，マスターモデルを複印象して，耐火模型を製作する．筆者は精密耐火模型の製作を，シリコーン複印象による「らくらく製作法」で行っているが，これについては「第5日目」で詳しく説明する．

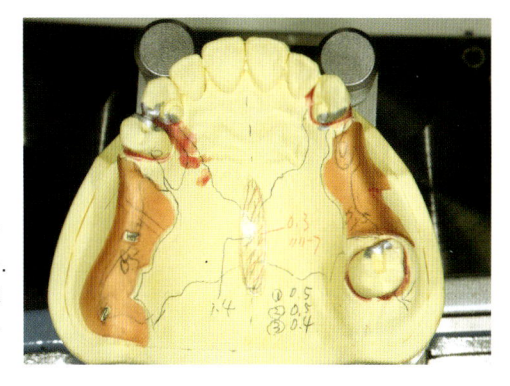

図 3-33　完成した耐火模型
　耐火模型材には微粒子型リン酸塩系埋没材である「Optivest」（DeguDent，発売元：デンツプライシロナ）を用いる．筆者は製造 Lot ごとに適合テストをし，合格したもののみを用いている．

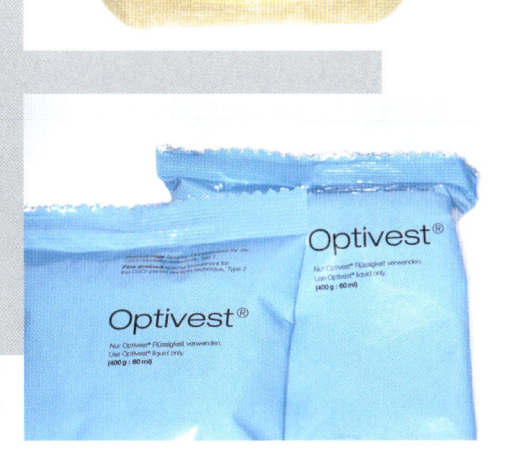

図 3-34　「ラピッドフレックスパターン」のカット
　「ラピッドフレックスパターン」を先端から2mmカットする（図 3-28 参照）．カットは，パッケージの箱に表示されたゲージ（1目盛り1mm）の上で注意深く行う．先端2mm をカットして除去した「ラピッドフレックスパターン」は先のほうから必要量だけをクラスプ用として用いる．

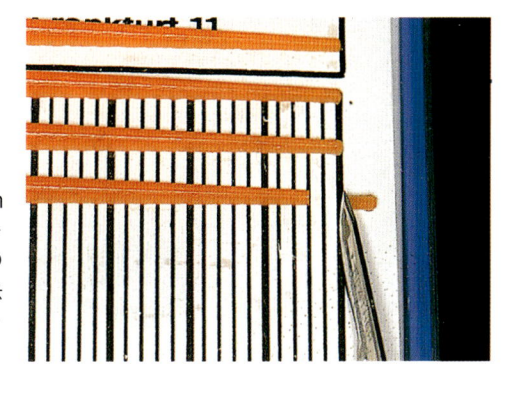

85

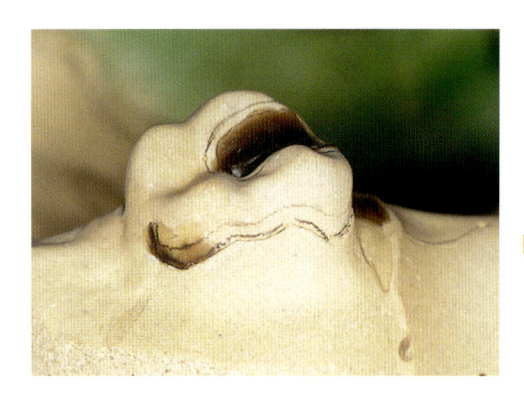

図 3-35　クラスプ先端部の処理
　クラスプ先端部に少量のワックスを盛る．こうすることでクラスプ先端部の接着ミスをあらかじめ防止でき，キャスト後にクラスプの維持力が 0g になるというエラーがなくなる．

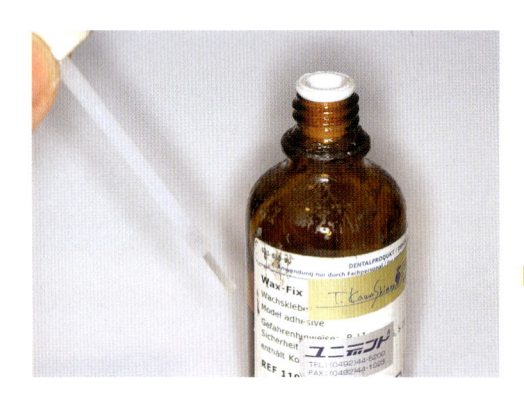

図 3-36　耐火模型への接着剤の塗布
　「ラピッドフレックスパターン」を耐火模型に容易に接着させるために「Wax-Fix」（Dentaurum，発売元：デンタリード）を塗布する．

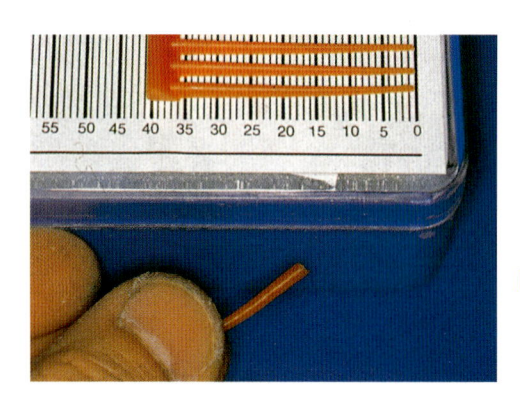

図 3-37　「ラピッドフレックスパターン」の軟化
　「ラピッドフレックスパターン」は指先の温度で軟化させる（季節にもよるが通常は指先の温度で十分である）．

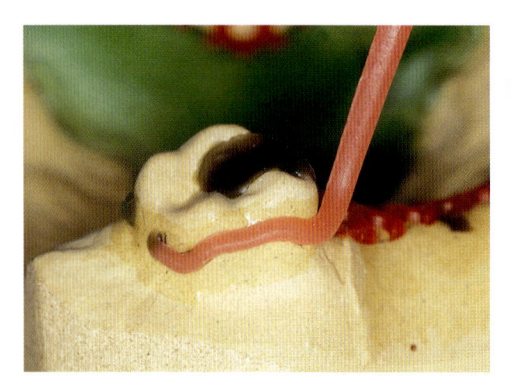

図 3-38　「ラピッドフレックスパターン」のワックスフィット
　軟化させた「ラピッドフレックスパターン」を，耐火模型上のクラスプラインを示すステップに沿って貼り付ける（ワックスフィット）．この際，パターン表面に圧力をかけないようにして付着させ，先端部は接着剤でとめ，鉤体部のみワックスを用いて連結する（ワックスジョイント）．パターン表面にあまり強い圧力がかかると，パターンの形態が損なわれ，所望の維持力が得られなくなる．

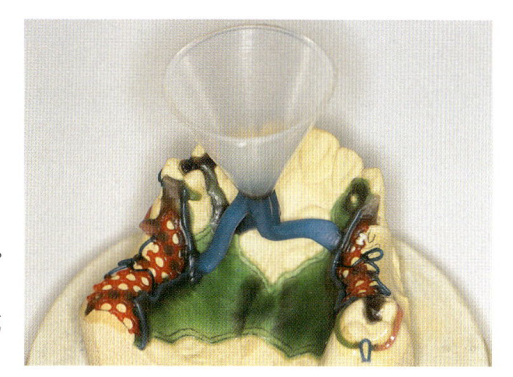

図 3-39 完成したワックスパターンと遠心鋳造のスプルーイング
スプルーイングとキャスティングについては「第7日目」で詳しく説明する．

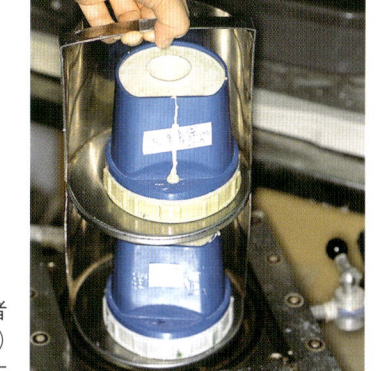

図 3-40 埋没
埋没は加圧埋没法で行うと鋳造精度の向上が期待できる．筆者は加圧埋没器として「TK プレッシャーポット」（山八歯材工業）を使用している．1回に 4～5 個まで埋没できる．加圧は最大でも 2 気圧（2kg/cm^3）以上にはしない．

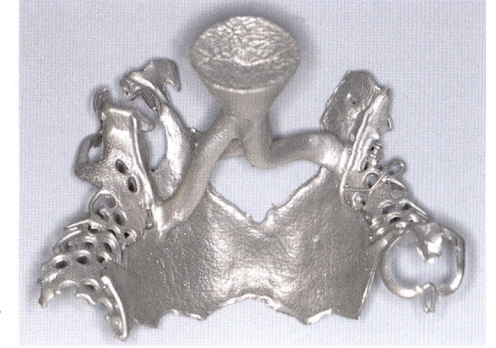

図 3-41 酸化膜と埋没材の除去が終了した鋳造体
サンドブラスティングは，アルミナサンド 50μもしくは 125μ をベースにして 50％ ほどガラスビーズ 50μ を加えたものを使用する．決して，250μ の粗いアルミナサンドを用いてはいけない．キャストパーシャルの適合を悪くするだけである．

I-bar クラスプの先端はどのように処理するか

ラピッドフレックスシステムに従ってクラスプ先端が入るアンダーカットの位置を決めても，I-bar クラスプの場合はその先端を以下のように処理することが必要である．

すなわち，I-bar クラスプの場合は図3-42 に示すように，先端を**アンダーカットの位置よりもサベイラインに向けて 2mm ほど延長する**とともに（延長部の幅は 1〜1.2mm ほど），アンダーカット部以下のブロックアウトに伴う先端部内面の段差を整え，延長部の形態を整えるという作業が必要である．

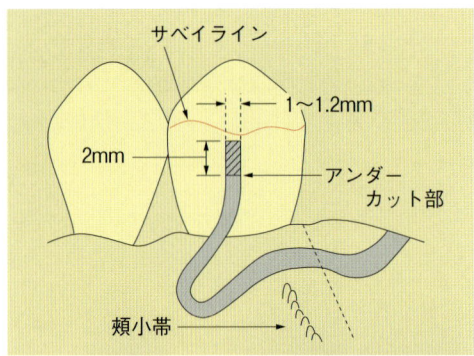

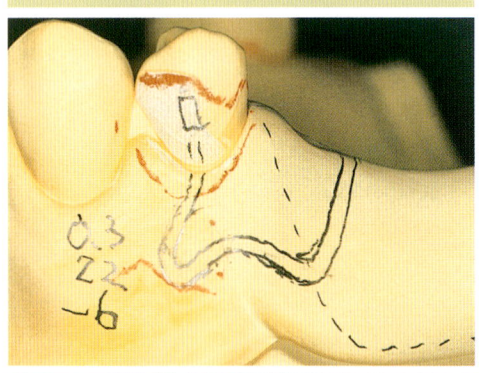

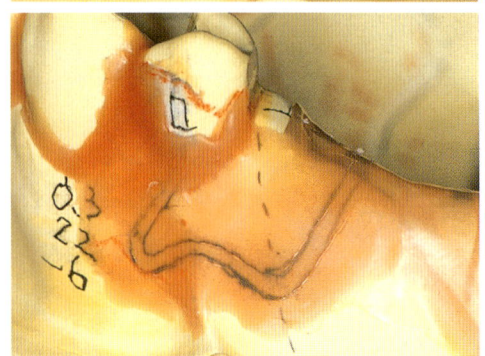

図 3-42　I-bar クラスプ先端の処理
I-bar クラスプの場合は先端をアンダーカットの位置よりもサベイラインに向けて 2mm ほど延長する．延長部の幅は 1〜1.2mm ほどとする．先端部はサベイラインまでとする．

図 3-43　マスターモデル上に描かれた I-bar の補綴構造設計線

図 3-44　アンダーカット部（横線）以下のブロックアウト
アンダーカット量（0.3mm）にステップを設けることが目的であるから，ここのところをイージーに行ってはならない．この際，I-bar クラスプ先端部が耐火模型に正しく転写できるようアーム走行部の縦線（左右いずれかでよい）に沿っても「Plastodent art line Cervical wax soft」（DeguDent，発売元：デンツプライシロナ）をごく薄く盛り上げ，耐火模型にステップができるようにしておく．

第3日目 ● 維持力を数値化したキャストクラスプの製作法をマスターしよう

図 3-45 「ラピッドフレックスパターン」のワックスフィット
「ラピッドフレックスパターン」を耐火模型にフィットさせる．アンダーカット部（横線）の下にステップを設けたので完全にはフィットできていない．したがって，電気インスツルメントなどを用いて延長部の左右からワックスを流し込み，その隙間を埋める．もしくは，エーカースクラスプと同様に（図 3-35 参照）I-bar クラスプ先端部にごくわずかなワックスを流してから「ラピッドフレックスパターン」を接着させる方法もよい．

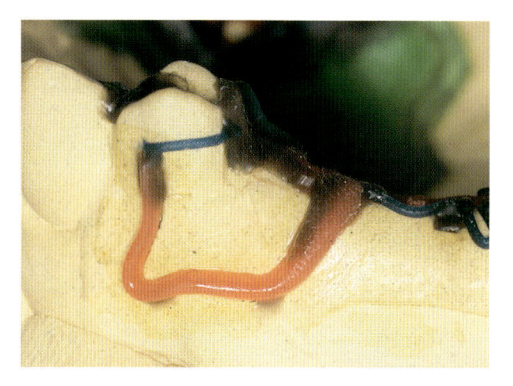

図 3-46 キャスト後の状態
I-bar クラスプ先端部の左右からワックスを流し込んだので先端部に多少幅がある．I-bar クラスプ先端の細線は割り出し時の変形防止のための連結線で，研磨時に除去する．

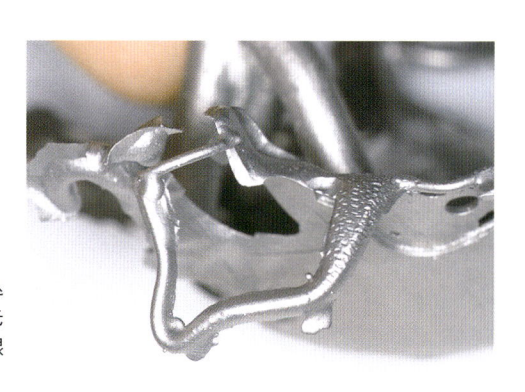

図 3-47 I-bar クラスプ先端の形態修正
I-bar クラスプ先端の両サイドをカーボランダムポイントを用いて移行形態に，細くならないように整える．また，I-bar クラスプ先端は図に示すように削除する．

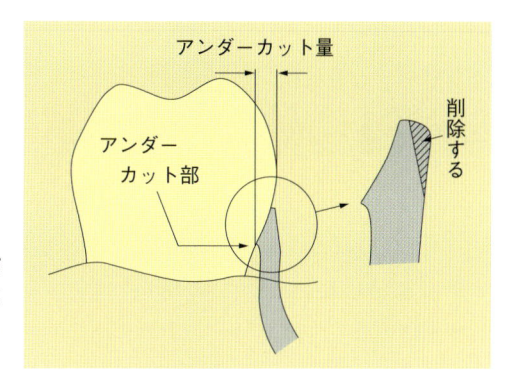

図 3-48 完成した I-bar クラスプ
I-bar クラスプを着脱するとクラスプ先端部の石膏面が削れてしまうので，防止用のプロテクターをクラスプ内面にはさんでいる．
筆者は「Arti-Fol 咬合紙 BK-21・片面 Red 8μ」（Bausch，発売元：プローデント）をレジン液で脱色して用いている．

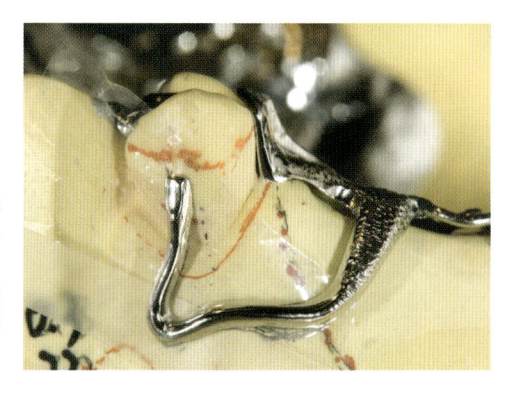

3日目

クラスプの研磨はどのように行うか

● なぜ一般的にわざわざ時間のかかる無駄な方法をとっているのか

　一般的なキャストパーシャルの製作法では，あとから自由に削れるよう，とにかく厚め，大きめにワックス形成し，カーボランダムポイントで削りながら形をつくっていくという，きわめて感覚的な，合理性に欠けた方法が行われている．これは，メジャーコネクター部ばかりでなく，クラスプ部分についても同じである．

　しかし，削りながら形をつくっていき，模型に合わせながらクラスプのきつさ加減を調整するという方法がいかに無駄が多く，維持力を何gにするかという話からいかにほど遠いかは，もう君はわかったはずだ．

　メジャーコネクター部についても，既製パターンや数値化された各種ワックスが市販されているのに，これを使わずに盛り上げ法で形成しているのは，寸法に対する科学的関心がないということに尽きる．

　これは，補綴構造設計をどうするかということに関心がないからにほかならない．どういう厚みのワックスを用いたらよいかの判断能力がないために，厚め，大きめにワックス形成してカーボランダムポイントで削りつつ，たわみ具合をみながら調整するほうが安心なのであろう．だから，わざわざ時間のかかる無駄な方法をとっているのだ．カーボランダムポイントの多用は，後の研磨作業をわざわざ増やしているといってもよいにもかかわらずである．

● クラスプはラバー研磨のみとする

　筆者の方法は，ワックスの盛り上げ作業は極力少なくするというのが基本である．

　鋳造体本体については，ごく部分的な粗研磨のあとはラバー研磨やシリコーン研磨による中研磨，そして仕上げ研磨へと作業を進めるが，クラスプ部分については，ワックスジョイントの際にはみ出した部分を除いて**「決して粗研磨しない」**というのが原則である（ただし，割り出し時の変形防止のためにクラスプ先端間を細線で連結した場合，そのカット部を丸くする場合はやむを得ない）．

　簡便CCM表を使用することによる維持力700gを減少させる目的での体積減少を意図したとしても，カーボランダムポイントなどによる粗研磨は絶対に行ってはならない．**「クラスプはラバー研磨のみで仕上げを研磨する」**ということを頭にたたき込んでほしい．

　ラバー研磨を行う場合の注意点として，表面をほんの一層かけるだけで，必要最小限の研磨に留めるということである．ラバー研磨材には「Techno Polisher 7W/パープル」（デンタルエイド）を用いるとよい．先に示した「ラピッドフレックスパターン」のラバー研磨後の寸法変化表（P.75）はこのラバー研磨材を用いたものであり，ほかの研磨材を用いる場合は新たに測定する必要がある．

● クラスプの内面は研磨するのか研磨しないのか

　君がここまで学んできたのは，維持力を数値化したクラスプをいかに製作するかであり，それが「第3日目」のレッスンのテーマでもある．

　しかし，いかに維持力を計画し，そのためのパターンをつくり，計画した維持力が得られる研磨法で行ったとしても，キャストしたクラスプ自体が不適合であったり，あるいはクラスプ内面を研磨しすぎて不適合にしてしまったのでは，これまでの作業は意味のないものになってしまう．

　したがって，キャスト後のクラスプ内面は，シリコーンポイント「CLASP POLISHERS/BLACK」（Dedeco，発売元：茂久田商会）などで**「軽ーく」触る程度**に留め，あとはエッジのところに少し触れて丸めておく程度である．この際のクラスプ内面の仕上げ研磨や傷取りは「ハッピーポリッシングブラシ HP/黒」（多賀屋製作所，発売元：モリタ）や「Polirapid フェルトポイント トガリ先型」（茂久田商会）に「Tiger Multi」「Tiger Multi Mini」（山八歯材工業，図3-49）をつけて行っている．

　ただし，鋳肌あれを生じるような低レベルの鋳造では話にならない．クラスプ内面の研磨をほとんどしなくて済むキャスティング法などについては「第7日目」で述べる．

　なお，クラスプを含むすべての鋳造体内面（マスターモデルとの接触面）については，ラバー研磨に先立ってマイクロスコープを用いて気泡などを確実にチェックし，ダイヤモンドポイントで除去する．本書では耐火模型はシリコーン精密印象から製作しているため，マスターモデルに存在していた気泡はそのままあらわれる．したがって，この作業は非常に大切である．

　図3-50〜60にクラスプの研磨工程を示す．

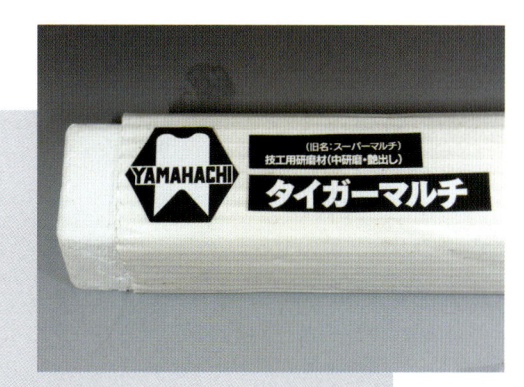

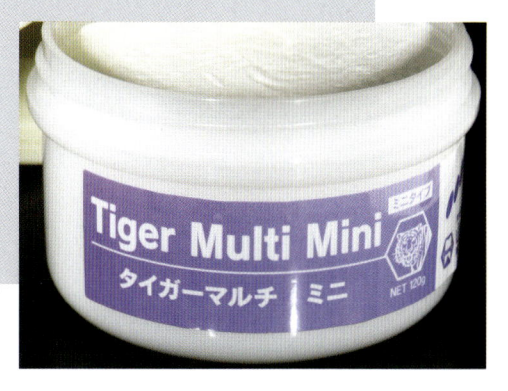

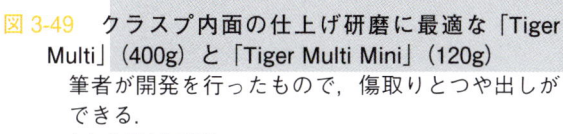

図3-49　クラスプ内面の仕上げ研磨に最適な「Tiger Multi」（400g）と「Tiger Multi Mini」（120g）
　　　　筆者が開発を行ったもので，傷取りとつや出しができる．
　　　　（山八歯材工業）

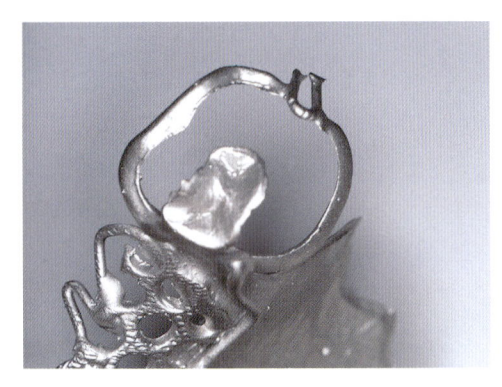

図 3-50 研磨前のエーカースクラスプ
　先端間は割り出し時の変形防止のために直径0.7mmの円線で連結している.

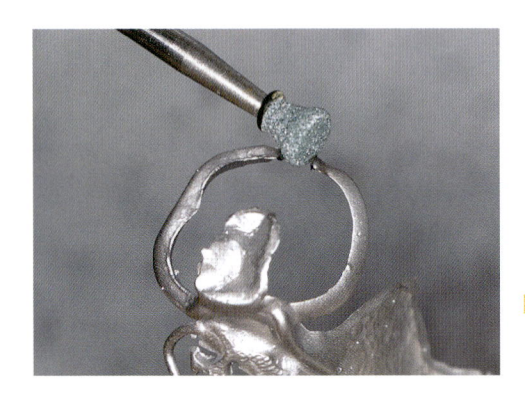

図 3-51 カーボランダムポイントによるクラスプの粗研磨
　先端間の連結部跡などごく一部についてのみ行う.

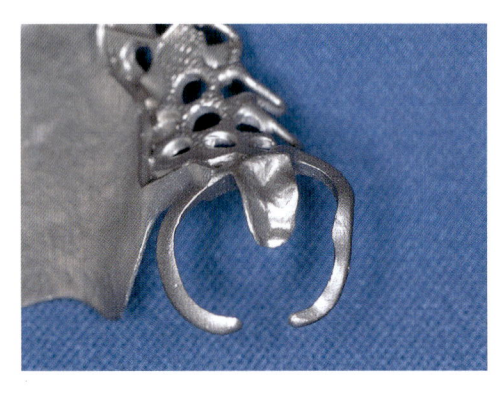

図 3-52 粗研磨を終了したエーカースクラスプ
　カーボランダムポイントでごく部分的に行っただけで，内面については気泡以外は全く触れない.

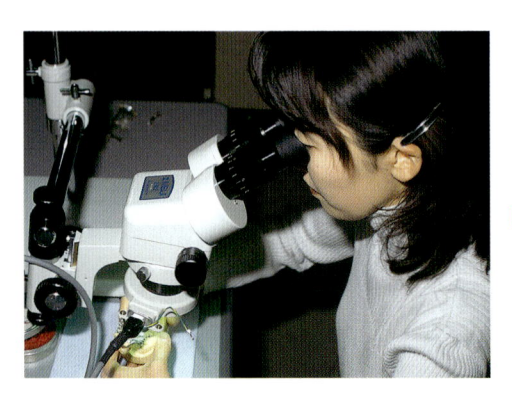

図 3-53 気泡の除去
　クラスプを含むすべての鋳造体内面については，マイクロスコープを用いて気泡などをチェックし，ダイヤモンドポイント「HORICO 06636」（茂久田商会）で確実に除去する．次いで，チェックした箇所についてのみサンドブラスティングを行う．

92

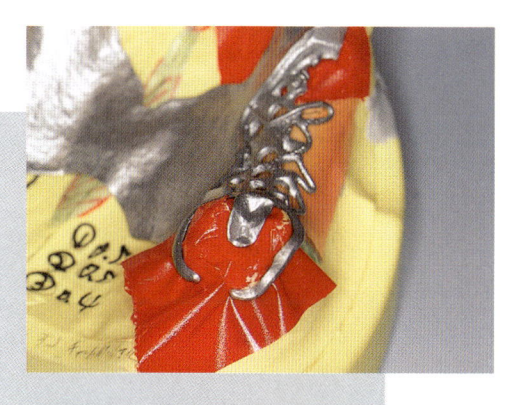

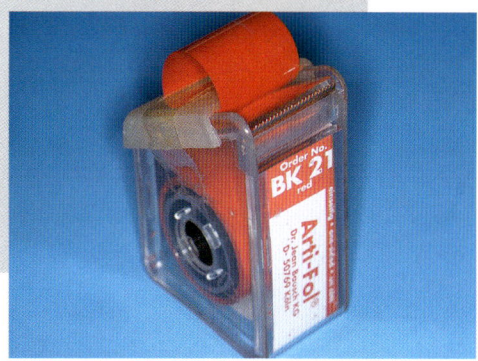

図3-54 マスターモデル上での適合の確認
　マスターモデルの保護とクラスプ内面の「当たり」をみるために「Arti-Fol咬合紙BK-21・片面Red 8μ」（Bausch，発売元：プローデント）を用いる．

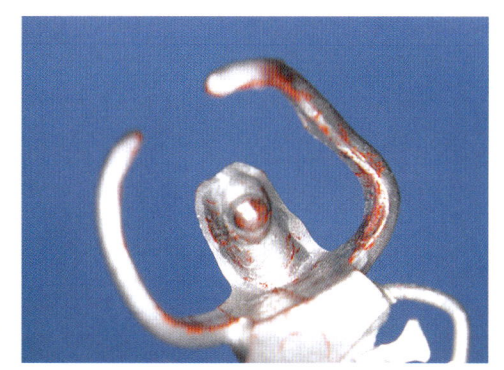

図3-55 鋳造体内面のチェック
　「当たり」の箇所が赤くマーキングされている．クラスプ先端以外の「当たり」は，「STICK POINT/ワイン」（キクタニ）を用いて削除する．

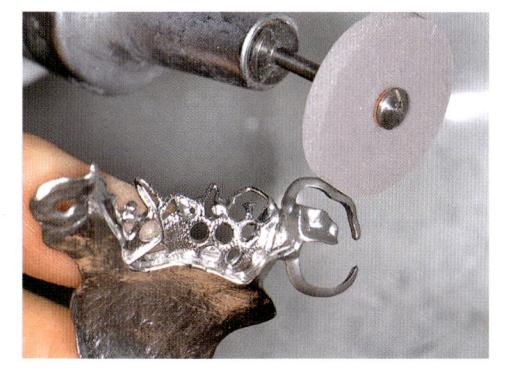

図3-56 クラスプ表面のラバー研磨
　これによってクラスプは計画したとおりに体積が減少される．ラバー研磨材はクラスプ専用の「Techno Polisher 7W/パープル」（デンタルエイド）を用いる．

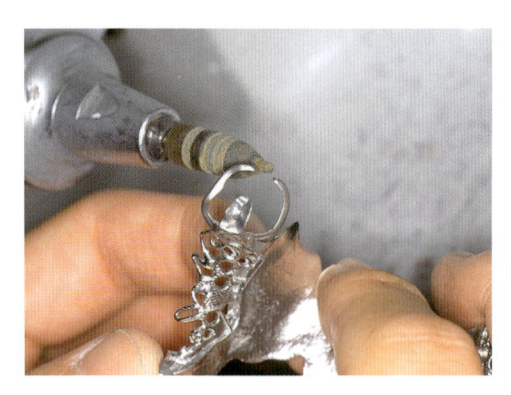

図 3-57 クラスプ内面のシリコーン研磨
シリコーンポイントで「軽ーく」一層かける．
「CLASP POLISHERS/BLACK」(Dedeco，発売元：茂久田商会）は価格がリーズナブルでよい．

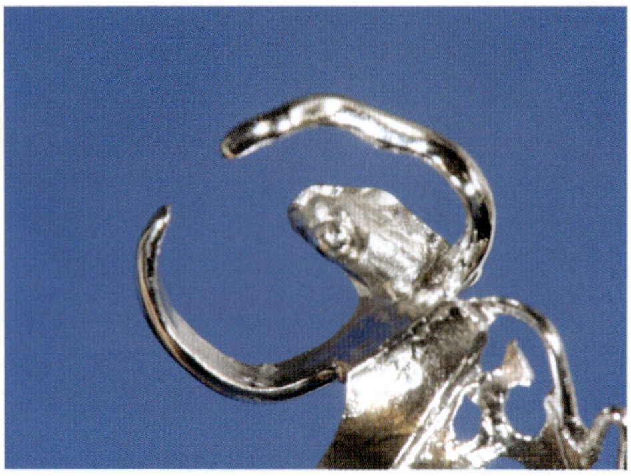

図 3-58 シリコーン研磨後，仕上げ研磨したクラスプ内面

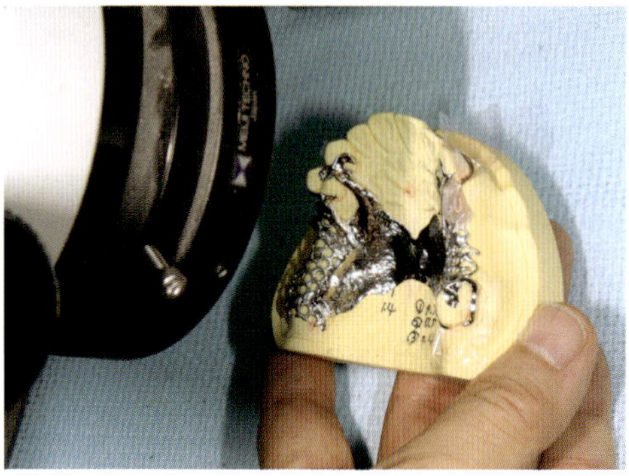

図 3-59 適合の確認
マスターモデル上に鋳造体を戻し，マイクロスコープで適合の最終確認を行う．

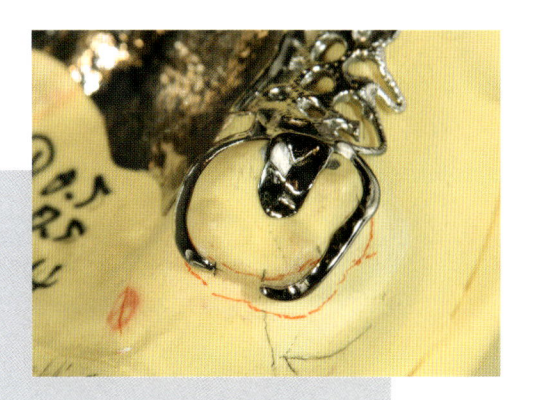

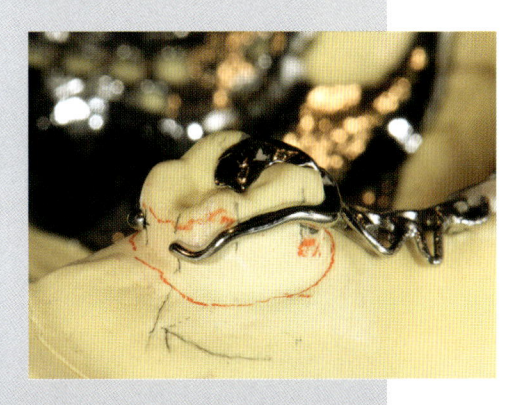

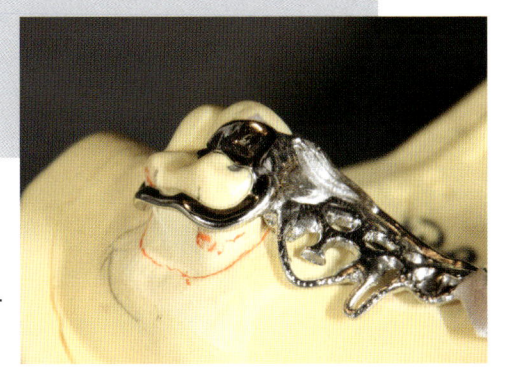

図 3-60　完成したクラスプの適合状態
「Tiger Multi」（山八歯材工業）による内面の仕上げ研磨などを行って完成したクラスプの適合状態．維持力は当然 300〜450g の範囲にあり，本来の CCM 表をみるとほぼ 450g であることがわかる．

電解研磨は行ったほうがよい

●電解研磨は必要

　キャスティング法と，これに伴う研磨作業については「第7日目」で詳しく説明するが，筆者が行っているシリコーン複印象による耐火模型の「らくらく製作法」を行えば，メタルの酸化が少ないため，粘膜面を含めてすべてガラスビーズ（50μ）とアルミナサンド（50～125μ）半々の混合物によるサンドブラスティングを行うだけでよく，きわめて能率的である．これは，従来の寒天複印象の水分とリン酸塩系埋没材との反応による耐火模型表面のあれがなくなることなどによる．

　とにかく，研磨作業は少なければ少ないほどよいことは，君も同感だと思う．しかし，手研磨だけでなく電解研磨も必要である．電解研磨液はデンツプライシロナ社製が一番よく光り，しかもリーズナブルである．電解研磨液の温度はあらかじめ40～43℃とする．

●電解研磨の使用上の注意点は何か

クラスプ，レスト，フックは絶対に電解研磨してはならない．

　ちなみに，「ラピッドフレックスパターン」の鋳造後，電解研磨（80V2A，1分間，3回）を行い，その寸法変化を測定してみたところ，クラスプ先端部分では約100μmもの寸法減少が生じていた．これはラバー研磨による寸法減少（約60μm）よりも大きな値であり，このダメージは絶対に避けなければならない．

　したがって，電解研磨を行う場合は図3-61～63に示すように作業を進めてほしい．

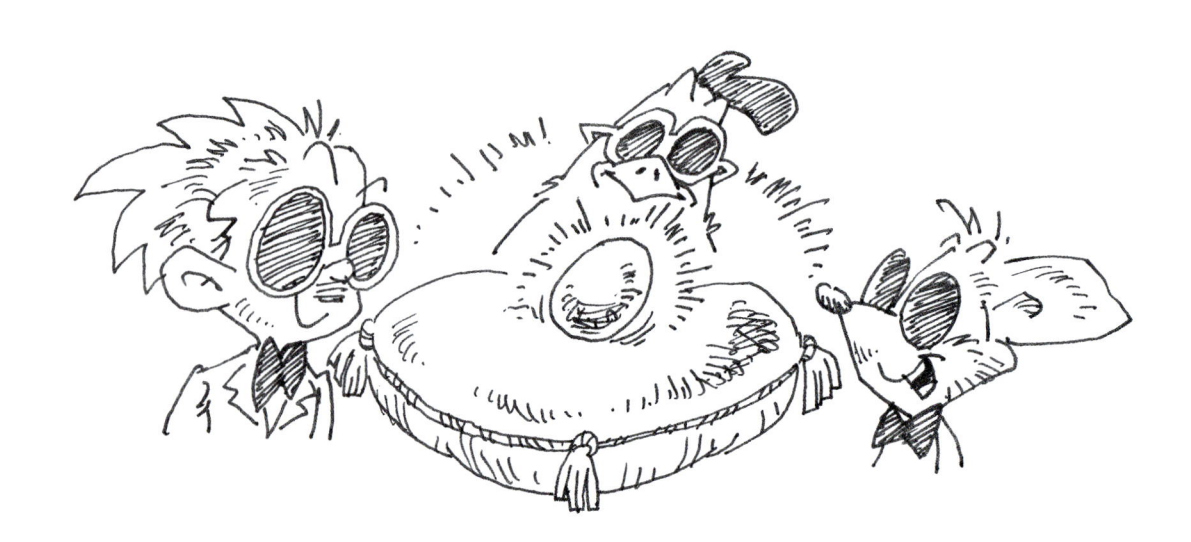

第3日目 ● 維持力を数値化したキャストクラスプの製作法をマスターしよう

図3-61　マニキュアの塗布
　電解研磨を行う場合は，クラスプやレストにマニキュアを塗布して絶縁状態にする．マニキュアの代わりにアンダーカットワックスやスティッキーワックスを用いてもよい．

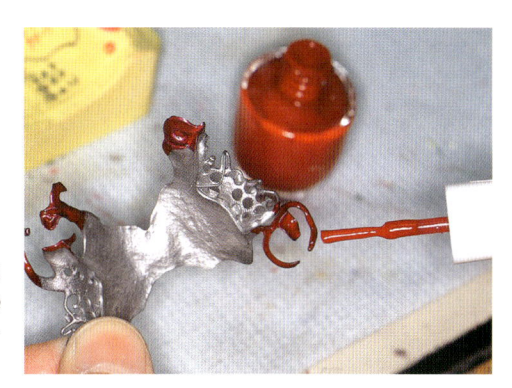

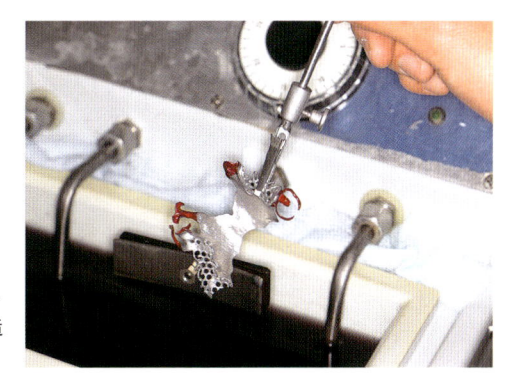

図3-62　電解研磨
　クラスプやレストをマニキュアやアンダーカットワックスなどで完全にコーティングしたら，鋳造体を電解研磨液中に入れる．

図3-63　超音波洗浄
　電解研磨後，塗装用溶剤「ラッカーうすめ液」(Kanpe Hapio) で超音波処理すると，マニキュアは簡単に除去できる．マニキュアを除去した後に「Duostar plus」「ペンシルブラスター」(BEGO, 発売元：アイキャスト) により50μのガラスビーズで凹んだ部分のくもった感じを除去する．

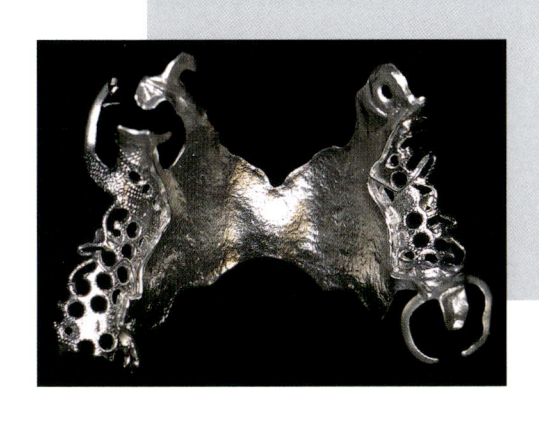

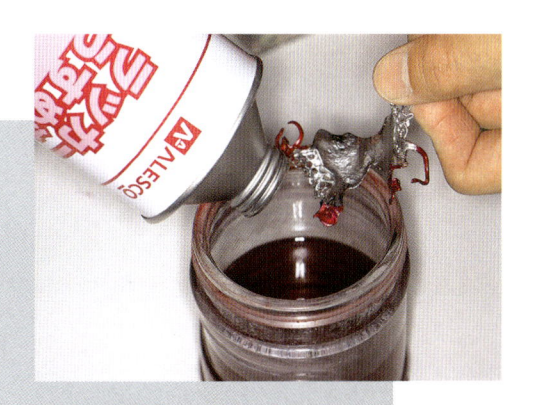

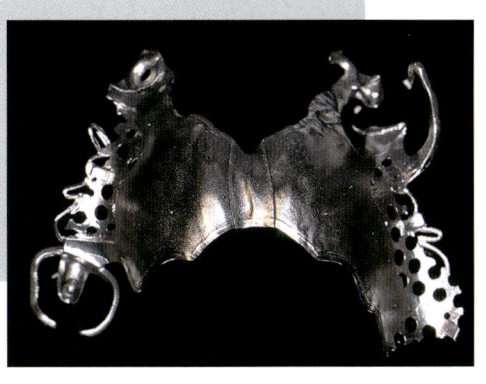

97

3日目

連続クラスプの維持力は
どのように設定するか

●少しも難しくない連続クラスプの補綴構造設計と維持力の設定

　連続クラスプの補綴構造設計も，その維持力の設定も，すべてこれまでレッスンしてきたことの応用であり，少しも難しくない．

　図 3-64 は，環状の連続クラスプを図示したものである．こうした連続クラスプは，欠損側の鉤歯①の骨植が不良であったり，アンダーカットがとれない場合などに，鉤歯①の隣接歯②のアンダーカットを利用するものである．ラピッドフレックスシステムの考え方からは，この場合も「クラスプアームの先端寄り 1/3 をアンダーカットに入れる」という原則に従うことになる．ここで注意することとして，鉤歯②だけのクラスプアームの先端 1/3 をサベイラインの下に入れるのではなく，鉤歯①のクラスプアームの長さと鉤歯②のクラスプアームの長さを加えた全体の長さの先端 1/3 を鉤歯②のアンダーカットに入れるということである．仮に，全体のクラスプアームの長さ a を 26mm，鉤歯②に入ったクラスプ先端のアンダーカット量が 0.3mm であったとすると，CCM 表から，「ラピッドフレックスパターン」のカット量を 5mm とすれば，キャスト後の維持力は 465g，ラバー研磨後では 345g となる．

　図 3-65 は環状の連続クラスプの臨床例である．

　図 3-66 は連続 I-bar クラスプを図示したものである．これも欠損側の鉤歯①の骨植が不良であったり，アンダーカットがとれない場合，あるいはより側方圧に抵抗する場合などに適応する．この場合，補助 I-bar は鉤歯①のアンダーカットに入れてはいけない．もし，補助 I-bar をアンダーカットに入れてしまうと，ラピッドフレックスシステムではその維持力を知ることができないからである．維持力を数値化できない設計はビギナーは採用しないほうがよいということである．この場合のクラスプアームの長さ b を 28mm，鉤歯②に入ったクラスプ先端のアンダーカット量が 0.3mm であったとすると，CCM 表から，「ラピッドフレックスパターン」のカット量を 5mm とすれば，キャスト後の維持力は 405g，ラバー研磨後では 315g となる．

　図 3-67 は連続 I-bar クラスプの臨床例である．

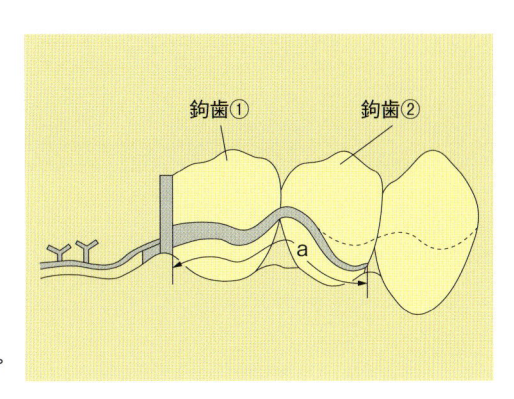

第3日目 ● 維持力を数値化したキャストクラスプの製作法をマスターしよう

図 3-64　環状の連続クラスプ

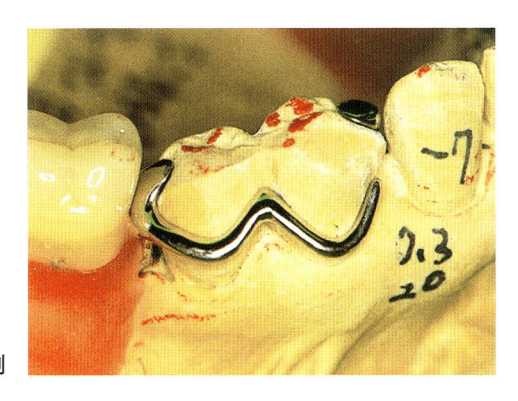

図 3-65　環状の連続クラスプの臨床例

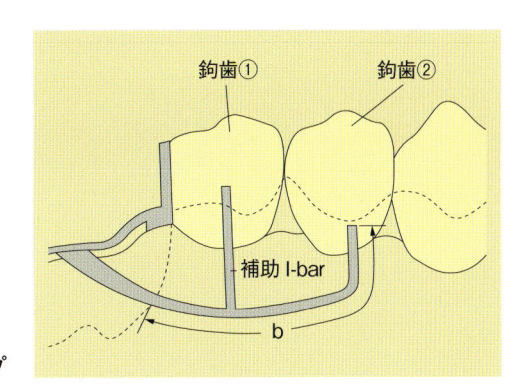

図 3-66　連続 I-bar クラスプ

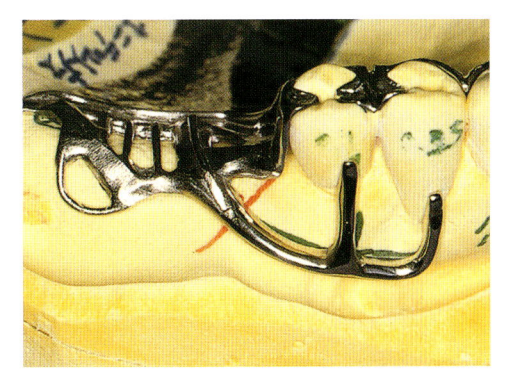

図 3-67　連続 I-bar クラスプの臨床例

99

リングクラスプには
補助アームを応用しよう

●リングクラスプの場合でアンダーカット量があまりとれないときはどうしたらよいか

　これもいままで述べてきたことの応用である．

　図 3-68 はアンダーカット量があまりとれないときに補助アームを併用したリングクラスプの設計であり，図 3-69 はその臨床例である．

　仮に，図 3-68 の設計から補助アームを除去したとしよう．そして，クラスプアームの長さ（a＋b）が 23mm，クラスプ先端のアンダーカット量が最大でも 0.2mm しかとれないとすると，「ラピッドフレックスパターン」のカット量を 5mm にしても，CCM 表をみれば，キャスト後でも 370g の維持力しか得られず，ラバー研磨後ではわずか 270g 近くしか得られない．

　しかし，図 3-68 の設計のように補助アームを設定すれば，b の部分は可動アームでなくなり，アンダーカット量があまりとれなくても十分な維持力が得られる．すなわち，仮に a を 18mm とすると，アンダーカット量は 0.2mm であるから，CCM 表から，「ラピッドフレックスパターン」のカット量を 5mm にすれば，キャスト後の維持力は 590g，ラバー研磨後でも 420g 近くになる．

　もし君が，リングクラスプの補綴構造設計の際に補助アームを設定することだけを覚えても，維持力の数値化に対する考えがないとどこに設定してよいか判断できないし，十分なアンダーカット量が得られるにもかかわらず，やみくもに設定すれば，きつすぎてせっせと削るという「愚かな作業」をすることになってしまう．

　なお，補助アームは「ラピッドフレックスパターン」をそのまま用いてつくる．

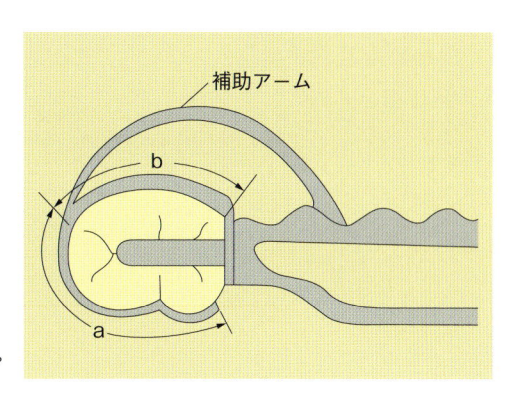

図 3-68　補助アームを設定したリングクラスプ

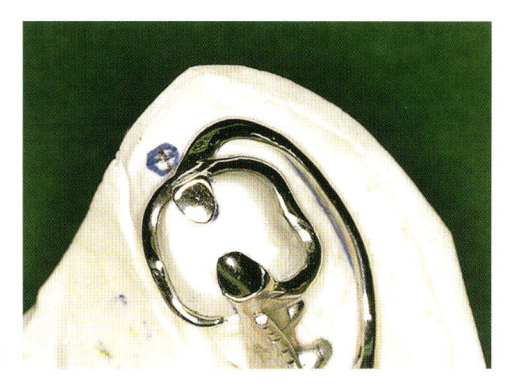

図 3-69　補助アームを設定したリングクラスプの臨床例

> **チェックポイント**

> **「第 3 日目」のチェックポイント**
> 1. クラスプアームの長さの予備測定値と本測定値はどう違うか．
> 2. 簡便 CCM 表と本来の CCM 表はどういう関係にあるか．
> 3. 「ラピッドフレックスパターン」のキャスト後，ラバー研磨すると，寸法はどのように変化するか．
> 4. 「ラピッドフレックスパターン」のキャスト後，ラバー研磨すると，維持力はどのように変化するか．
> 5. キャスト後のクラスプはどのように研磨したらよいか．

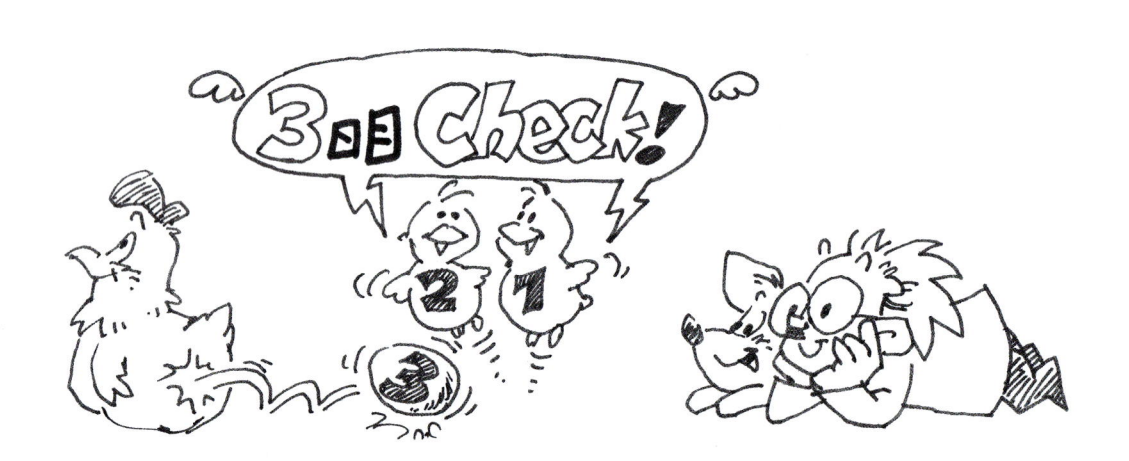

第4日目

各種コネクターの補綴構造設計をマスターしよう

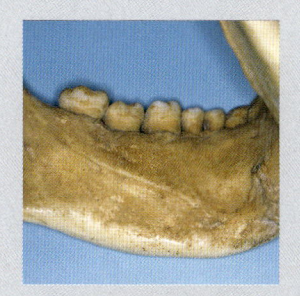

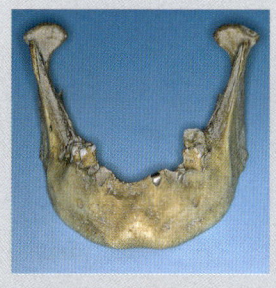

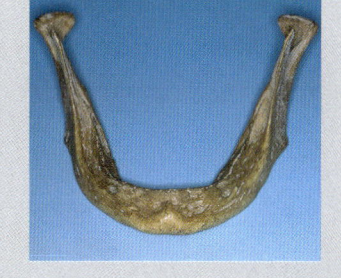

失われた組織，機能を「生命維持装置」で回復させよう

4日目

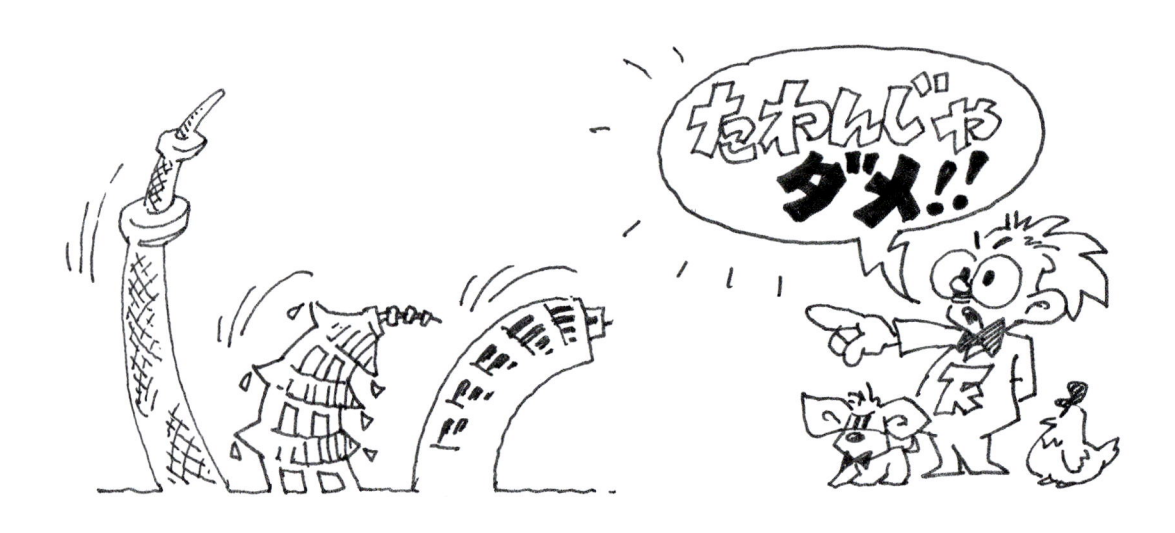

たわまないリンガルバーの標準寸法はどれくらいか

● **メジャーコネクターはたわまないようにつくる！**

　数十年以上前は，メタルの弾性を利用してフレキシブルにつくったり，リンガルバーなどでは，わざわざスリットを入れてたわみやすくつくったこともあった．これは機能時に鉤歯に負担をかけないように，つまり顎堤にその力を伝達しようとした試みであったが，Co-Cr合金を用いる場合は，メタルの性質上，メジャーコネクターをフレキシブルにつくることは現状ほとんど行っていない．

　Co-Cr合金のキャストパーシャルでは，リンガルバー，パラタルプレート，パラタルバーなどのメジャーコネクターは「**機能時の荷重に対して変形しないようにつくる**」つまり「**たわまないようにつくる**」というのが原則である．たわむようなメジャーコネクターは，メタルの性質上永久変形につながるからである．

　もちろん，だからといって分厚くつくればよいということではない．Co-Cr合金やチタン系合金によるキャストパーシャルの最大のメリットは，「軽くて薄くて強度がある」ために，「口腔内において違和感が少ないこと」だからである．

　ただし，Au-Pt合金を用いたキャストバーシャルの場合は，Co-Cr合金と違って「超」弾力性に富むので，ケースによってはこの特性を利用する．すなわち，あえてたわむように意図して補綴構造設計をすることがある．

第4日目 ● 各種コネクターの補綴構造設計をマスターしよう

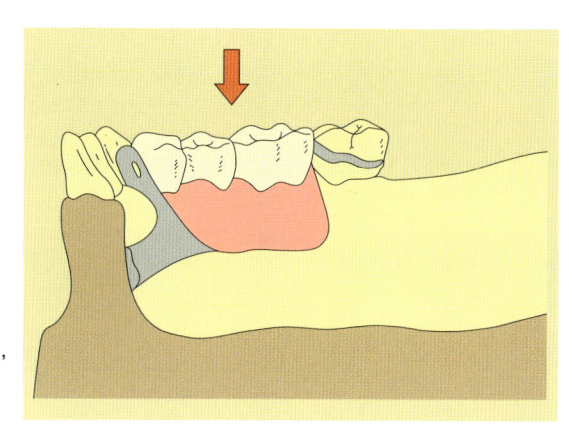

図4-1 リンガルバーの形態
　リンガルバーに対して複雑な力が加わると，リンガルバーはその幅が厚みとして働いて抵抗する．

● リンガルバーは形態的にたわみにくいけれども

　キャストパーシャルのワックス形成をする場合，どの程度の厚みや形態であればたわまないのかがわかっているならば，最初からそのようにワックス形成すればよく，そうすれば盛りすぎたところをあとから削るという無駄な作業をしなくても済むはずである．

　下顎のキャストパーシャルに咬合圧が加わると，欠損部顎堤の方向とリンガルバーの走行方向との角度が違っているため，リンガルバーに対してはねじれるような複雑な力が働く．リンガルバーがこれに抵抗するためには，図4-1に示すように幅が厚みとして働く必要があり，幅と厚みの数値が適切でないとリンガルバーはたわんでしまうことになる．したがって筆者は，ほとんどのケースの場合，あとで述べる「標準寸法」に数値化してリンガルバーをつくり，強度的に不安のないものにしている．

　もし，リンガルバーを標準寸法以下につくった場合，手に持って彎曲方向に曲げてみると意外なほど簡単に曲がるが，それでも，複雑な力が働く口腔内において比較的トラブルが少ないことがある．これは，金属板は，平面にして圧力をかけると容易にたわむが，縦にした場合にはよほどの圧力をかけてもたわみにくいことによる．また，マイナーコネクターがリンガルバーの各所から立ち上がっている場合は，当然これらの突起類によってもリンガルバーのたわみは大きく抑制される．

　しかし，患者さんの不注意な取り扱いなどによるトラブルを未然に防止するためにも，強度的に不安のない標準寸法の数値を知ってリンガルバーをつくる必要がある．

● たわまないリンガルバーの標準寸法の数値は？

　どの程度の厚みや形態であればたわまないのかがわかっているのならば，最初からそのようにワックス形成するというのが筆者の原則的な考え方である．

　それでは，「Biosil F」（DeguDent，発売元：デンツプライシロナ）などのCo-Cr合金を用いた場合，実際にはどれくらいが標準寸法になるのであろうか．

　筆者がこれまで行ってきた補綴構造設計の蓄積・分析からは以下のようになる．

■ 欠損が両側にあり，リンガルバー下縁のフィニッシュライン間距離が 50mm 以内（図 4-2）

幅……中央部で 3.8～4.8mm くらい　　厚み……1.8mm くらい

最大厚みが 1.8mm あればたわむおそれはない．ワックス形成は以下のように行う．
① 「Smooth casting wax 0.4mm」（BEGO，発売元：アイキャスト）を圧接する．
② その上に「SHEET WAX ＃ 22」（ジーシー，厚さ 0.71mm）を圧接する．
③ さらに「SHEET WAX ＃ 22」（ジーシー，厚さ 0.71mm）を圧接し，段差の箇所を移行的にして，断面形態が半洋梨型になるようにする（図 4-3）．

ここで，頭のよい君たちならば，キャスト後の電解研磨や仕上げ研磨による目減り分を 100 μ（0.1mm）ほど見込まなければならないと思うであろう．その減少分をワックスの段階で補塡しなければならないと思うはずだ．しかし，実際の技工作業では，ワックス 3 枚分の厚みの合計 1.8mm がキャスト後には 1.9～2.0mm となる．よって，研磨減少分をあらかじめワックスの段階で加える必要はない．

0.4mm ＋ 0.7mm ＋ 0.7mm ＝ 1.8mm

幅については，中央部の最も狭いところでも研磨後に 3.8～4.8mm くらいになるようにカットするが，清掃性を考慮し，リンガルバー上縁が歯頸部から 3mm 以上離れるように設計する．

なお，リンガルバー下縁のフィニッシュライン間距離が 50mm を超えた場合は，10mm につき最大厚みを 0.1mm 増すと考えればよい．

■ 欠損が片側のみで，リンガルバー下縁のフィニッシュラインと マイナーコネクターなどが出るところの間の距離が 50mm 以内（図 4-4）

この場合は，欠損が両側にある場合よりも欠損歯数が少なく，クラスプの数も少ないため，標準寸法の目安は次のとおりとなる．

幅……中央部で 3.8～4.8mm くらい　　厚み……1.6mm くらい

この寸法にワックス形成するには以下のように行う．
① 「Smooth casting wax 0.25mm」（BEGO，発売元：アイキャスト）を圧接する．
② その上に「SHEET WAX ＃ 22」（ジーシー，厚さ 0.71mm）を圧接する．
③ さらに「SHEET WAX ＃ 22」（ジーシー，厚さ 0.71mm）を圧接する．

この場合も，両側欠損の場合と同じく，ワックス 3 枚の合計厚みが 1.6mm であってもキャスト後の厚みは 1.7～1.8mm となるので，研磨減少分をあらかじめワックスの段階で加える必要はない．

0.2mm ＋ 0.7mm ＋ 0.7mm ＝ 1.6mm

ただし，イージーに研磨作業を行えば脆弱なリンガルバーができてしまうのは当然であるから，あくまでも慎重にリンガルバーの厚みが大幅に減ずることのないような作業を望む．

なお，リンガルバー下縁の距離が 50mm を超える片側欠損の場合は，両側欠損の場合と同じく，10mm につき厚みを 0.1mm 増加させるようにすればよい．

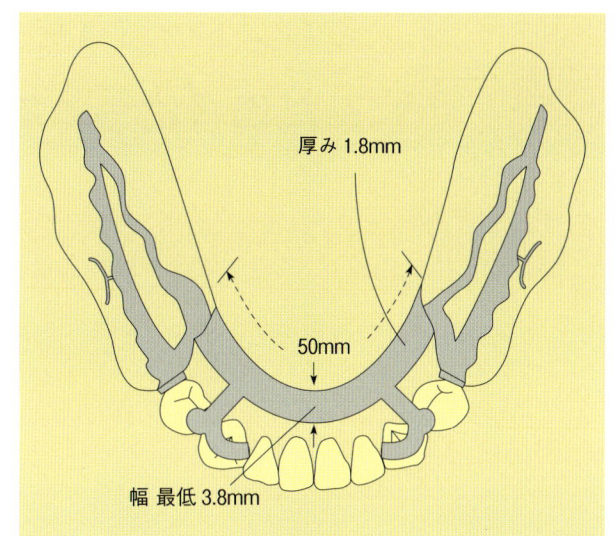

図 4-2 欠損が両側にあり，かつ下縁のフィニッシュライン間距離が 50mm 以内のリンガルバー
　　　幅は 3.8〜4.8mm くらい，最大厚みは 1.8mm くらいとする．

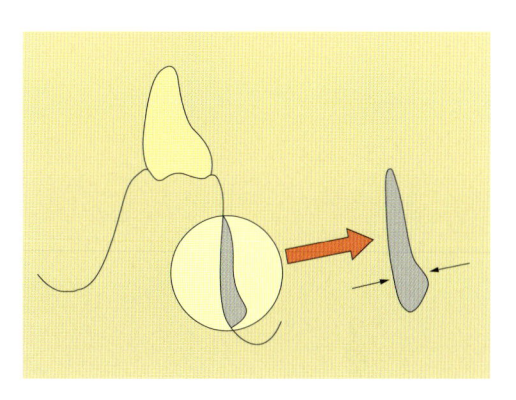

図 4-3 リンガルバーの断面形態
　　　半洋梨型になるようにつくる．

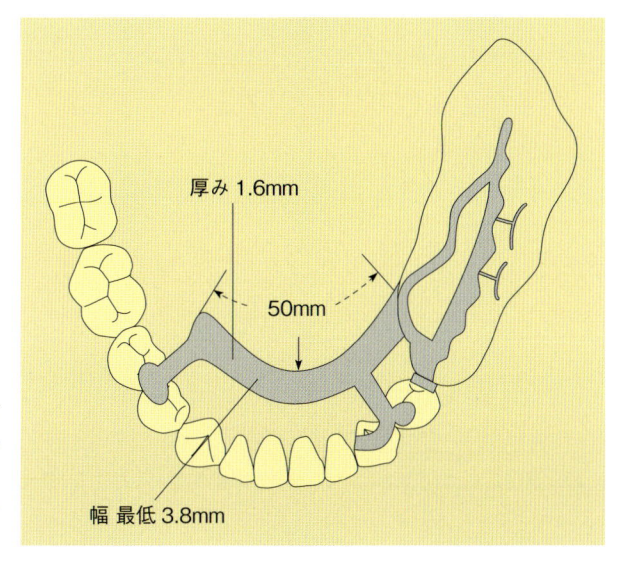

図 4-4 欠損が片側のみで，下縁のフィニッシュラインとマイナーコネクターなどが出るところの間の距離が 50mm 以内のリンガルバー
　　　幅は 3.8〜4.8mm くらい，最大厚みは 1.6mm くらいとする．

4日目

リンガルプレートは どんな場合につくるのか

● **リンガルプレートはできるだけつくらない**

　リンガルプレートについては，教科書では「口腔底が浅く，舌側歯槽部が狭い場合などに適応する」とある（図 4-5）．つまり，リンガルバーの標準的な幅 3.8〜4.8mm が確保できない場合に適応するのであるが，こうした場合は，0.4mm の厚みの部分を前歯部基底結節まで広げた形態にリンガルプレートをつくる（図 4-6〜8）．上縁を歯頸線ぎりぎりに設定する人もいるが，力学的に抜歯装置として働きやすいのでタブーである．

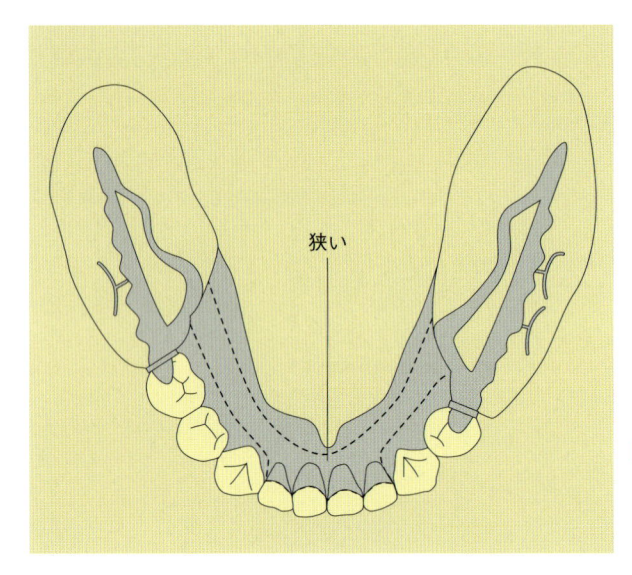

図 4-5　口腔底が浅く，舌側歯槽部が狭い場合
　　　　リンガルバーをつくると正中付近では細くなってしまい強度が保てない．

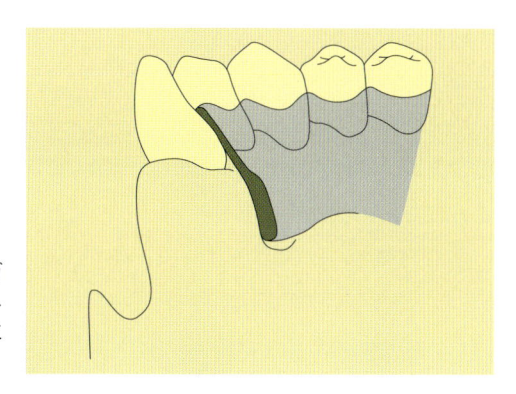

第4日目 ● 各種コネクターの補綴構造設計をマスターしよう

図 4-6　リンガルプレート
　口腔底が浅く，舌側歯槽部が狭い場合は，リンガルバーの上縁を前歯部基底結節まで広げた形にして（メタルバッキングして）リンガルプレートにする．

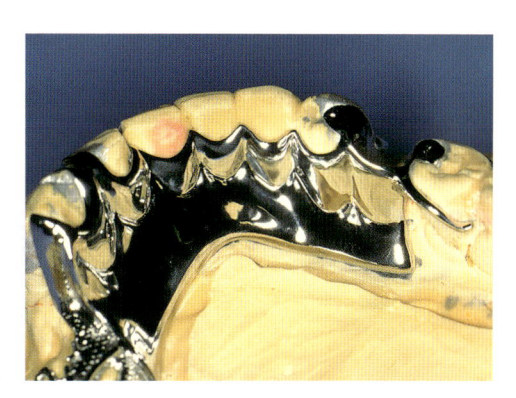

図 4-7　リンガルプレートを用いた臨床例　その1
　口腔底が浅く，舌側歯槽部が狭いケースである．

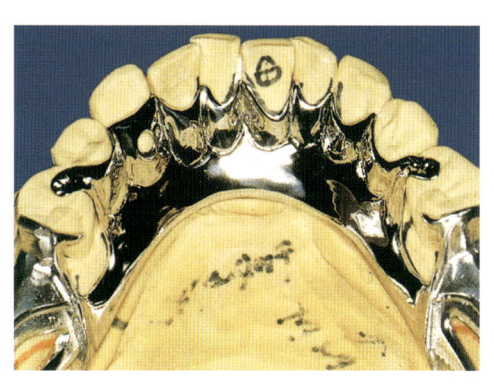

図 4-8　リンガルプレートを用いた臨床例　その2

口腔底が浅く，舌側歯槽部が狭い場合，リンガルプレートをつくる代わりにシンギュラムレストで補強し，リンガルバー＋シンギュラムレストとすることも多い（図4-9，10）．前歯部基底結節までカバーするようなリンガルプレートは不潔になりやすいなどのトラブルを生じやすいので，強度の高いメタルを用いたり，厚みを増したりして，「**リンガルプレートよりもリンガルバーをつくる**」ように対応するほうが望ましい．

　筆者の場合，リンガルプレートをつくるのは，歯科医師からの特別な指示がある場合や，幅が3.8mmとれない場合などに限定され，よほどのことがない限りつくることはない．また，リンガルバーにする場合は，日本人は穀類での食生活のため，幅が狭くて厚みのあるリンガルバーでは違和感が相当強くなるので，強度の高いチタン添加のCo-Cr-Ti合金「CRUTANIUM」（AUSTENAL，発売元：デンツプライシロナ，図4-11）などを用いることで，できる限り前述の標準寸法にしている（図4-12）．

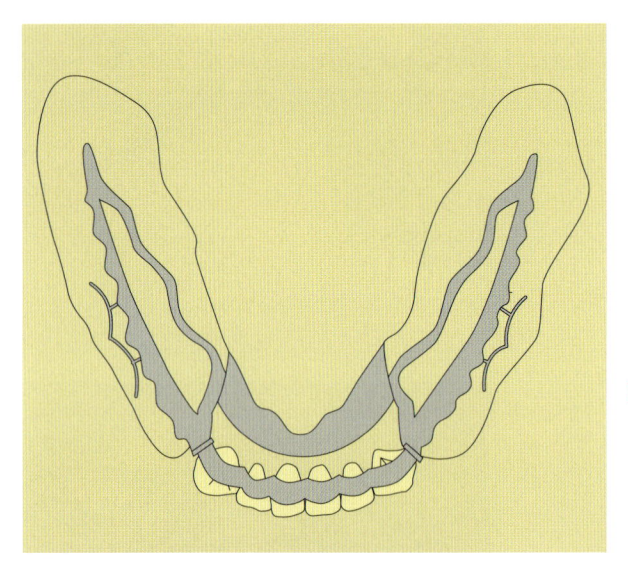

図4-9　シンギュラムレストで補強したリンガルバー
　口腔底が浅く，舌側歯槽部が狭い場合，リンガルプレートをつくる代わりにシンギュラムレストで補強するのもよい．

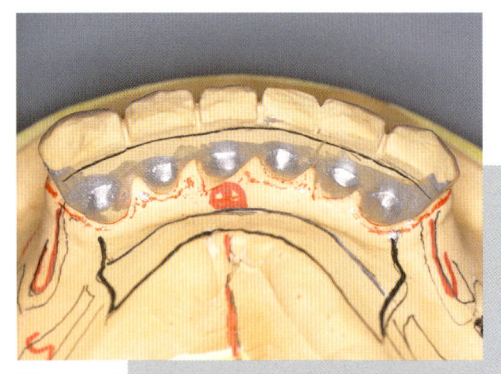

図4-10　シンギュラムレストで補強したリンガルバーの臨床例

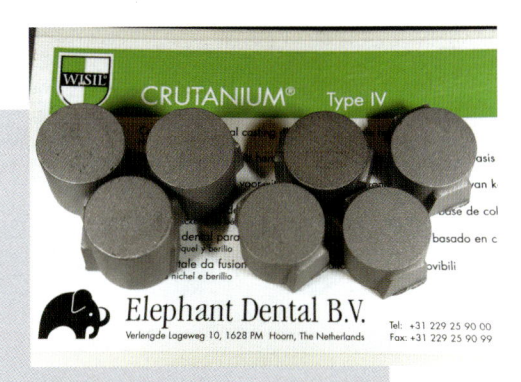

第4日目 ● 各種コネクターの補綴構造設計をマスターしよう

図4-11　チタン添加Co-Cr-Ti合金「CRUTANIUM」（左：30g，右：20g）
　　「CRUTANIUM」はチタンが添加され活性化（酸化）しやすいので，鋳造機は，高真空タイプの高周波遠心鋳造機を用いる．筆者は，「Supertron UVM-700」（ユニークス）を用いているが，現在は製造中止のため，代替機として加圧鋳造機ではあるが「Argoncaster AE」（松風）がよい（「第7日目」参照）

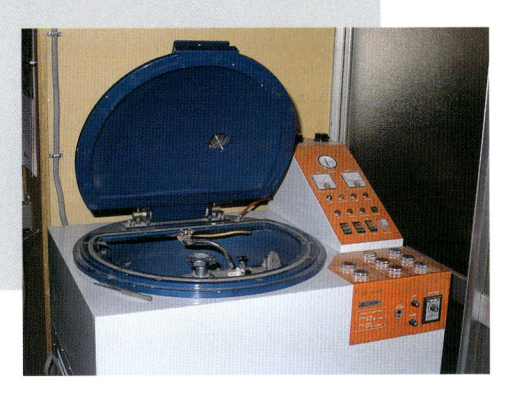

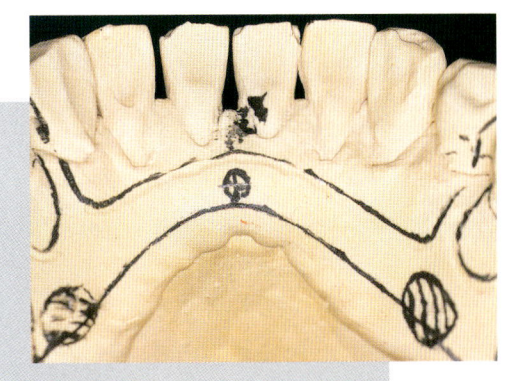

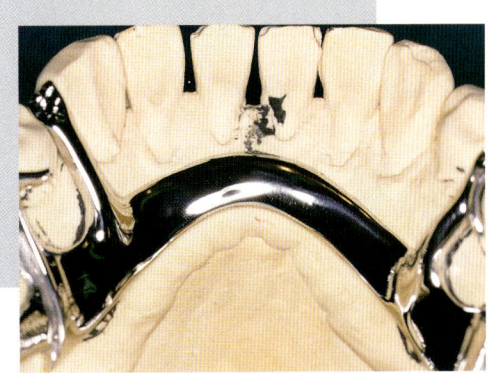

図4-12　「CRUTANIUM」を用いた臨床例
　　メタルの強度が高く，かつ弾性力があるので，細く薄くつくることができる．

111

パラタルバーとパラタルプレートはどう使い分けるか

4日目

●パラタルバーよりも圧倒的に多いパラタルプレートの適応

　君は，歯科技工士学校では，一応パラタルバーとパラタルプレートの名称については習ったであろうし，パラタルバーにはいろいろな種類があることについても習ったであろう．

　しかし，実はパラタルバーとパラタルプレートについての形態的な区別は今日においても明確にされていないし，臨床上，これらを形態的に区別したところで，ほとんど意味がない．だから君は，歯科技工士学校で習ったことは別にして，次のように整理してほしい．

① 基本的には，どのケースに対しても，患者さんの舌感などに違和感を生じさせないために，できるだけ10mm以上の幅をもつプレートタイプを考える．
② 口蓋中央部を走行させる場合は，中央よりやや後方寄り（第二小臼歯近心から第一大臼歯遠心あたりまで）を走行させる（図4-13, 14）．
③ 口蓋後方を走行させる場合は，後縁の中央部はやや内側寄り（第二大臼歯あたり）として違和感を生じさせないようにする（図4-15）．

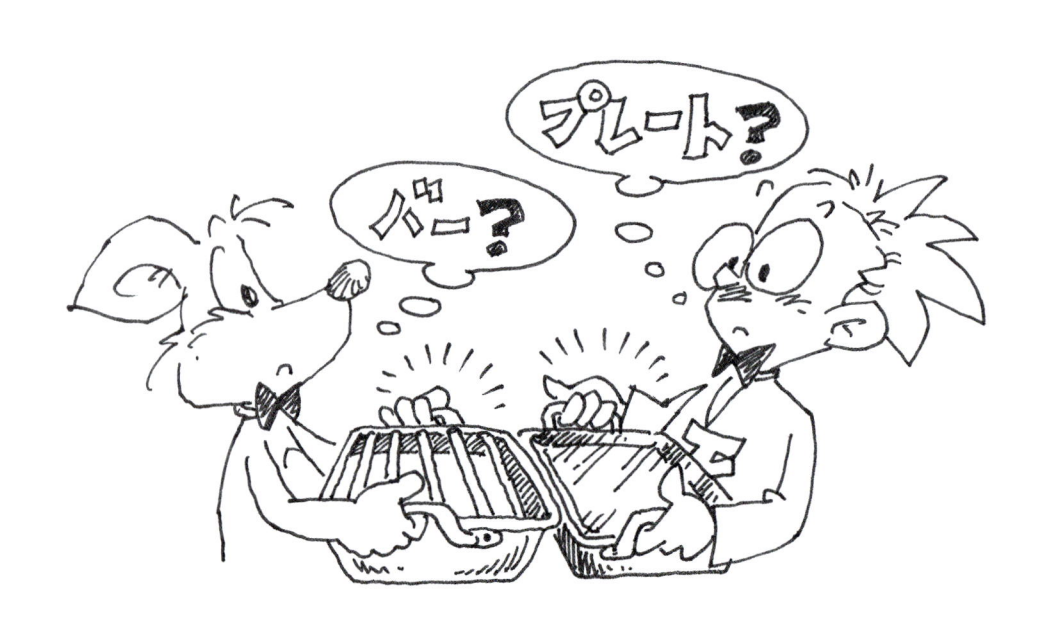

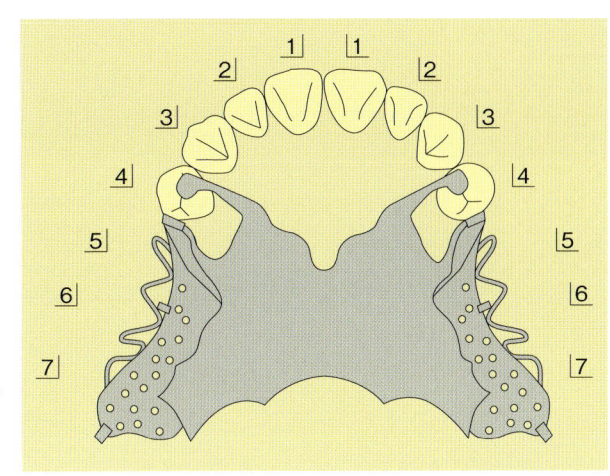

第4日目 ● 各種コネクターの補綴構造設計をマスターしよう

図 4-13 口蓋中央部を走行するパラタルプレート
中央よりやや後方寄りを走行させる.

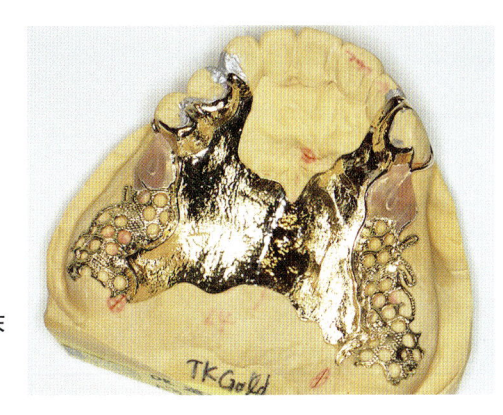

図 4-14 口蓋中央部を走行するパラタルプレートの臨床例
TK ゴールド（アイディエス）を用いている.

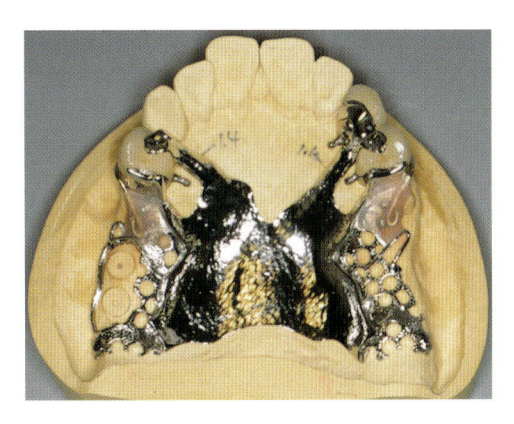

図 4-15 口蓋後方を走行するパラタルプレートの臨床例
パラタルプレートの後縁の中央部はやや内側寄りとする.

● パラタルバーは中と前後の2つだけを覚えればよい

　上顎のキャストパーシャルについてはまずプレートタイプを考えるということを述べた．

　しかし，欠損が片側のみで欠損歯数が3歯以内などの場合は，幅が10mm以内のバータイプをつくることがある．

　それでも，「**単式パラタルバーとして用いるのは中パラタルバーのみ**」である．したがって，教科書にどんなタイプのパラタルバーが示されていようとも，単式パラタルバーとして覚えるのはこの1つだけでよい．そして，「中パラタルバーは，口蓋中央よりやや後方寄り（第二小臼歯近心から第一大臼歯遠心あたり）を走行させる」ということはパラタルプレートの注意事項と同じである（図4-16，17）．

　また，「**複式パラタルバーとして前後パラタルバーがある**」ということも覚えておくとよい．これは，口蓋部を可及的に被覆したくない場合に用いる（図4-18〜21）．ただし，機能的な面からは，こうしたケースもプレートタイプにつくるのが基本である．したがって，「前後パラタルバー」にするかどうかは歯科医師の判断（患者さんの違和感を減少させるなど）によって決められることになる．

　なお，前パラタルバーは必ず後パラタルバーと併用されて「前後パラタルバー」となり，「側方パラタルバー」とよばれるものは，この前パラタルバーと後パラタルバーとを単に連結するだけである．

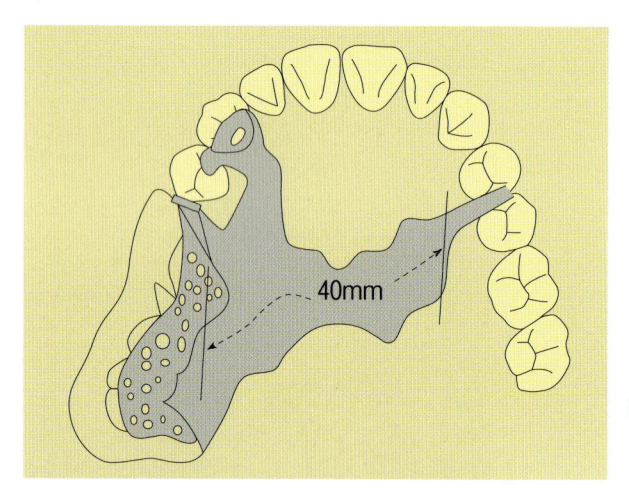

図4-16　中パラタルバー
　欠損が片側のみで，欠損歯数が3歯以内などの場合に適応する．

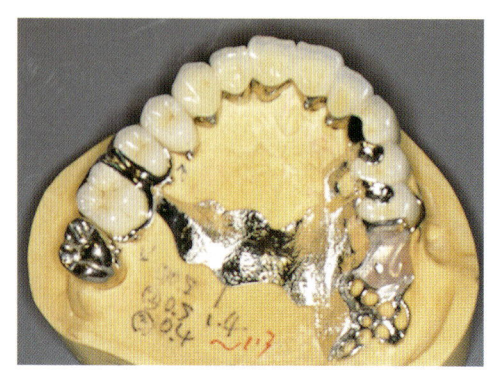

図4-17　中パラタルバーの臨床例

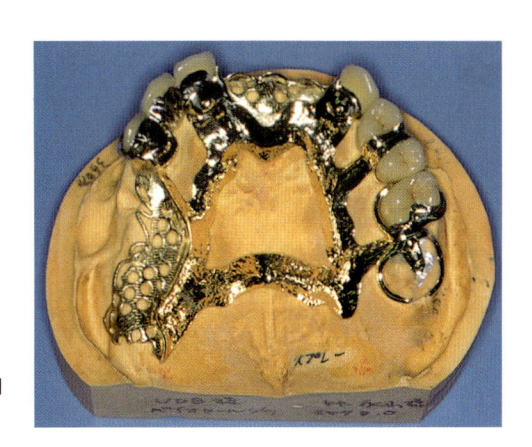

第4日目 ● 各種コネクターの補綴構造設計をマスターしよう

図 4-18 前後パラタルバーの臨床例 その1
Au-Pt 合金による．

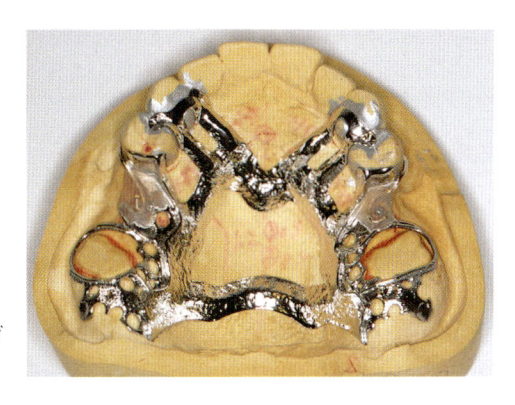

図 4-19 前後パラタルバーの臨床例 その2
 4|4 には Dt. 岩淵一文氏による IT ブレーシングチャネルが処置されている．

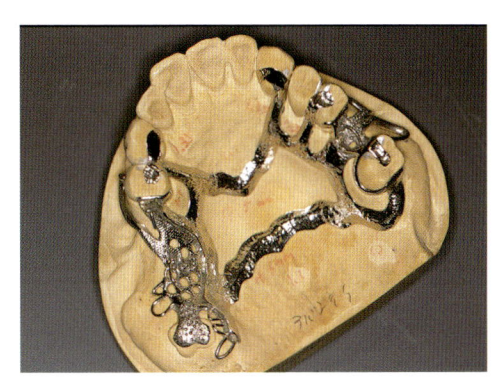

図 4-20 前後パラタルバーの臨床例 その3

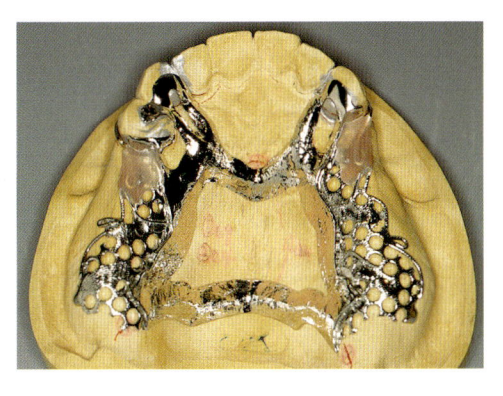

図 4-21 前後パラタルバーの臨床例 その4

4日目

たわまないパラタルプレートや
パラタルバーをつくろう

●パラタルプレートは形態的にたわみやすい

　パラタルプレートや中パラタルバーは平たい金属板と考えてよい（図4-22）．平たい金属板の両端に力をかけたり，片端を固定してもう一方の端に力をかけると，金属板は容易にたわんでしまう．したがって，パラタルプレートやパラタルバーの製作に際して厚みの不足が生じると，たわみやすくなる．そこで，「パラタルプレートやパラタルバーをたわまないようにするための補強法」をレッスンすることが必要になってくる．

　ただし，前後パラタルバーにおける前パラタルバーは，リンガルバーと同様，幅がたわみに対して抵抗するので，前パラタルバーは薄くつくっても強度的な不安は少ない（図4-23）．

●パラタルプレートやパラタルバーの補強は厚みの増加で考える

　君は「2の3乗の世界」を理解することによって，強度の補強は厚みの増加で考えることを「第2日目」で学んだ．

　一般に，パラタルプレートやパラタルバーのワックス形成はシートワックスを貼り付けることによって行われている．しかし，このシートワックスの厚みだけでは，キャスト後にプレートやバーは容易にたわみやすく，時として破折することもある．

　そこで，通常，インスツルメントを用いてワックスをライン状に盛り上げて補強部位をつくり，その上にシートワックスを圧接しているが，こうした盛り上げ法ではややもすれば盛り上げ不足や盛り上げ過剰が生じやすいということがある．盛り上げ不足の場合は，プレートやバーはたわんでしまうし，盛り上げすぎた場合はキャスト後にせっせと削るという無駄な作業が生じることになってしまう．

　そこで，君のようなビギナーに限らず，だれがやっても予定したとおりの正確な補強が得られるように筆者が行っているのが，次のような**3枚法**である．

① まず，「Smooth casting wax 0.5mm」（BEGO，発売元：アイキャスト）を圧接する．
② その上に同じく，「Smooth casting wax 0.4mm または 0.5mm」（BEGO，発売元：アイキャスト）を圧接する．
③ さらにその上に，「Stippled casting wax 0.4mm」（BEGO，発売元：アイキャスト）を圧接する．

　こうすると，断面は図4-24に示すようになり，みた目はとても薄いがたわみに対しては抵抗する．

　なお，③で行う3枚目の圧接には，「STIPPLED SHEET WAX」（松風）や「STIPPLE PATTERN」（山八歯材工業）を用いてもよい．

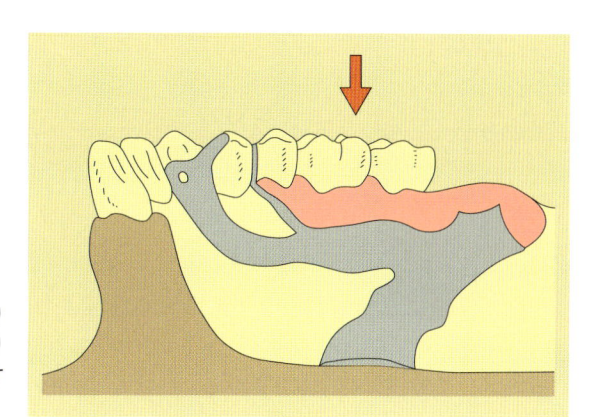

第4日目 ● 各種コネクターの補綴構造設計をマスターしよう

図 4-22　パラタルプレートの形態
　パラタルプレートは咬合圧に対して幅よりも厚みによって抵抗する．この厚みが足りないと，その形態的な特徴からたわみやすくなる．

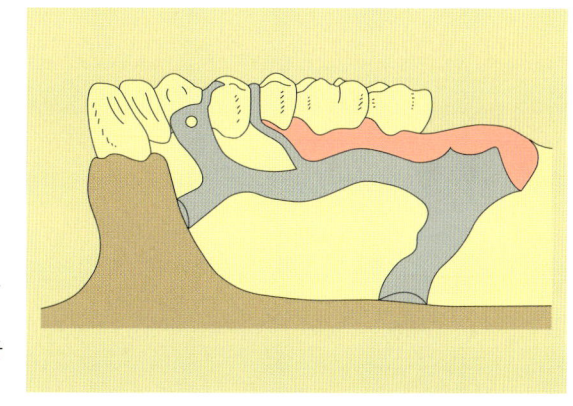

図 4-23　前後パラタルバーを構成する前パラタルバー
　リンガルバーと同様，その幅がたわみに対して抵抗する．

図 4-24　パラタルプレートの断面
　「3枚法」で行うと，断面は図のようになり，たわみに対して抵抗する．
　3枚目に圧接するワックスは，「Stippled casting wax」や「STIPPLE PATTERN」などを用いる．

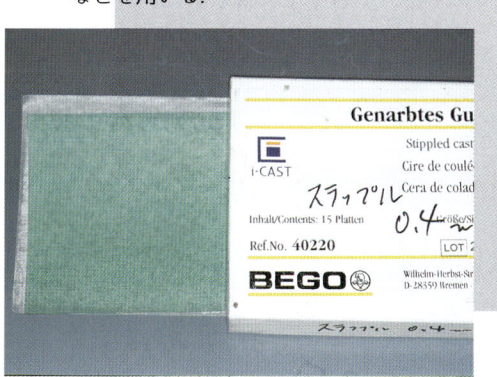

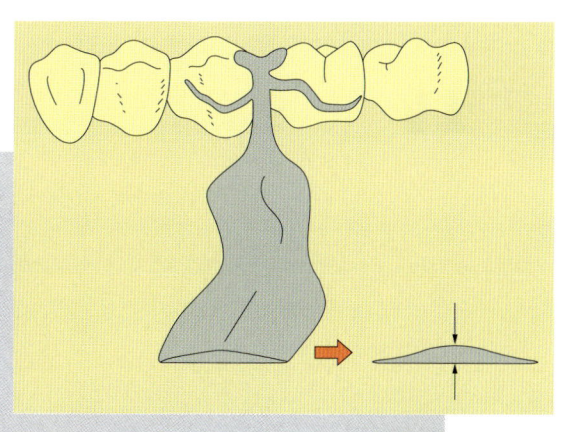

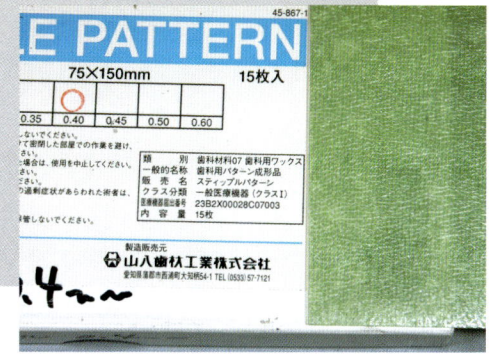

117

● たわまないパラタルプレートやパラタルバーの最大厚みの数値は？

　3枚法について述べたが，以下では，臨床ケースにおける1枚目，2枚目，3枚目の基本的な組み合わせと，その場合の最大厚みがどうなるかを示す．

■ 欠損が両側にあり，左右のフィニッシュライン間距離が40mm以内（図4-13参照）

① 1枚目は，「Smooth casting wax 0.5mm」（BEGO，発売元：アイキャスト）を圧接する．
② 2枚目は，「Smooth casting wax 0.5mm」（BEGO，発売元：アイキャスト）を圧接する．
③ 3枚目は，「Stippled casting wax 0.4mm」（BEGO，発売元：アイキャスト）を圧接する．

　1枚目も2枚目もワックスの辺縁（全周）は「TKインスツルメント No.1」（齋藤デンタル工業，発売元：日新デンタル）で移行的にし，段差をなくす．

$$0.5mm + 0.5mm + 0.4mm = 1.4mm$$

　「リンガルバー」のところで述べたとおり，実際の技工作業では，ワックス3枚分の厚みの合計1.4mmがキャスト後に1.5～1.55mmとなる．よって，電解研磨や仕上げ研磨による目減り分100μ（0.1mm）をあらかじめワックスの段階で加える必要はない．このことは，ワックスを貼り合わせる場合は2枚法や3枚法にかかわらず共通する現象であるので記憶しておいてほしい．

　なお，研磨の際は，3枚目のワックスは表面にStipple（柄）があるので目減りするほどには研磨しない．

■ 欠損が片側のみで，欠損歯数が3歯以内（図4-16参照）

　この場合はバータイプにつくるが，左右フィニッシュライン間距離が40mm以内であれば，欠損歯数が少なく，クラスプの数も少ないため，2枚目のワックスには「Smooth casting wax 0.4mm」（BEGO，発売元：アイキャスト）を用いて，通常のパラタルプレートよりも少し薄くつくる．

$$0.5mm + 0.4mm + 0.4mm = 1.3mm$$

　なお，前パラタルバーや側方パラタルバーは，後パラタルバーに付随するものであり，しかも前パラタルバーはリンガルバーと同様，強度的に不安がないので，これらについては前後パラタルバーとして，この後記述する．

■ 前後パラタルバーの場合

前後パラタルバー（複式パラタルバー）の場合は，単式パラタルバーやプレートと違い，2枚法で行う（図4-25, 26）．

① 1枚目は，「Smooth casting wax 0.8mm」（BEGO，発売元：アイキャスト）を圧接し，ワックス全周を「TK インスツルメント No.1」（齋藤デンタル工業，発売元：日新デンタル）で移行的にする．

② 2枚目は，「Stippled casting wax 0.4mm」（BEGO，発売元：アイキャスト）を圧接し，全周を電気インスツルメントで焼き付ける．

$$0.8mm + 0.4mm = 1.2mm$$

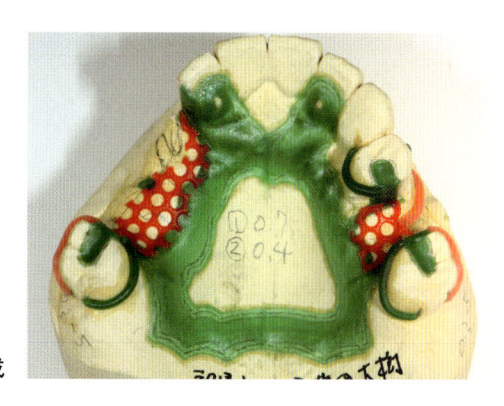

図4-25 前後パラタルバーのワックス形成

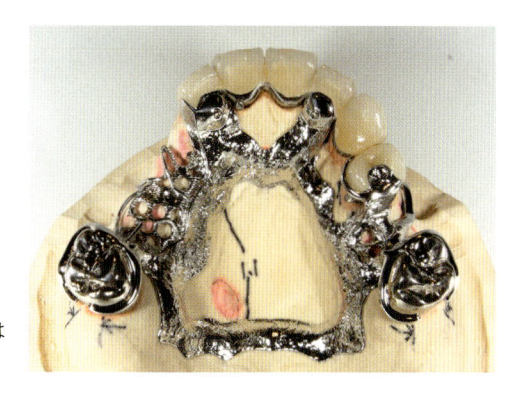

図4-26 完成した前後パラタルバー
Dr. 藤田大樹氏の臨床ケースで，クラウン製作はDt. 赤坂政彦氏による．

4日目

フィニッシュラインは補強線としても考えよう

　キャストパーシャルにおけるフィニッシュラインとは，いうまでもなくリンガルバーやパラタルプレート，パラタルバーにおけるメタル部分とレジン床部分（デンチャーベース）との境界線のことである．

　メタル側のフィニッシュライン部のつくり方はいろいろな工夫がなされているが，筆者は，「READY CASTING WAX R10」（直径1.0mmの円線，ジーシー）をシートワックス上に貼り付けた後，移行的になるように電気インスツルメント「THERMOMAT」（Dentaurum，発売元：デンタリード，インスツルメントチップはモデリングナイフB）でワックスを補足し（図4-27, 28），キャスト後に適宜，カーボランダムポイントやダイヤモンドバーで調整している（図4-29）．

　したがって，パラタルプレート，パラタルバーにおけるフィニッシュライン部は2mmくらいになり，レジン床部分との境界部としての役割とともに，補強線としての役割も担っている．

　なお，リンガルバーに「READY CASTING WAX R10」を貼り付ける場合は，フィニッシュライン部の厚みが上顎と同じく2mmくらいになるように，貼り付け箇所を手持ちのインスツルメントで0.5～0.7mmほど削り込んでから貼り付けてほしい（図4-30～32）．

　いずれにしても，このフィニッシュラインが補強線としての役割も担っていることについての理解がないと，パラタルプレートやパラタルバーの厚みの補強を正しくマスターすることはできない．

　ここでは「**フィニッシュラインは補強線でもある**」とだけ覚えて次のレッスンに進んでみよう．

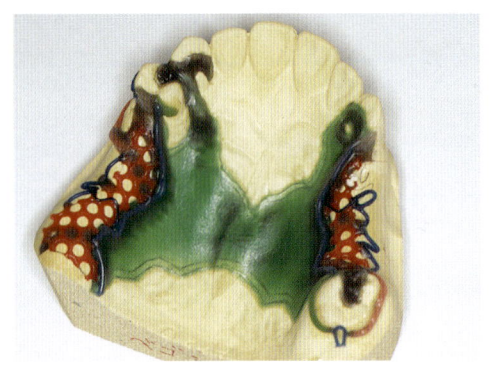

図4-27　フィニッシュライン部のワックス形成
「READY CASTING WAX R10」を貼った後，電気インスツルメントでワックスを補足する．

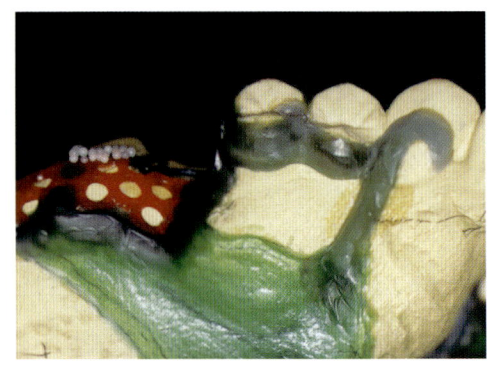

図4-28　フィニッシュライン部のワックス形成を終えた状態

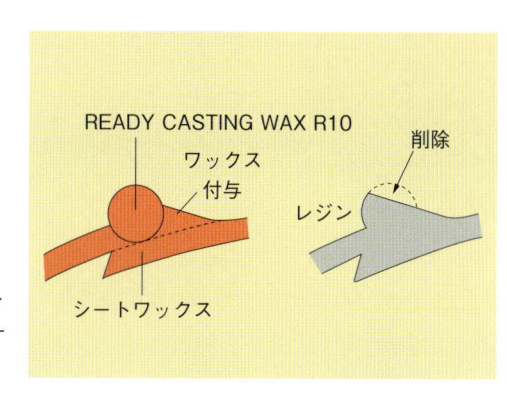

第4日目 ● 各種コネクターの補綴構造設計をマスターしよう

図4-29 フィニッシュライン部の調整
　　　　キャスト後，図に示すようにカーボランダムポイントなどで調整し，レジン床との接合部を形成する．

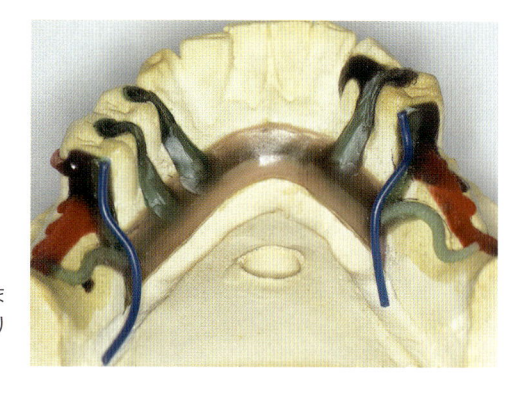

図4-30 リンガルバーのフィニッシュライン部
　　　　貼り付け箇所を0.5〜0.7mmほど削りこんで凹ませた後，「READY CASTING WAX R10」を貼り付ける．

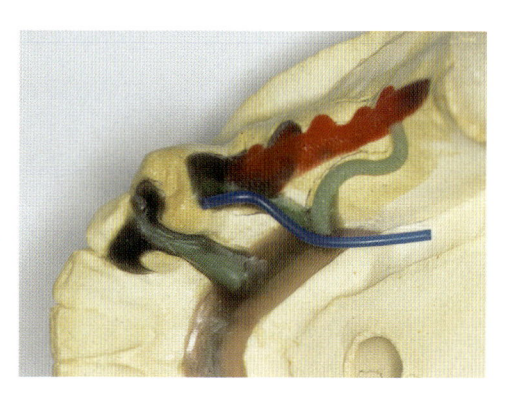

図4-31 リンガルバーのフィニッシュライン部のワックス形成
　　　　「READY CASTING WAX R10」を貼り付けた後，電気インスツルメントでワックスを流して段差を整える．

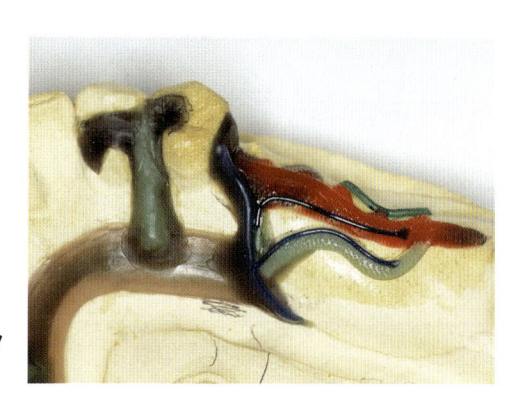

図4-32 リンガルバーのフィニッシュライン部のワックス形成を終えた状態

121

4日目

パラタルプレートやパラタルバーの厚みの補強をレッスンしてみよう

　ここで各ケースにおけるパラタルプレートやパラタルバーの強度の補強についてレッスンしてみよう．厚みの増加によって強度の増加を考えることの応用問題であるが，この段階ではあまりこだわらず，どの部位を補強すればよいかだけを考えてほしい．

　この場合のポイントは次の6点である．

① 基本的には，1枚目に「Smooth casting wax 0.5mm」（BEGO, 発売元：アイキャスト）を，2枚目に「Smooth casting wax 0.4mm または 0.5mm」（BEGO, 発売元：アイキャスト）を，3枚目に「Stippled casting wax 0.4mm」（BEGO, 発売元：アイキャスト）を貼り付ける．

② 前後パラタルバーの場合のみ，1枚目に「Smooth casting wax 0.8mm」（BEGO, 発売元：アイキャスト）を，2枚目に「Stippled casting wax 0.4mm」（BEGO, 発売元：アイキャスト）を貼り付ける．上顎のケースで2枚法で終わるのは，この前後パラタルバーだけである．

③ 上顎のケースで最後に接着させる「Stippled casting wax」の寸法は一律0.4mmである．

④ 補強する部位はデンチャーベースコネクター間やマイナーコネクター下方部のたわみやすいところである．

⑤ フィニッシュライン部やマイナーコネクター部などの肉厚な箇所はそれ以上補強する必要はない．

⑥ キャスト時の湯流れも考慮して各フィニッシュライン部やマイナーコネクター部など肉厚な箇所を補強ラインで連結し，それぞれの肉厚部をつなぐラインがとぎれないように設定する．

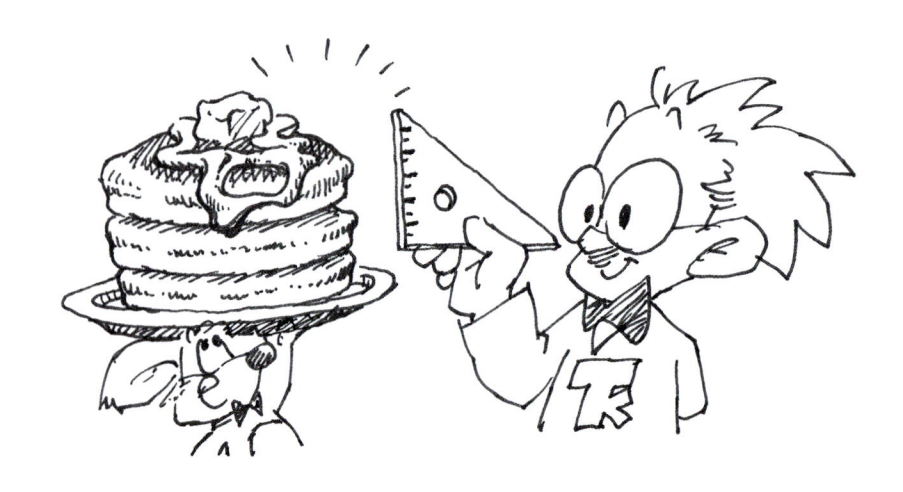

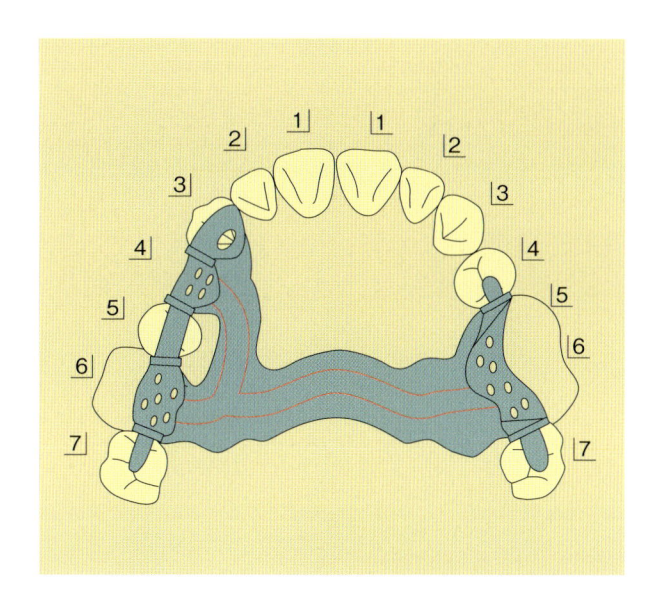

第4日目 ● 各種コネクターの補綴構造設計をマスターしよう

■ LESSON A

1枚目に「Smooth casting wax 0.5mm」を幅10mmにカットしたものを貼り付ける．4|と|6のデンチャーベースコネクターはオクルーザルレストで連結されているが，フィニッシュラインがないので縦方向的に補強する．次に，「Smooth casting wax 0.5mm」をパラタルプレート全面に貼り付けて，辺縁のワックスの段差をなくし移行的にする．

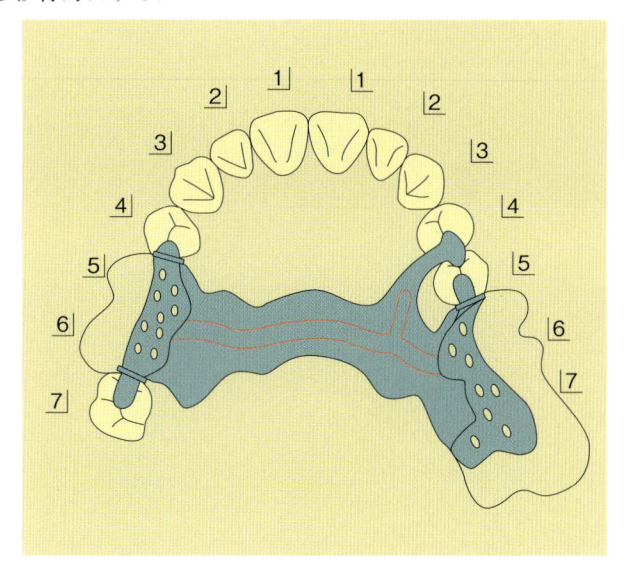

■ LESSON B

1枚目に「Smooth casting wax 0.5mm」を幅10mmにカットしたものを貼り付ける．マイナーコネクターの下方部も補強する．次に，「Smooth casting wax 0.5mm」をパラタルプレート全面に貼り付けて，辺縁のワックスの段差をなくし移行的にする．

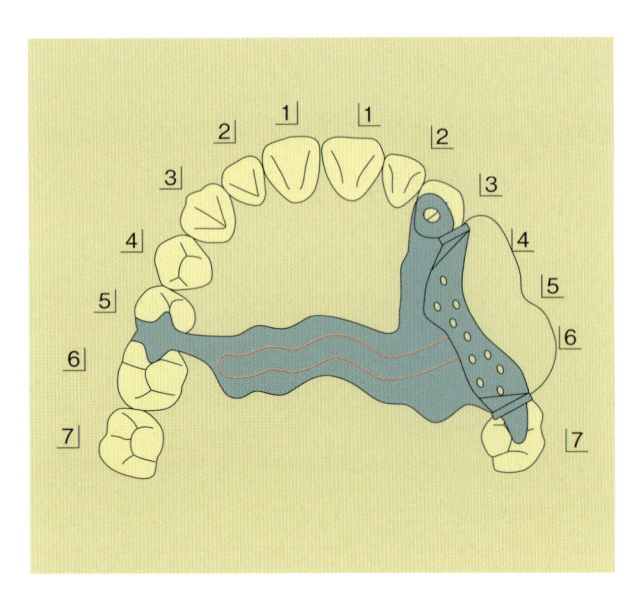

■ LESSON C

パラタルバーの幅が非常に狭くたわみやすいので，1枚目に「Smooth casting wax 0.5mm」を幅5mmにカットしたものを貼り付ける．2枚目も同様に，「Smooth casting wax 0.5mm」を貼り付けて，辺縁のワックスの段差をなくし移行的にする．

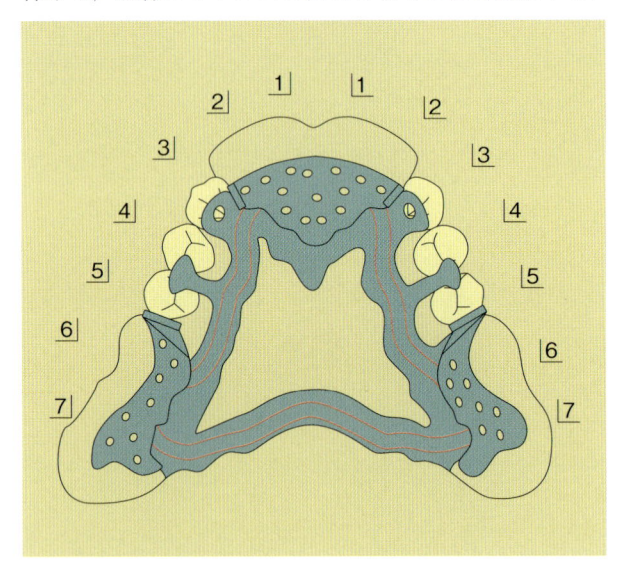

■ LESSON D

前後パラタルバーの場合は，後パラタルバーおよび左右側方パラタルバーの中央部をそれぞれ補強するが，こうした前後パラタルバーは単式のものよりも強度がある．1枚目に「Smooth casting wax 0.8mm」を貼り付け，辺縁のワックスの段差をなくし移行的にする．

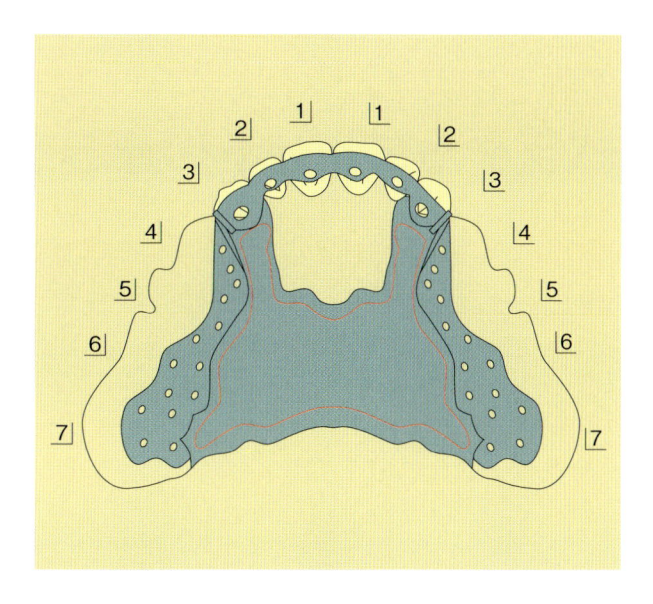

第4日目 ● 各種コネクターの補綴構造設計をマスターしよう

■ LESSON E

このパラタルプレートの場合は，前歯部のシンギュラムレストの構造的な形態により強度が生じているので，2枚法でのワックス接着でよい．「Smooth casting wax 0.5mm」をプレート全面に貼り付け，プレート後縁部のワックスを段差をなくすまで移行的に削除していく．

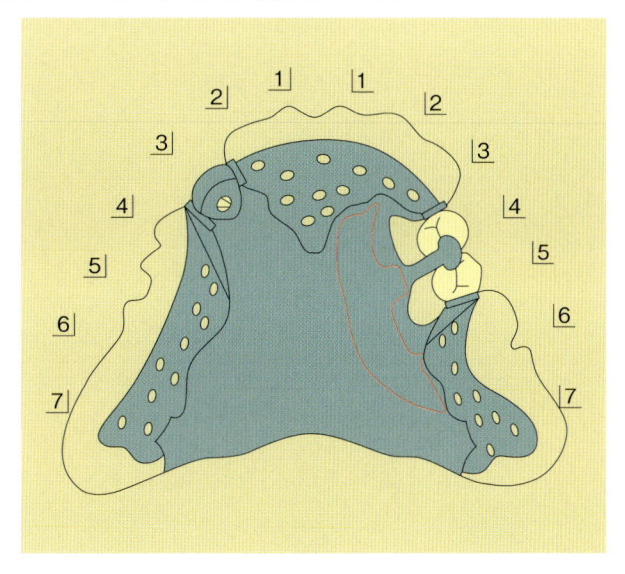

■ LESSON F

このパラタルプレートの場合，左右的なたわみに対しては前歯部のフィニッシュラインによって強度が得られているので，補強はフィニッシュラインのない|4 から|5 とし，1枚目として縦方向に「Smooth casting wax 0.6mm」を貼り付ける（左側はこの部分にフィニッシュラインがなく弱いため，厚めのワックスを用いる）．マイナーコネクターの下方部も同じく補強する．2枚目はプレート全体に「Smooth casting wax 0.25mm」を接着し，プレート後縁部のワックスを段差をなくすまで移行的に削除する．プレートの面積が大きく，フィニッシュラインもあるので，0.85mmの厚さがあれば十分である．

EXERCISE

パラタルプレートの厚みを補強してみよう

問A 下に示すのは上顎複合欠損におけるキャストパーシャルの基本設計図である．パラタルプレートにおいて補強すべきラインを描きなさい．

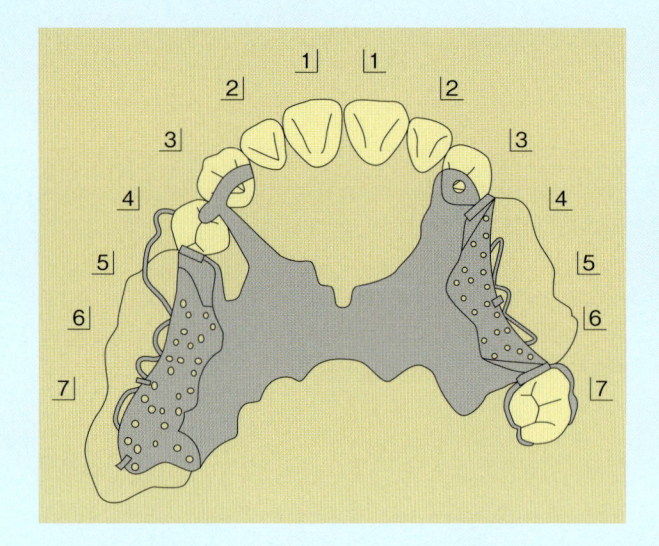

解答例 1（誤答） 左右側のフィニッシュライン間を補強ラインで結んでおり，パラタルプレートのたわみを構造的に補強できている．しかし，点線部で変形あるいは破損するおそれがある．

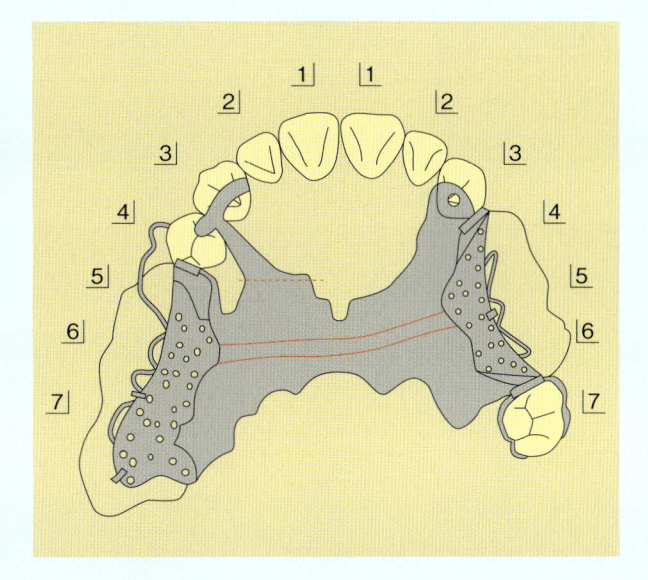

解答例 2（正答） マイナーコネクターの下方部および左右側のフィニッシュライン間を補強ラインで結んでおり，構造的に補強できている．また，キャスト時の湯流れにも配慮した補強ラインの設定になっている．

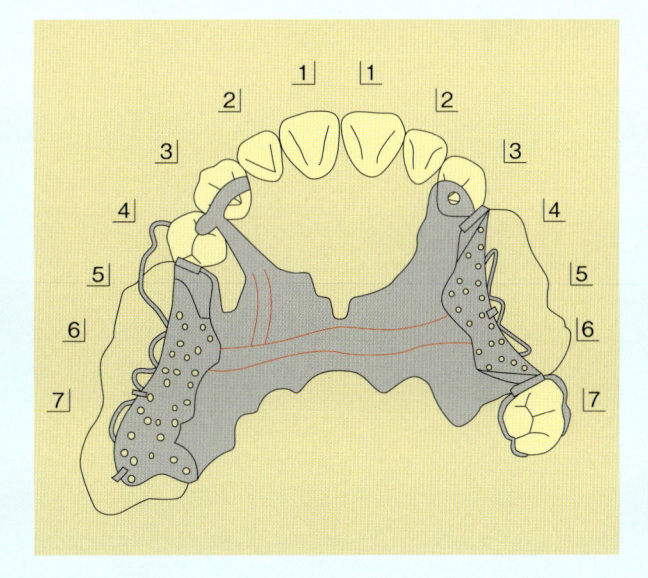

　復習　問 A の図および解答例の図ではキャストパーシャルの重要な構成要素の 1 つが欠落している．それは何か．
　解答　レスト設定のための基本原則①「中間欠損の場合はレストは欠損側に設定する」を思い出してほしい．すなわち，|7 の近心オクルーザルレストが欠落している．

問 B 下に示すのは前歯部中間欠損，左右側遊離端欠損を有する上顎複合欠損におけるキャストパーシャルの基本設計図である．パラタルプレートにおいて補強すべきラインを描きなさい．

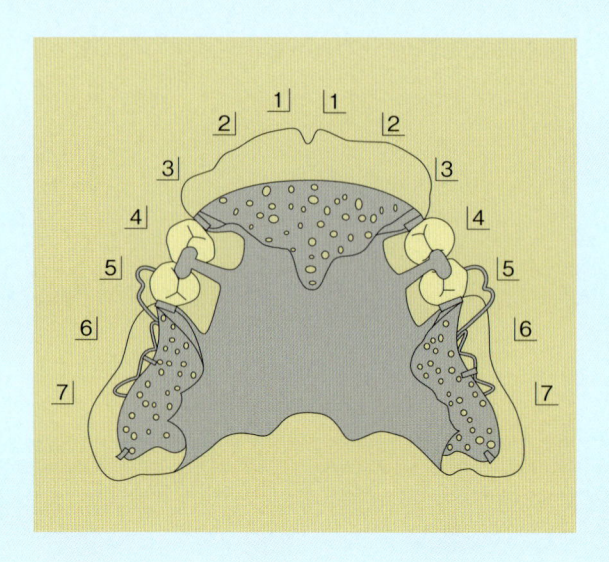

解答例1（誤答） 通常，補強の第一に考えるのは左右的なたわみに対してである．そのため，まずAのラインが考えられるが，このケースにおいてはすでに前歯部のフィニッシュラインによって強度が得られているのでAのラインによる補強は必要ない．また，このケースの場合，4|と5|の間，|4と|5の間にフィニッシュラインがないため縦方向の補強が必要であるが考えられていないし，マイナーコネクター下方部の補強も考えられていない．

解答例2（誤答） 前歯部のフィニッシュラインと左右側欠損部のフィニッシュラインとを結ぶBのラインの補強を設定することによって縦方向のたわみに抵抗する強度を得ているとともに，左右的な強度も得ている．しかし，レストからつながるマイナーコネクター下方部の補強は考えられておらず，構造的に脆弱である．このままではマイナーコネクター下方部で変形あるいは破損するおそれがある．

解答例3（正答） 解答例2のBのラインに連結するCのラインを加えることにより，マイナーコネクター下方部も補強された．また，各フィニッシュラインと各マイナーコネクターとがとぎれることなく連結され，キャスト時の湯流れについても考慮されている．構造と湯流れはいつも同体で考えなければならない．

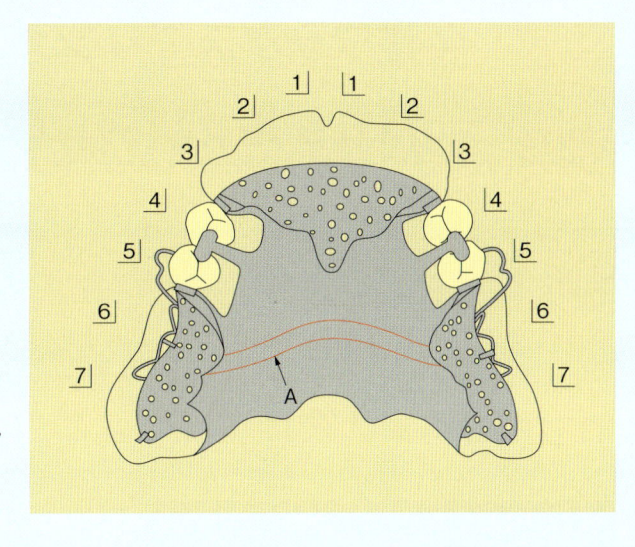

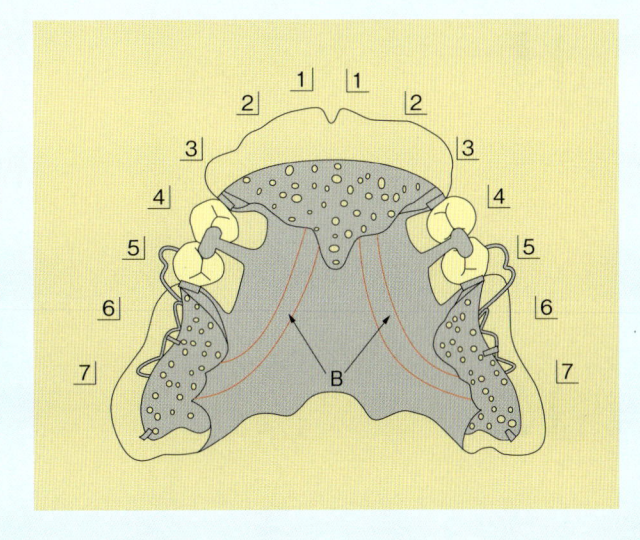

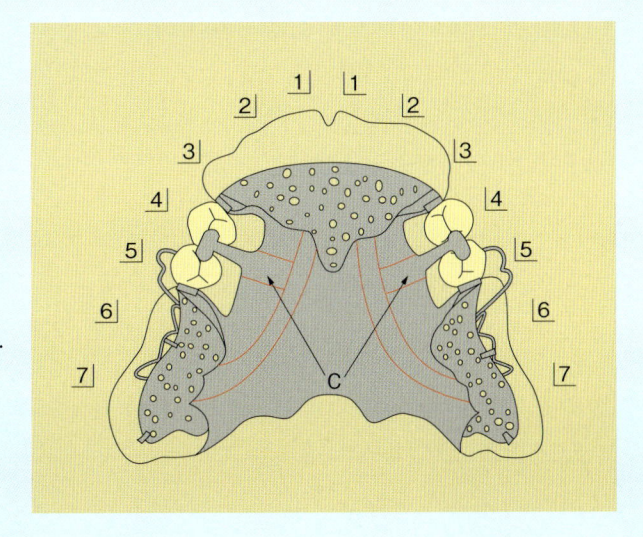

4日目

各種ワックスでリンガルバーや
パラタルプレートをつくってみよう

● 各種ワックスでリンガルバーをつくってみよう

　各種ワックスによるリンガルバーのワックス形成（ワックスフィットおよびワックスジョイント）を図 4-33〜44 に示す．

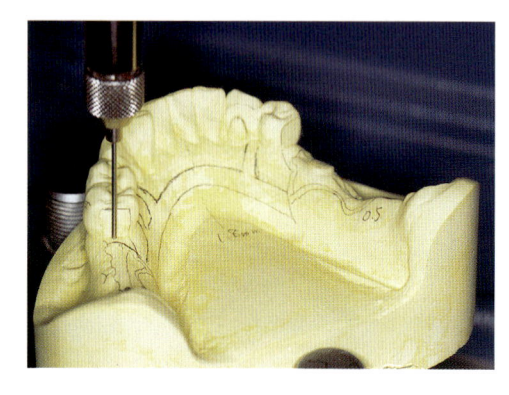

図 4-33　下顎の左右側遊離端欠損のケース

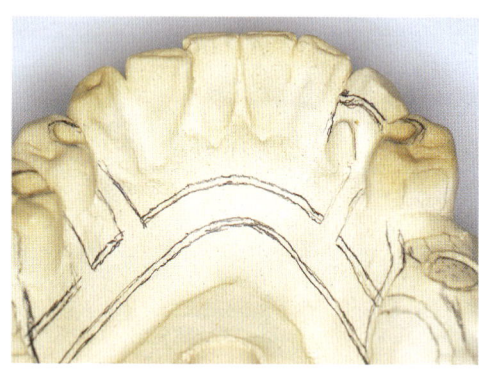

図 4-34　設計線を転写した耐火模型
　　　　　リンガルバーは発音障害や違和感が生じないように厚くしすぎない．リンガルバー下縁のフィニッシュライン間距離が 50mm 以内であるため，完成時の厚みが 1.8mm ほどになるようにワックス形成する．

130

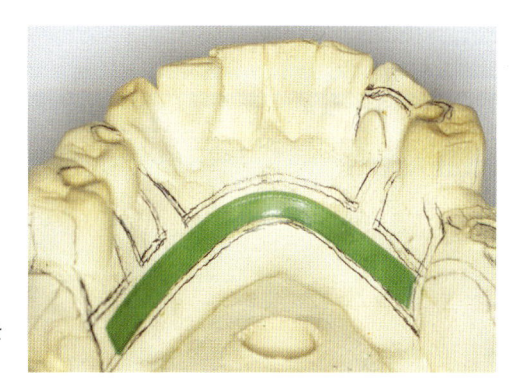

第4日目 ● 各種コネクターの補綴構造設計をマスターしよう

図 4-35　ワックスフィット　その1
　　1枚目として，「Smooth casting wax 0.4mm」を耐火模型に貼り付ける．

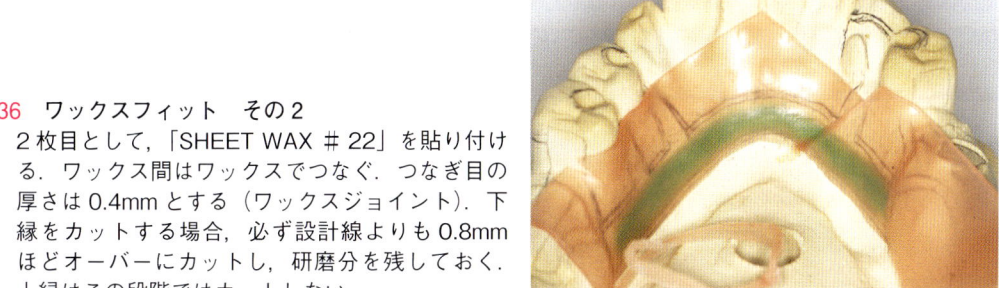

図 4-36　ワックスフィット　その2
　　2枚目として，「SHEET WAX ＃22」を貼り付ける．ワックス間はワックスでつなぐ．つなぎ目の厚さは0.4mmとする（ワックスジョイント）．下縁をカットする場合，必ず設計線よりも0.8mmほどオーバーにカットし，研磨分を残しておく．上縁はこの段階ではカットしない．

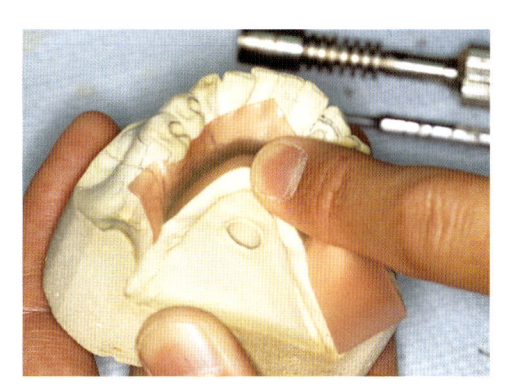

図 4-37　ワックスフィット　その3
　　さらに「SHEET WAX ＃22」を2mm幅にカットして下縁部に貼り付ける．

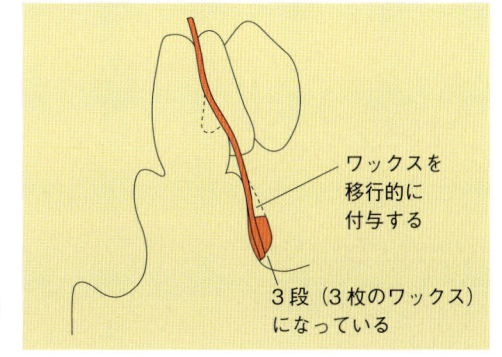

図 4-38　ワックスの調整
　　ワックスの段差を移行的にして，断面形態が半洋梨型になるようにする．

ワックスを移行的に付与する

3段（3枚のワックス）になっている

131

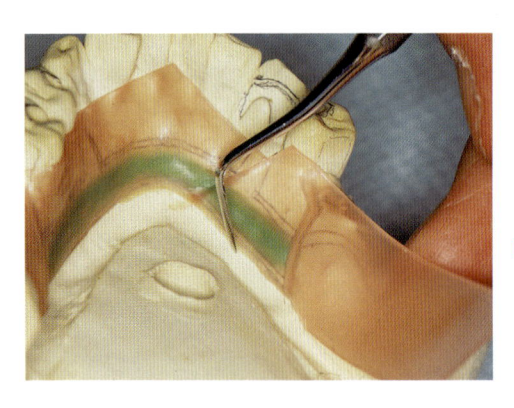

図 4-39 下縁部の焼き付け
ワックス調整終了後,「TK インスツルメント No.1」(齋藤デンタル工業, 発売元:日新デンタル) を用いてリンガルバー下縁部を耐火模型に焼き付ける.

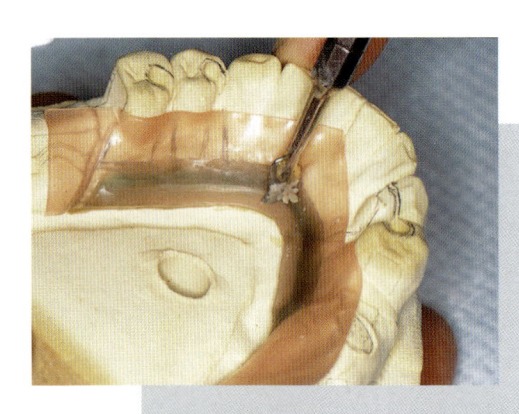

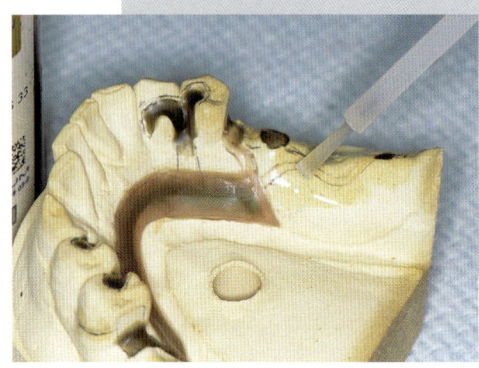

図 4-40 上縁のカット
耐火模型に描かれた上縁の設計線に従ってワックスをカットする. 研磨分を見込んで 0.5mm ほどオーバーにカットしておく. 次に, 上縁部, 特に図 4-38 でワックスを付与した部分を「TK インスツルメント No.1」を用いて移行的にする. その後, 耐火模型に接着剤を塗布する.

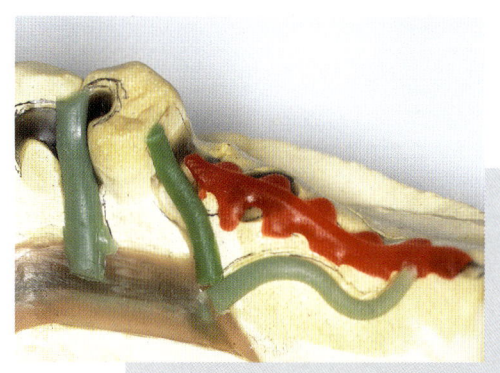

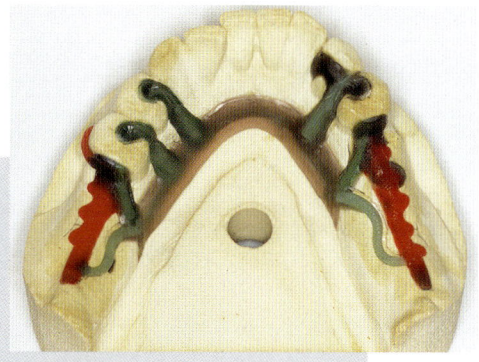

第4日目 ● 各種コネクターの補綴構造設計をマスターしよう

図 4-41　デンチャーベースコネクター，マイナーコネクターの形成
デンチャーベースコネクター部に「Plastodent CP Bar Retention」（DeguDent, 発売元：デンツプライシロナ）と「Plastodent CP Ring Clasp Straight/Curved」（DeguDent, 発売元：デンツプライシロナ），マイナーコネクター部に「Wax patterns for molars」（BEGO, 発売元：アイキャスト）を用いる．デンチャーベースコネクター部，マイナーコネクター部を貼り付けたらワックスジョイントを行う．

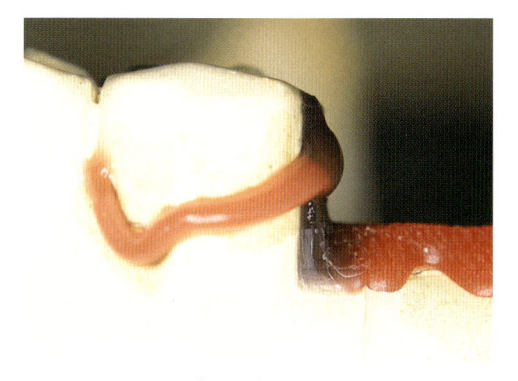

図 4-42　クラスプの形成
「ラピッドフレックスパターン」を所望の維持力が得られるようにカットし，接着する．

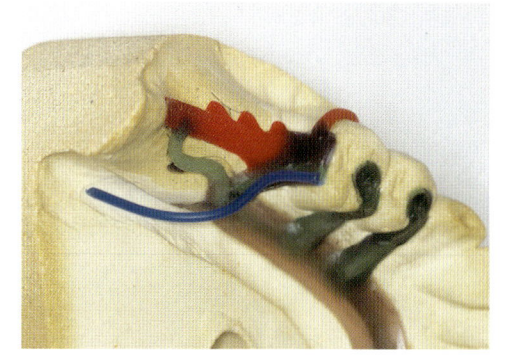

図 4-43　フィニッシュライン部の形成
フィニッシュライン部に「READY CASTING WAX R10」を貼り付ける．

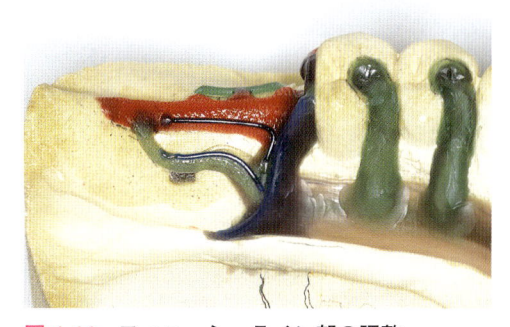

図 4-44　フィニッシュライン部の調整
電気インスツルメントなどを用いて，フィニッシュラインとシートワックスとの段差をワックスで埋め，移行形態に整える．

●各種ワックスでパラタルプレートをつくってみよう

　各種ワックスによるパラタルプレートのワックス形成（ワックスフィットおよびワックスジョイント）を図4-45〜51に示す．

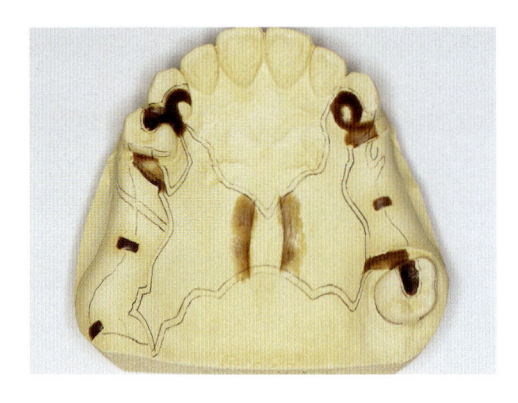

図 4-45　上顎の複合欠損（左側中間欠損，右側遊離端欠損）のケース
　メジャーコネクターの設計はパラタルプレートとした．最初にシャープペンシル（0.3mm）で補綴構造設計のラインを耐火模型に描記した後，レスト，マイナーコネクターの凹んでる部分とメタルストップにワックスを盛る．

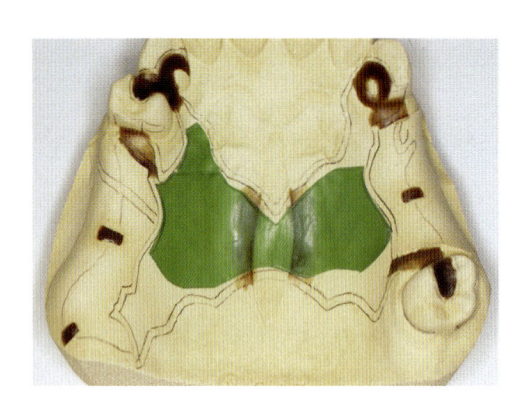

図 4-46　ワックスフィット　その1
　左右側のフィニッシュライン間を補強するため，1枚目として「Smooth casting wax 0.5mm」を幅10mmほどにして貼り付ける．マイナーコネクター部下方も同様に行う．

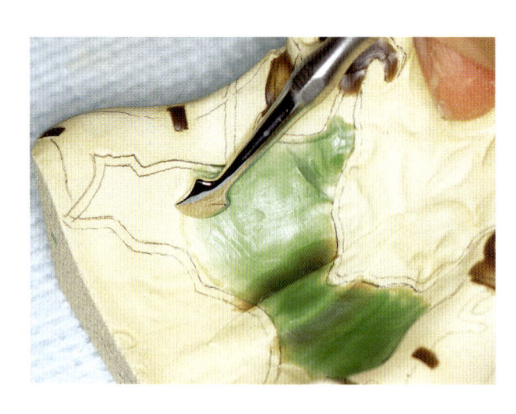

図 4-47　ワックス辺縁の修正
　各補強部と耐火模型との段差を「TKインスツルメント　No.1」（齋藤デンタル工業，発売元：日新デンタル）で移行的にする．その際，補強の中央部の厚み（原形寸法）を決して減らさないように注意する．

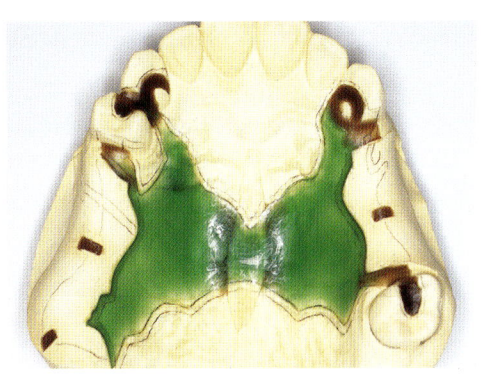

第4日目 ● 各種コネクターの補綴構造設計をマスターしよう

図 4-48　ワックスフィット　その2
　2枚目として，「Smooth casting wax 0.5mm」をプレート全面に貼り付け，プレート辺縁部の段差をなくして完全に移行的にする．

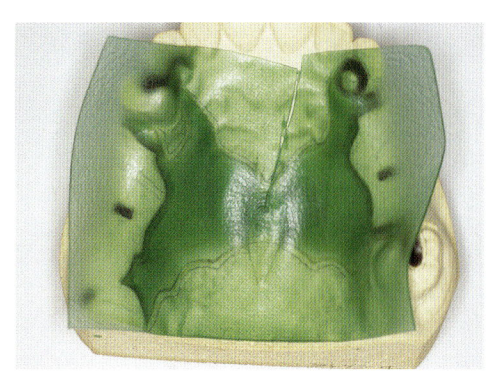

図 4-49　ワックスフィット　その3
　3枚目として，「Stippled casting wax 0.4mm」を貼り付ける．この際，指先に水をつけて圧接すると柄が消えにくい．

図 4-50　ワックスのカット，デンチャーベースコネクター，マイナーコネクターの形成
　貼り付けた「Stippled casting wax」を耐火模型に描かれた補綴構造設計線に従ってカットするが，研磨分を見込んで設計線よりもオーバーにカットする（上縁0.5mm，下縁0.8mm）．次に，左右側のマイナーコネクター部を「Wax patterns for molars」（BEGO，発売元：アイキャスト）などを用いて形成し，デンチャーベースコネクターとジョイントする．デンチャーベースコネクターは，「Plastodent CP Grid Mesh」（DeguDent，発売元：デンツプライシロナ）を用いて形成する．右側鉤歯のレストにつながるマイナーコネクター部には「ラピッドフレックスパターン」の残り部分もしくは「Plastodent CP Ring clasp Straight」（DeguDent，発売元：デンツプライシロナ）のつけ根部分を貼り付ける．

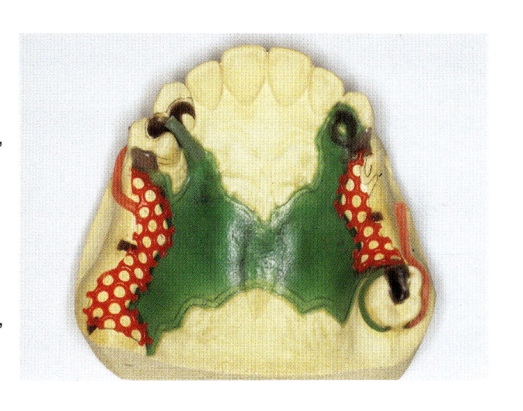

図 4-51　ワックス形成終了時
　プロキシマルプレートやフィニッシュライン部などを形成してワックス形成を完成する．クラスプは「ラピッドフレックスパターン」を用いて接着し，プロキシマルプレートとジョイントする．

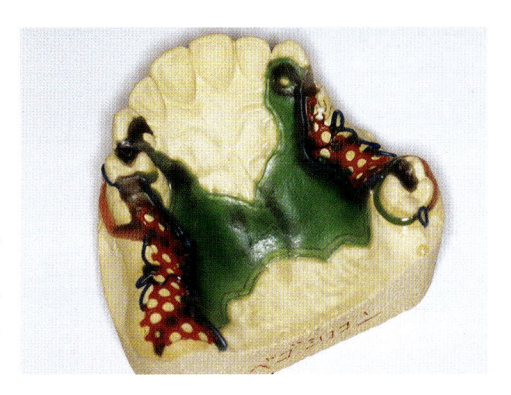

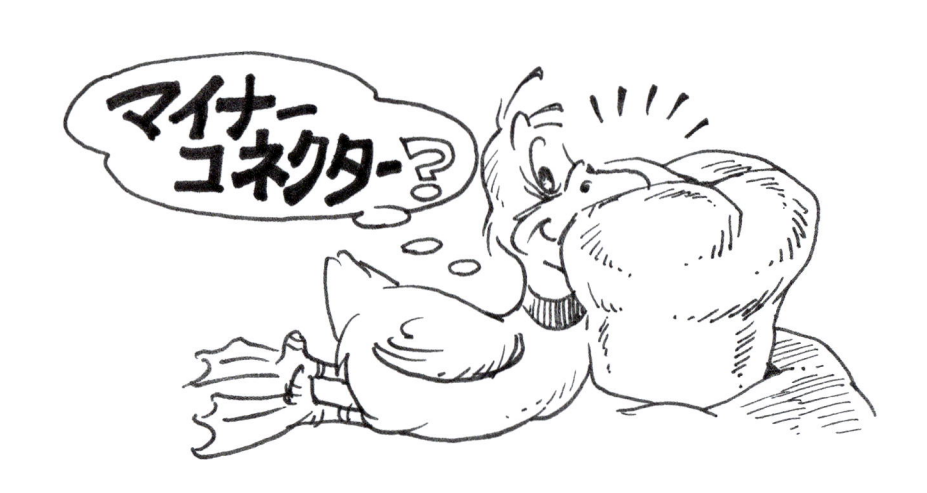

4日目

マイナーコネクターの厚みは
どれくらいにするか

●折れないマイナーコネクターの標準寸法の数値は？

　君は「第1日目」で破損しないためのレストの形態と寸法を学んだが，レストとマイナーコネクターの連結部が折れないことも重要な要件で，辺縁隆線を越える部分は十分な厚みが必要となる．Co-Cr合金を用いた単独レストの場合，最低でも，小臼歯で1.35mm，大臼歯で1.4mmの厚みを確保しなければならない（図4-52〜54）．そのためのワックス形成には，「ラピッドフレックスパターン」の残り部分や「Plastodent CP Ring Clasp」（DeguDent，発売元：デンツプライシロナ）を用いればよい．

　　　　　　　　小臼歯……1.35mm　　　大臼歯……1.4mm

　なお，プロキシマルプレートの厚みは1.2mmとする（図4-52）．プロキシマルプレートのワックス形成は，適当な厚みのワックスがないので盛り上げ法で行うが，「READY CASTING WAX HR22」（厚み1.2mm，ジーシー）を用いて厚みの目安にするか，もしくは，「Wax patterns for molars」（BEGO，発売元：アイキャスト）を用いるとよい．そのほうが盛り上げ作業がしやすい．

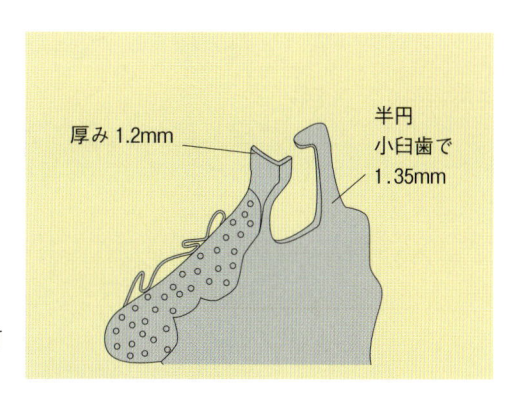

第4日目 ● 各種コネクターの補綴構造設計をマスターしよう

図 4-52　マイナーコネクターの厚み
　小臼歯で 1.35mm，大臼歯で 1.4mm の厚みを有していなければならない．

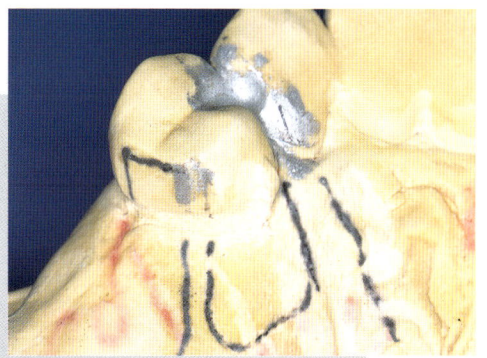

図 4-53　マイナーコネクターの臨床例
　必要な幅と厚みを確保した構造とし，破損のないようにしなければならない．
　なお，トゥースプレパレーションは，舌側欠損側にチャネルを設け，IT ブレーシングを付与した形態をとる．これは，Dt. 岩淵一文氏と Dr. 寺西邦彦氏のアイデアによる．

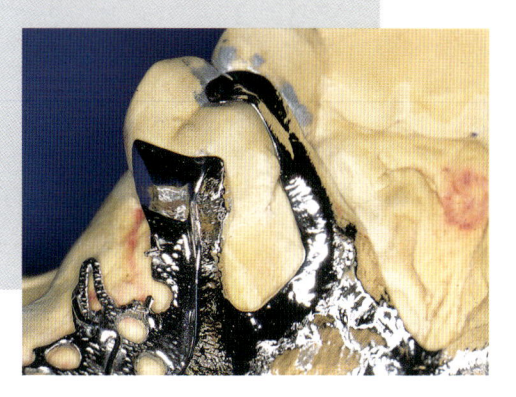

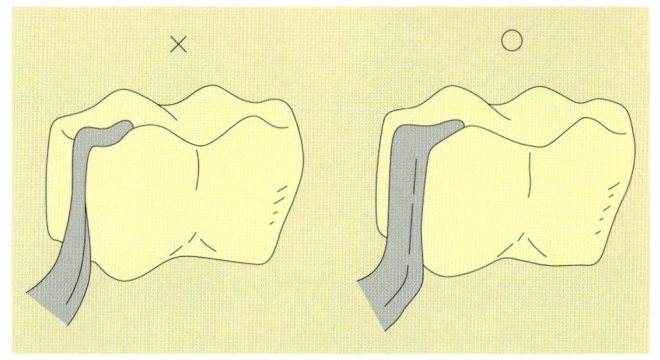

図 4-54　マイナーコネクターの厚み不足
　左のようにマイナーコネクターをつくると，厚みが不足して破損しやすい．右のように十分な厚みを確保する．

4日目

デンチャーベースコネクターはどのようにつくるか

●上顎のデンチャーベースコネクターはどうつくるか

　デンチャーベースコネクターの厚みは，上下顎ともに強度的に丈夫であるためには最低でも0.6mmは必要で，通常は1.0mmとする．

　図4-55で示すように，上顎デンチャーベースコネクターは「Plastodent CP Grid Mesh」（Degu-Dent，発売元：デンツプライシロナ）で形成する．

　歯槽堤の幅が広くて頬側部レジン床の面積が広くなるような場合は，「READY CASTING WAX R08」（ジーシー）を走行させてもよい．

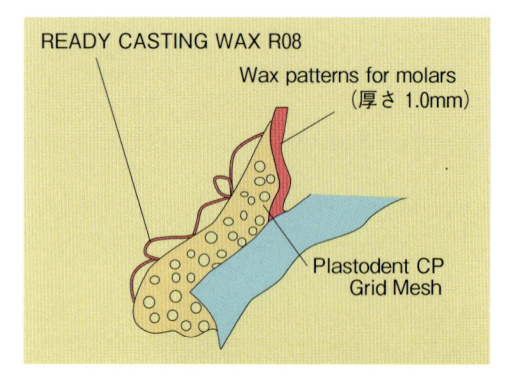

図4-55　上顎デンチャーベースコネクターのワックス構成
　「Plastodent CP Grid Mesh」を用いる．なお，マイナーコネクター部は「Wax patterns for molars」（BEGO，発売元：アイキャスト）を接着し基本ベースとする．

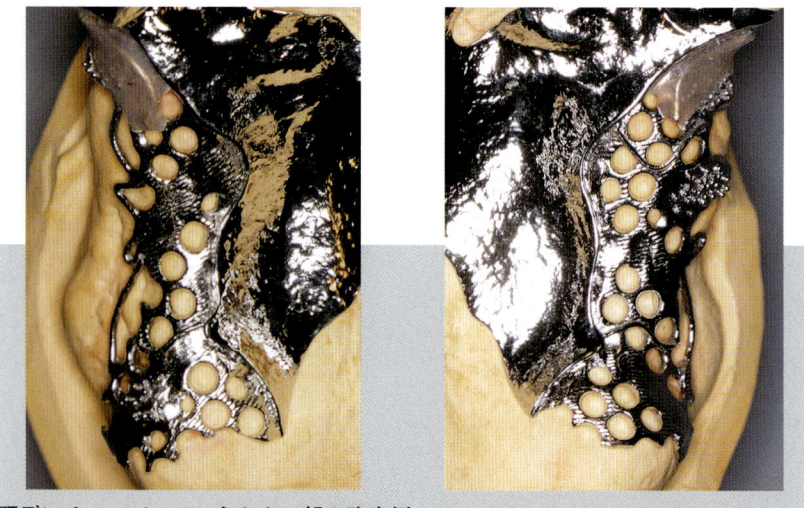

図4-56　上顎デンチャーベースコネクター部の臨床例

第4日目 ● 各種コネクターの補綴構造設計をマスターしよう

● 下顎のデンチャーベースコネクターはどうつくるか

　筆者は，下顎の場合には，「Plastodent CP Bar Retention」「Plastodent CP Ring Clasp Straight」（DeguDent，発売元：デンツプライシロナ）をジョイントして用いている（図4-57）．この場合，後方部はワックスパターンの段階で薄く調整し，多少なりとも人工歯の排列がしやすいようにしている．

　既製パターンだけで下顎のデンチャーベースコネクターを簡単につくりたい場合は，「Wax retentions Hole」（BEGO，発売元：アイキャスト）を用いる（図4-58）．

　なお上下顎ともに，中間欠損であっても基本的には上述したとおりの形態と厚みにつくればよい（図4-59）．

　デンチャーベースコネクターに関しては，上下顎ともに，要はきちんとレジン床が維持でき，人工歯の排列の邪魔にならず，強度が得られればよいのである．したがって，用いる既製パターンも，本書に示したものに限定される必要は全くなく，各種市販品のなかから君の感性に合ったものを選択すればよいと思う．

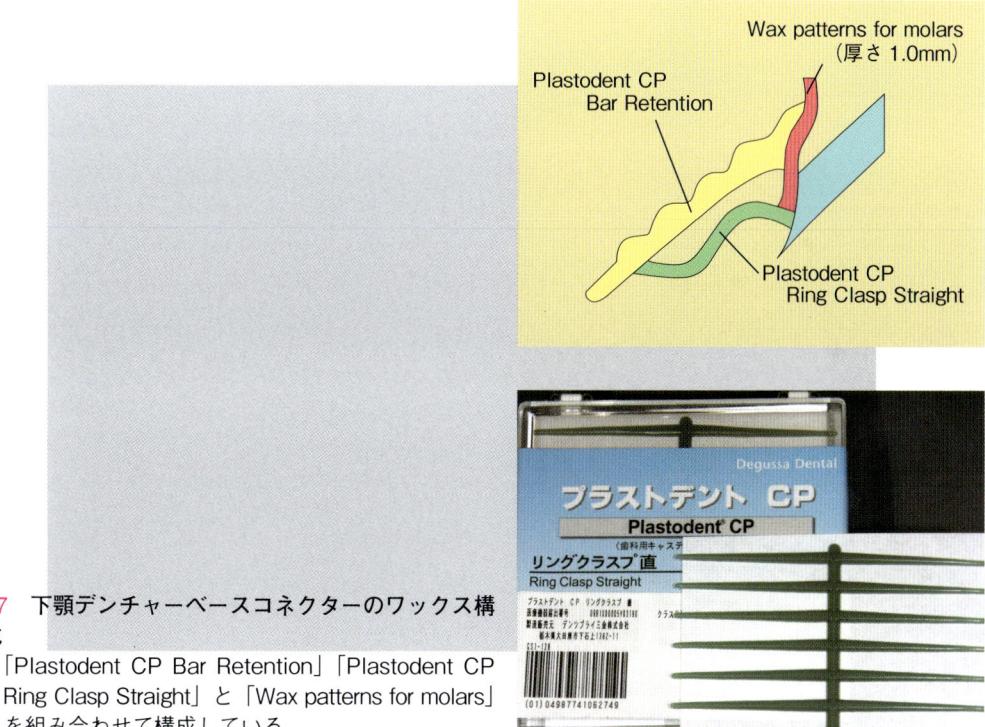

図4-57　下顎デンチャーベースコネクターのワックス構成
　「Plastodent CP Bar Retention」「Plastodent CP Ring Clasp Straight」と「Wax patterns for molars」を組み合わせて構成している．

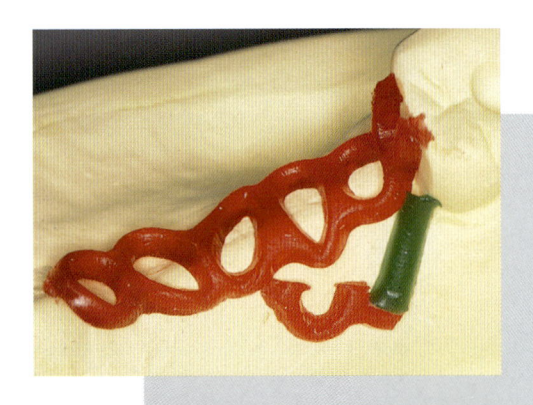

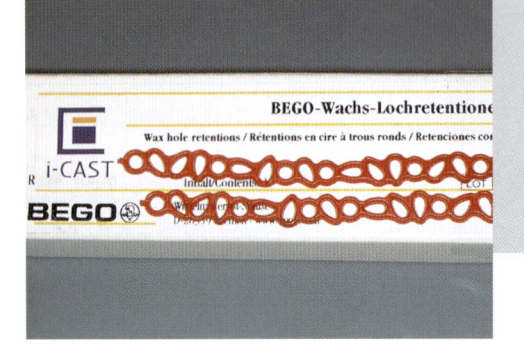

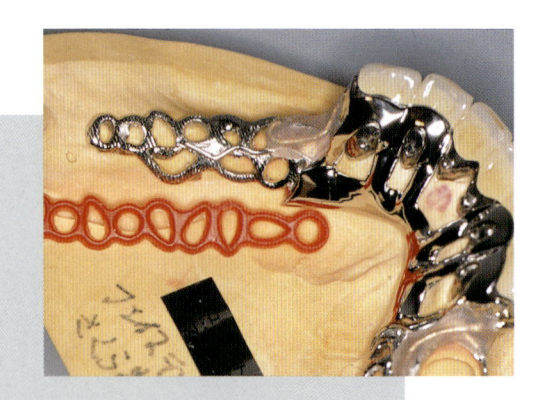

図 4-58 既製パターンでつくった下顎デンチャーベースコネクター
　既製ワックスパターンには「Wax retentions Hole」を用いるとよい．
　なお，臨床例のメタルボンドクラウンはDt. 藤田英宏氏による．

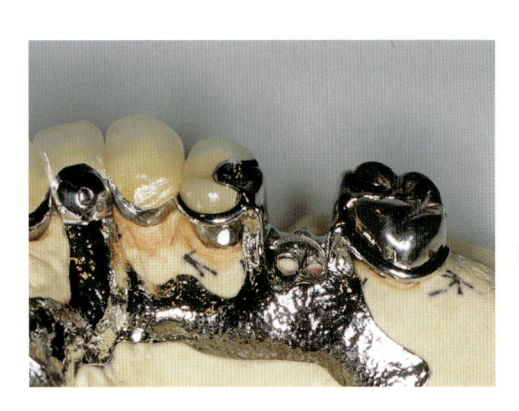

図 4-59 上顎中間欠損におけるデンチャーベースコネクター部
　Dr. 藤田大樹氏の臨床ケースで，メタルボンドクラウンを含めたクラウン製作はDt. 赤坂政彦氏による．

●総義歯に近い少数残存歯の場合のデンチャーベースコネクターはどうつくるか

これも，結局はこれまでの応用である．すなわち，デンチャーベースコネクターをいかにつくるか，そして強度的に弱い箇所をいかに補強するかということの応用問題である．

したがって，上顎であれ下顎であれ，前述したとおりの形態と厚みにデンチャーベースコネクターをつくった後，最もレジンが肉厚となる箇所を選び，図 4-60 に示すように「READY CASTING WAX R07」（直径 0.7mm，ジーシー）を接着剤「Pro seal」（al dente．発売元：come-nets）で貼り付けて補強する．デンチャーベースコネクター本体の厚みは 1.0mm であるから，補強後のワックスパターンの最大厚みは 1.7mm になる．

図 4-61 はパーシャルデンチャーといえども総義歯に近いケースの臨床例である．

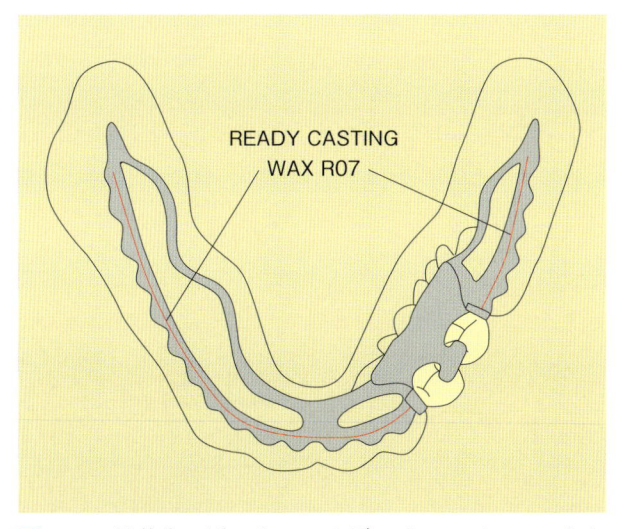

図 4-60　総義歯に近いケースのデンチャーベースコネクター部の補強
　「READY CASTING WAX R07」で補強する．

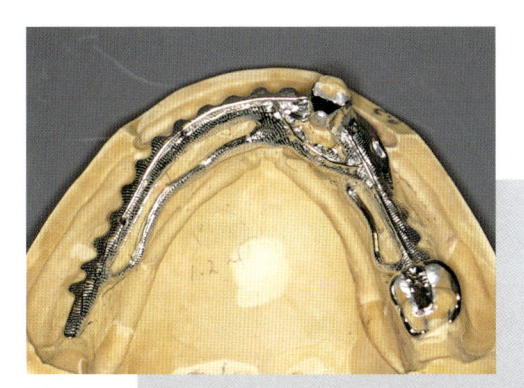

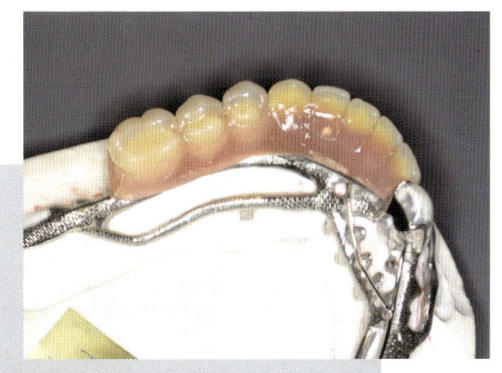

図 4-61　総義歯に近いケースのオールスケルトンタイプの臨床例

> **チェックポイント**

「第4日目」のチェックポイント

1. たわまないリンガルバーの標準的な厚みはどれくらいか.
2. パラタルプレートとパラタルバーをどう使い分けるか.
3. たわまないパラタルプレートをつくるにはどのように補強するか.
4. 折れないマイナーコネクターの標準的な厚みはどれくらいか.
5. 強度的に丈夫なデンチャーベースコネクターの標準的な厚みはどれくらいか.

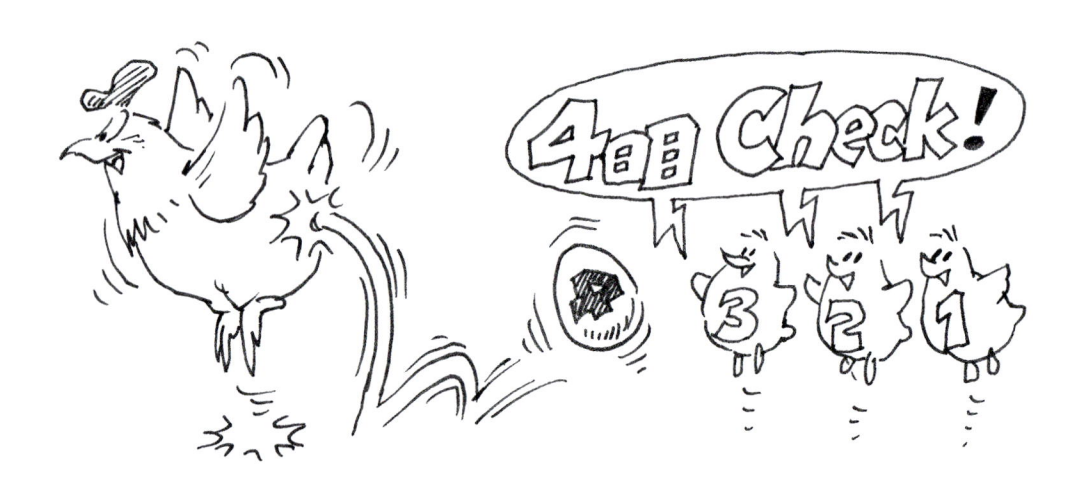

第5日目

耐火模型の
「らくらく製作法」を
マスターしよう

5日目

耐火模型をつくるにあたって忘れてはならない準備作業

●もう君は耐火模型上でワックス作業ができる

　君は「第1日目」ではレストの設定を中心にキャストパーシャルの基本設計の進め方をマスターした．

　また，「第2日目」と「第3日目」では，所望の維持力をもつクラスプをつくるための補綴構造設計の考え方と，そのために「ラピッドフレックスパターン」をどのように用いればよいかをマスターした．

　そして「第4日目」では，メジャーコネクター，マイナーコネクター，デンチャーベースコネクターの補綴構造設計の進め方をマスターした．

　ここまでくれば君はもう，マスターモデル上で正しく補綴構造設計を行うことができるし，補綴構造設計の数値を描記することができれば，マスターモデルを複印象してつくった耐火模型上でのワックス作業もできるはずである．

　したがって，この「第5日目」では，いかにマスターモデルを精密に複印象して精密な耐火模型（一次模型）をつくるか，しかもいかに「らくらく」つくるかについてレッスンしてみる．

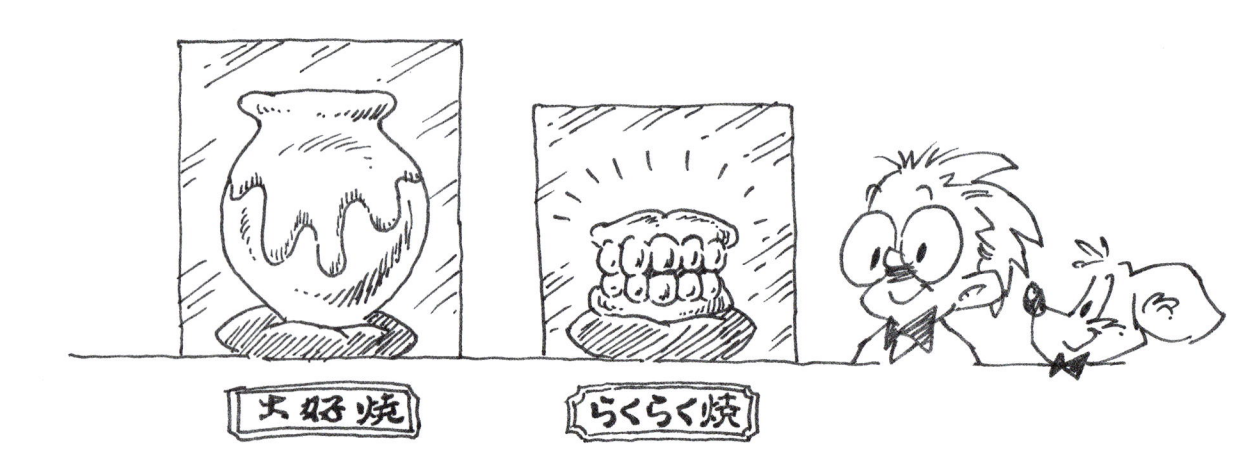

●リリーフ箇所で忘れてならないところはどこか

　耐火模型をつくるにあたっては，マスターモデルのリリーフはきちんとしておかなければならない．ところがビギナーにとって，どうしたらよいかがわかりにくいのがこのリリーフである．

　どこをリリーフし，リリーフ量をどの程度とするかは，デンチャーベースコネクターで覆われる歯槽堤部分を除いては，あくまでも口腔内の診断に基づいて歯科医師が指示すべきものである．しかしながら，このリリーフについてもラボサイドに一任する歯科医師が多い．ラボサイドとしてはリリーフ設計の肩代わりを求められた以上は，必要な口腔内情報を得て，適切に処置しなければならない．

　そこで，ここではまず，主なリリーフ箇所を整理してみる．

① **デンチャーベースコネクターで覆われる歯槽堤部分**

　これは上下顎を問わず必要なリリーフ箇所である（図5-1）．キャストパーシャルの場合，デンチャーベースコネクターはレジンタッチにつくることが基本である．クリアランスがない場合のみ歯槽堤に接する側をメタルタッチにつくることがあるが，そうしたケースは筆者のラボではきわめてまれである．

② **メジャーコネクターで覆われる骨隆起部や口蓋隆起部などの硬い部分**

　骨隆起や口蓋隆起などによる硬い部分がメジャーコネクターなどで覆われる場合は，その箇所は必ずリリーフしなければならない（図5-2）．口蓋隆起は上顎のみであるが，骨隆起は上顎にも下顎にもある．

　こうした硬い部分をリリーフしておかないとどうなるか．デンチャーが沈下してメジャーコネクターなどがその部分に当たると患者さんは痛みを覚え，デンチャーそのものを装着していられなくなる．

③ **上顎の切歯乳頭部**

　3～4mmの幅でリリーフする（図5-3）．

　ただし，通常はスケルトンタイプでのレジンタッチであるので，その点を加味する．

④ **口蓋皺襞部**

　いうまでもなく上顎のみのリリーフ箇所である（図5-4）．

⑤ **クラスプアームが走行する頰側粘膜面**

　特に，I-barやローチクラスプのクラスプアームが走行する頰側粘膜面のリリーフはきちんとしておかなければならない（図5-5）．そうしないと，口腔内装着後に頰側粘膜面が傷ついてトラブルを生じてしまう．これも上下顎を問わず必要なリリーフ箇所である．

⑥ **リンガルバーの下縁**

　リンガルバーの下縁部1/4～1/3は必ずリリーフしておかなければならない（図5-6）．

⑦ **マイナーコネクター部**

　マイナーコネクターが走行する舌側粘膜面は必ずリリーフしておく．

　その他にもリリーフする場所はいろいろあるが，ビギナーがマスターしなければならないリリーフ箇所は以上の①～⑦である．

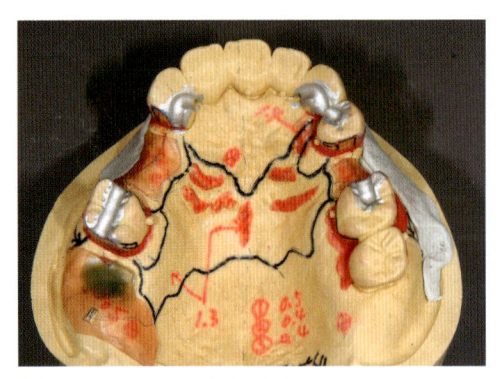

図 5-1　マスターモデルのリリーフ
　　　　デンチャーベースコネクターで覆われる歯槽堤部，メジャーコネクターで覆われる骨隆起部およびマイナーコネクター部などをリリーフする．

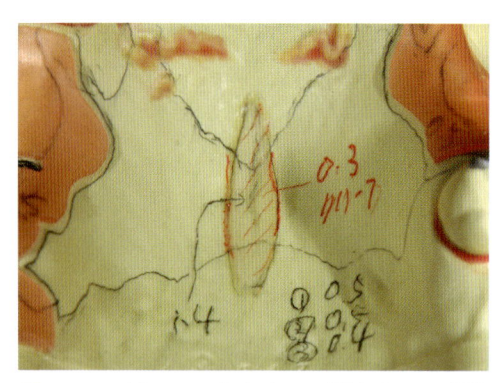

図 5-2　メジャーコネクターで覆われる口蓋隆起部のリリーフ

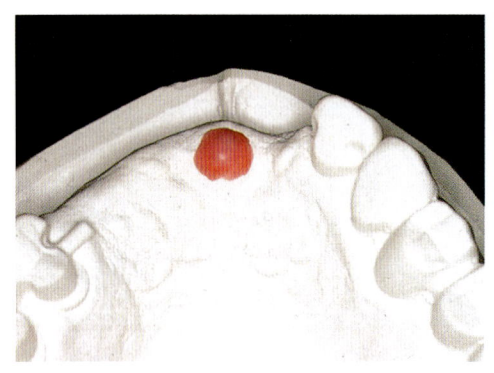

図 5-3　デンチャーベースコネクターやメジャーコネクターに接する上顎切歯乳頭部のリリーフ

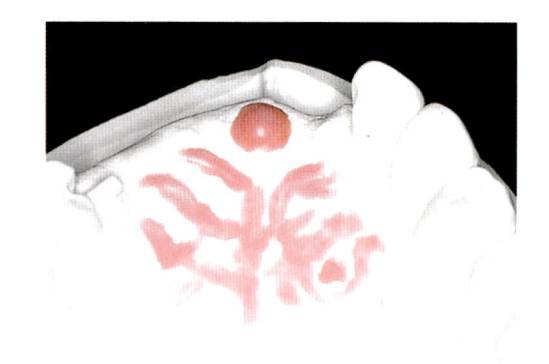

図 5-4　口蓋皺襞部のリリーフ

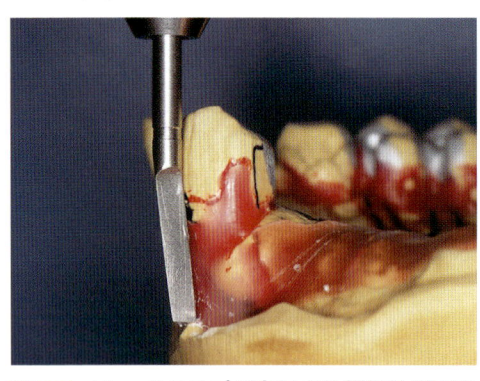

図 5-5　I-bar クラスプが走行する頰側粘膜面のリリーフ
　　　　頰側粘膜面にアンダーカットがある場合は，6°内側に入れてリリーフする．その場合は，「TK ラピッドワックスカッター 6°」（齋藤デンタル工業，発売元：日新デンタル）を用いるとよい．I-bar が頰側に出すぎるのを防止する．

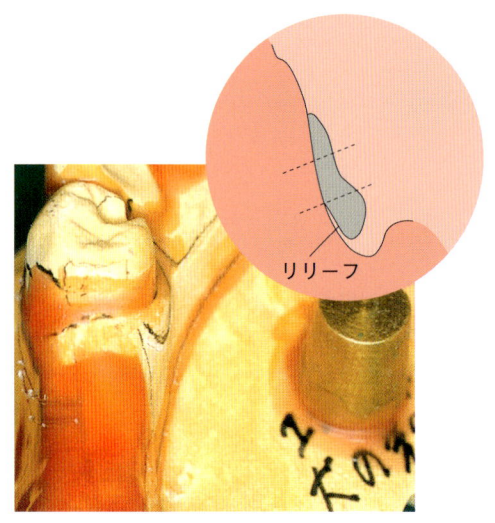

リリーフ

図 5-6　リンガルバーの下縁部のリリーフ
　　　　下縁部 1/4〜1/3 は必ずリリーフする．

●リリーフ量をどの程度とするか

リリーフとはいうまでもなく必要部位における口腔粘膜とメタルフレームとの接触を避けるための作業で，シートワックスを圧接し，粘膜面と移行させる．

リリーフ量をどの程度にするかについては，①を除いては，口腔内の診断に基づいて歯科医師によって指示されるべきであるが，基本的には次のように判断するとよい．

①については，0.5mmを目安とする．「Preparation wax 0.5mm」（BEGO，発売元：アイキャスト，図5-7）を用いるとよい．ただし，咬合高径が低位もしくは高位であったり，粘膜面がフラビーガムなどの場合は，リリーフ量を適宜増減させる．

②のリリーフ量は0.3〜0.4mmとする．

③のリリーフ量は0.5mmとする．ただし，口腔内の診断結果により増減する可能性もあるので，リリーフ量の判断は重要である．

④，⑤のリリーフ量は0.3mmとし，適宜増減する．

⑥のリリーフ量は0.3mmとする．

⑦のリリーフ量は0.2mmで，ワックスを一層分ほど盛り足しておく．

①	デンチャーベースコネクターで覆われる歯槽堤部分	0.5〜0.7m
②	メジャーコネクターで覆われる骨隆起部や口蓋隆起部などの硬い部分	0.3〜0.4mm
③	上顎の切歯乳頭部	0.5〜1.0mm
④	口蓋皺襞部	0.3〜1.0mm
⑤	クラスプアームが走行する頬側粘膜面	0.3〜0.5mm
⑥	リンガルバーの下縁	0.3mm
⑦	マイナーコネクター部	0.2mm

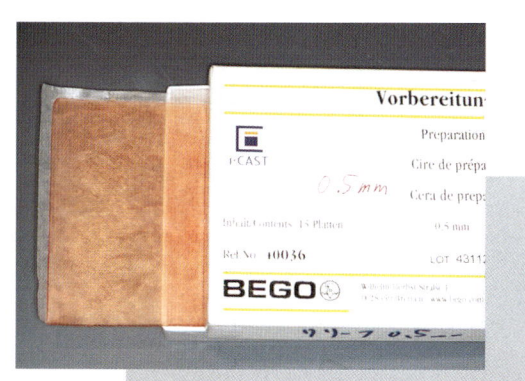

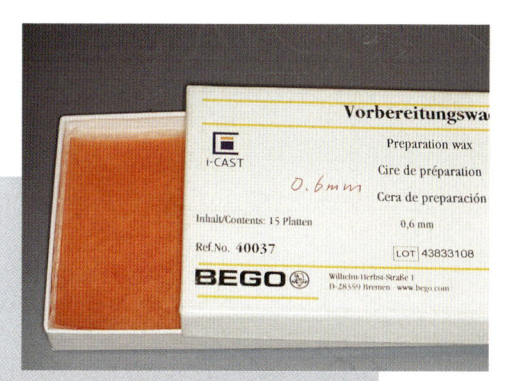

図5-7　リリーフ用の「Preparation wax」
　　　厚みは0.5mm，0.6mm，0.7mmの3種類あるのでケースによって使い分けるとよい．

● クラスプラインを耐火模型に簡単・正確に転写するにはどうしたらよいか

マスターモデル上にクラスプラインがいかに正しく描かれても，耐火模型に正しく転写されなければ意味がない．

そこで筆者は，「第3日目」のところでも示したように，エーカースクラスプの場合はクラスプラインの下方に「Plastodent art line Cervical wax soft」（DeguDent，発売元：デンツプライシロナ）を薄く盛り，クラスプラインの下縁に沿って鉤歯に対して直角にカットし，ステップをつくる（図5-8, 9）．これで耐火模型にはクラスプライン下縁のステップが形成され，「ラピッドフレックスパターン」のワックスフィットが正確かつ容易に行える．

この作業はI-barクラスプの場合も同様に行う（図5-10）．なお，I-barクラスプの場合，ブロックアウトしたワックス面にI-barクラスプの外形を「TK インスツルメント No.2」（齋藤デンタル工業，発売元：日新デンタル）などで軽く描いておくとよい（図5-11）．

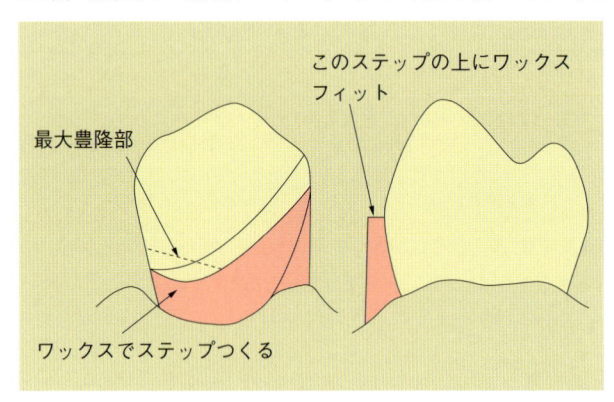

図5-8 エーカースクラスプにおけるクラスプラインの転写
クラスプラインの下方に「Plastodent art line Cervical wax soft」を盛って複印象を行えば，クラスプラインに沿ってステップが形成され，正確にクラスプラインが転写される．

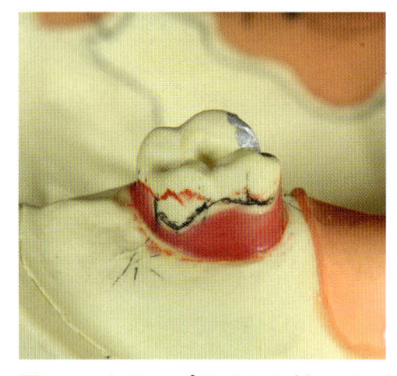

図5-9 クラスプラインに沿ってステップが形成されたマスターモデル
もしパラフィンワックスを用いる場合は，色が薄く取り残しなどのエラーが生じやすいので注意する．

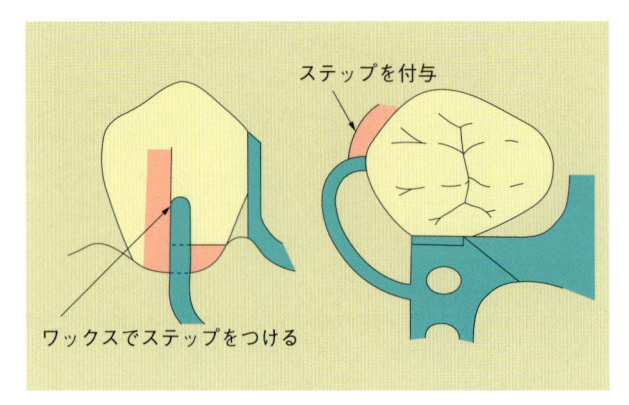

図5-10 I-barクラスプにおけるクラスプラインの転写
I-barクラスプの場合も「Plastodent art line Cervical wax soft」を用いてステップを設ければ，耐火模型に正確にクラスプラインを転写できる．

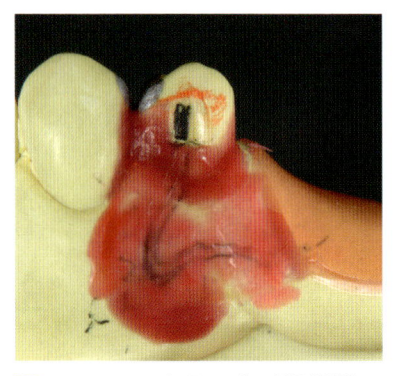

図5-11 I-barクラスプの外形描記
ブロックアウトしたワックス面にI-barクラスプの外形ラインを軽く彫り込んでおく．

● ブロックアウト部で忘れてならないところはどこか

サベイング時においては，次の箇所をブロックアウトした．

① 鉤歯の欠損側アンダーカット部
② 舌側アンダーカット部（リンガルバー設定部およびマイナーコネクター部）
③ 頰側アンダーカット部
④ I-bar 走行部

耐火模型の製作にあたっては，さらに，**残存歯のすべてについて，歯間およびアンダーカット部を少量でよいのでワックスで埋めておく**ことを忘れてはならない（図 5-12）．

余剰のワックスは「TK サベイヤー」の「ヒーターワックストリマー」などでトリミングしておく．

また，口腔前庭などの大きなアンダーカット部は，ホームセンターで市販されている配管周り固定用のパテ（エアコンパテ）などを用いて埋めておく（図 5-13）．

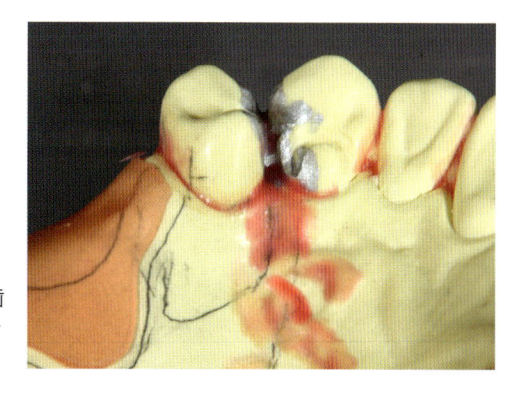

図 5-12 耐火模型製作時のブロックアウト
サベイング時のブロックアウト部のほか，残存歯のすべてについて，歯間およびそのアンダーカット部をブロックアウトする．

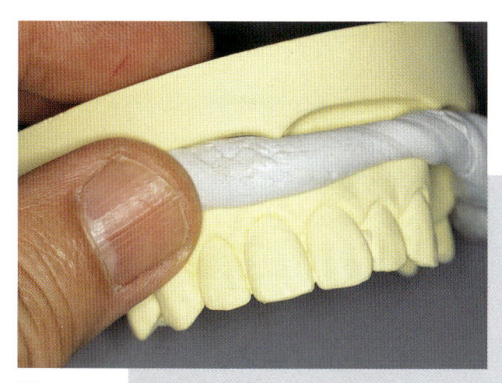

図 5-13 口腔前庭のブロックアウト
エアコンパテなどで埋めておく．

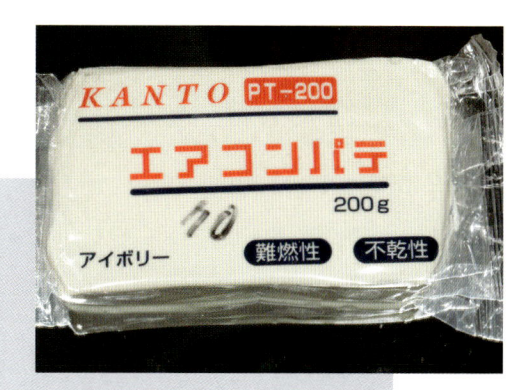

5日目

寒天複印象法はできればやめよう

●寒天は食べるだけにしよう

　君は歯科技工士学校で，一度や二度は寒天複印象法（図5-14）による耐火模型製作を行ったことがあると思う．そして，キャストパーシャルをつくる場合は寒天複印象法を行うとよいと思い込んでいるであろう．

　しかし，寒天複印象の精度には限界がある．しかも，この寒天複印象法は，あとで述べるようにとにかく時間のかかるものである．そのうえ，これもあとで述べるが，取り扱いという点でもなかなかやっかいである．それなのになぜ，わざわざそうした面倒な寒天複印象法なんかを行ってきたのであろうか．それは，要は，寒天に代わるだけの流動性に優れた複印象材がなかったことと，コスト面で有利だからである．

　しかし，いまや，寒天複印象法の数々の面倒さややっかいさをほとんどすべて解決した複印象材が登場している．それが，「Correcsil plus」（山八歯材工業，図5-15），「HERAFORM A＋B」（ヘレウスクルツァージャパン，図5-16），「mega PINKSIL N22」（megadental，発売元：come-nets，図5-17）である．コストパフォーマンスもよい．練和には真空攪拌器「ツイスターⅡ」（Renfert，発売元：日本歯科商社）か「Lab Mixer」（松風）を用いるとよい（筆者が以前推奨していた「Multivac Compact」は製造中止になっている）．ただし，攪拌ボウルは埋没材と併用しないように注意する．

　ここで，ナイスヒントをそっと教えよう．いままで，シリコーン複印象材はショア硬さが17前後くらいのほうが適合がよいと思われていた．しかし，実際は**ショア硬さが20～23くらい**のほうが最も適合のよいキャストパーシャルをゲットできる．君も覚えておいてほしい．

　さて，マスターモデルのリリーフやブロックアウトなどの処置を終えてから，シリコーン複印象材を注入するまでの時間はたったの1分！　印象材注入後，マスターモデルを取り出すまでの時間は，冬季は180分，夏季は60分である．ただし，作業環境温度が23～25℃であること，シリコーン複印象材の保管温度が23～25℃であることが条件となる．印象精度は24時間放置後で－0.03％である．

　シリコーン複印象材は，寒天と違って，注入後は加圧埋没器を使って加圧したまま硬化を待つことができるため，細部まで精密な印象を採ることができる．通常のクラスプデンチャーでミリングやチャネルなどのプレシジョンな装置がない場合はあえて加圧下で硬化させなくてもよいが，キー＆キーウェイのあるクラウンやテレスコープ内冠などを装着したマスターモデルを複印象した場合は，加圧することで見事なまでにその細部形態があらわれ，シリコーン複印象法の精度を実感する．また，キャストオンテクニックを行う場合の複印象法としても最適である．

　こんなすばらしいシリコーン複印象材を使わない手はない．もう寒天は食べるだけにしよう！

第5日目 ● 耐火模型の「らくらく製作法」をマスターしよう

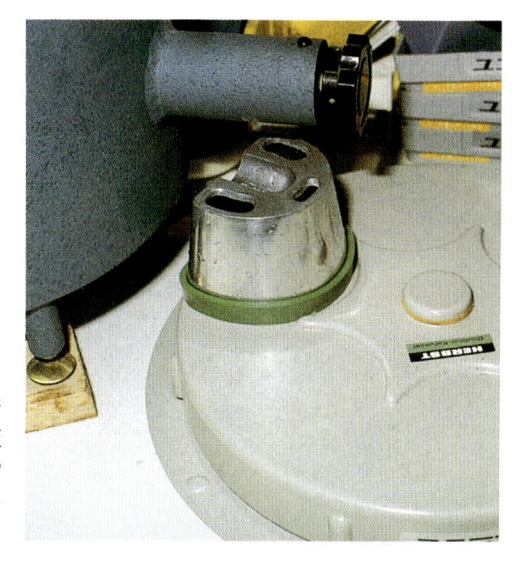

図 5-14　寒天複印象法による耐火模型製作
　　　フラスコ内に寒天印象材を注入しているところである．キャストパーシャルの製作に際しては寒天複印象を行うものと思い込まれてきたが，もはや時代は変わった．適合を求めるならシリコーンしかない．

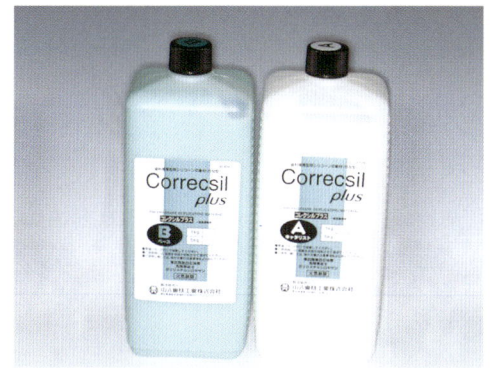

図 5-15　シリコーン複印象材「Correcsil plus」
　　　白色のA液と青色のB液を1：1で混合して用いる．徳用の14kg入り，レギュラーの1kg入りがある．

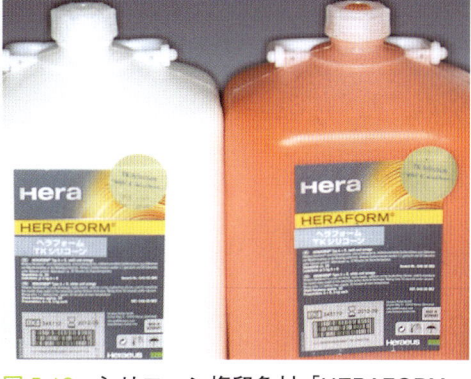

図 5-16　シリコーン複印象材「HERAFORM A＋B」
　　　白色のA液とオレンジ色のB液（ともに1kg入り）を1：1に混合すると超精密なシリコーン複印象材になる．徳用12kgタイプ（A液，B液それぞれ6kg）もある．

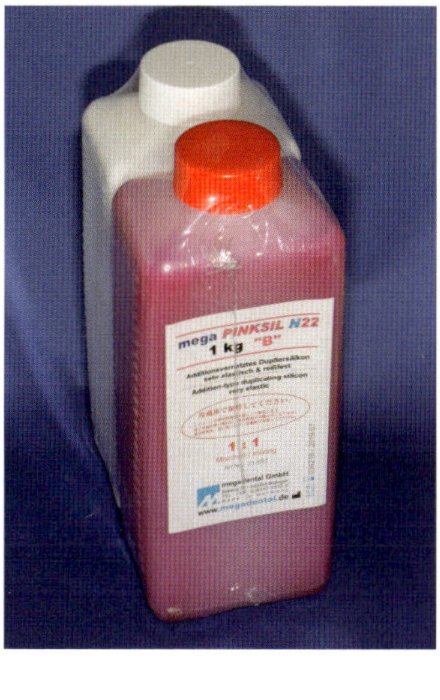

図 5-17　シリコーン複印象材「mega PINKSIL N22」
　　　コストパフォーマンスに優れている．類似品として「レプリシル」（名南歯科貿易）もある．

151

5日目

耐火模型の「らくらく製作法」

●超精密シリコーン複印象材の取り扱い

　これまで耐火模型製作用としてシリコーン複印象材が使われなかったのは，流動性に優れ，印象精度が高く，短時間で硬化し，キャストパーシャルの良好な適合が得られるものがなかったからである．しかし，「Correcsil plus」「HERAFORM　A＋B」「mega PINKSIL N22」はそれらを一挙に解決したと評価してよい．

　図5-18〜22では，このシリコーン複印象材による精密耐火模型の「らくらく製作法」を紹介する．

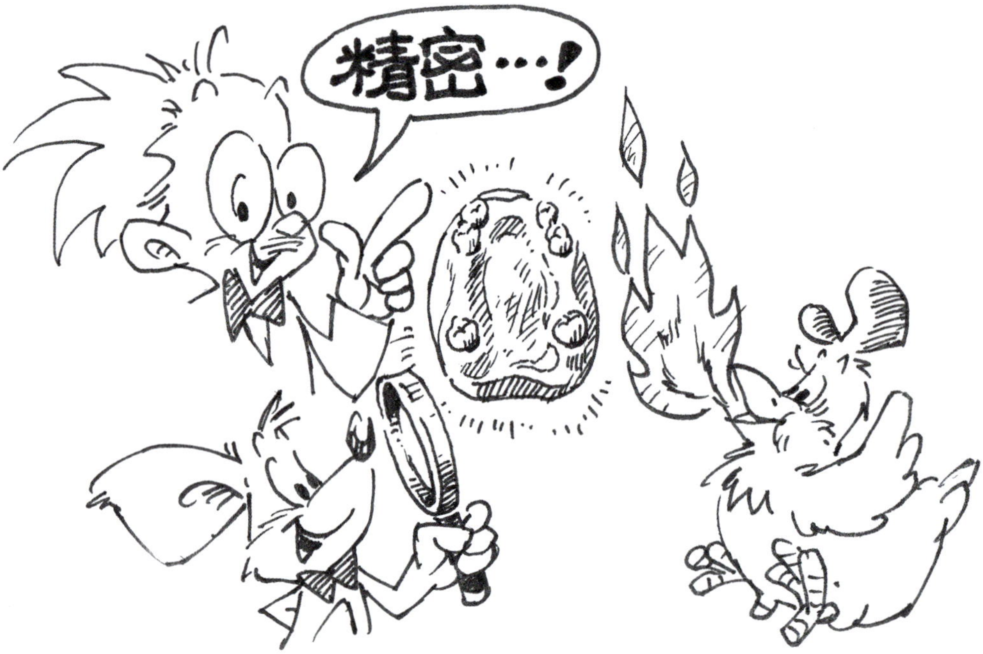

第5日目 ● 耐火模型の「らくらく製作法」をマスターしよう

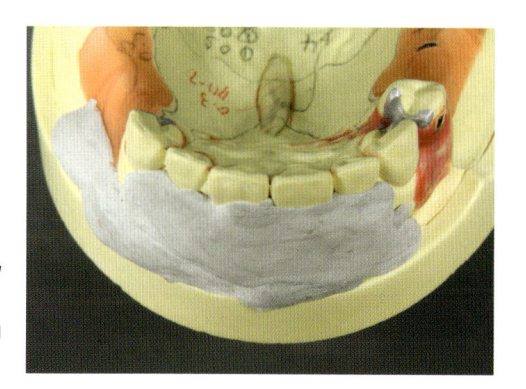

図 5-18　マスターモデルのリリーフおよびブロックアウト
　　口腔前庭などの大きなアンダーカット部はエアコンパテを用いる

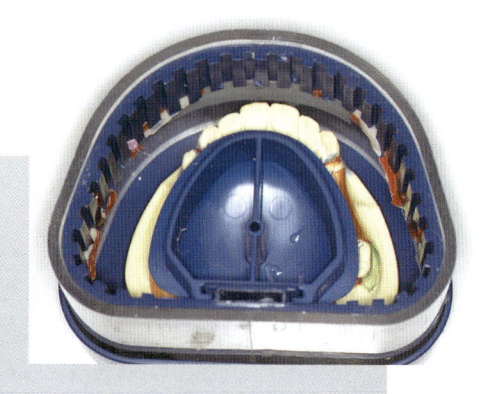

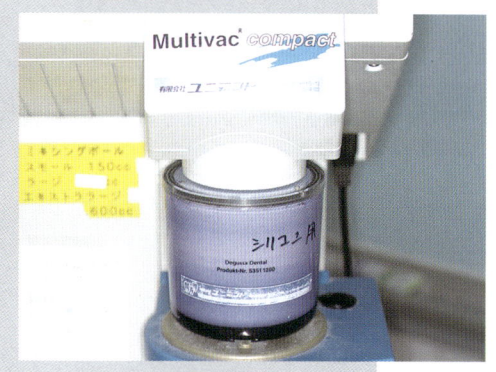

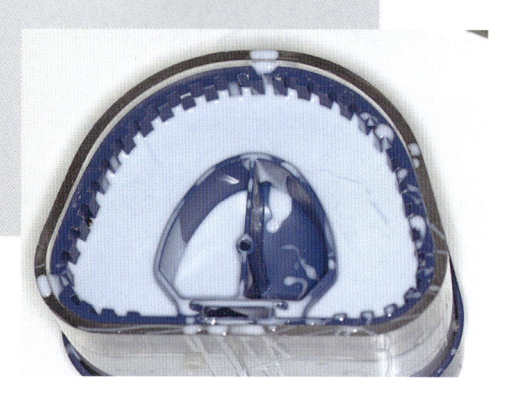

図 5-19　シリコーン複印象材の注入
　　本ケースでは，シリコーン複印象材は「Correcsil plus」，複印象用フラスコは「Duplicating flask」（BEGO，発売元：アイキャスト）を用いた．シリコーン複印象材の練和は必ず真空攪拌機を用いてシリコーン専用ボウルで行う．

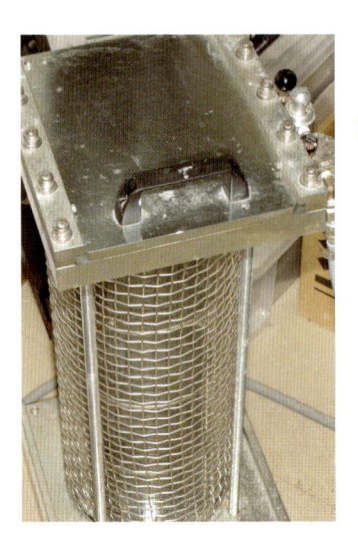

図 5-20 シリコーン複印象材の硬化
シリコーン複印象材注入後は，ただちに「TKプレッシャーポット」（山八歯材工業．本来は鋳型製作用の加圧埋没器で，同時に4〜5個の加圧ができる）のなかにフラスコを入れ，2気圧で加圧硬化させる．この加圧硬化によって細部まで精密な印象を採ることができる．ただし，通常のクラスプデンチャーやフルデンチャーであれば，加圧しないで，大気中での硬化でよい．

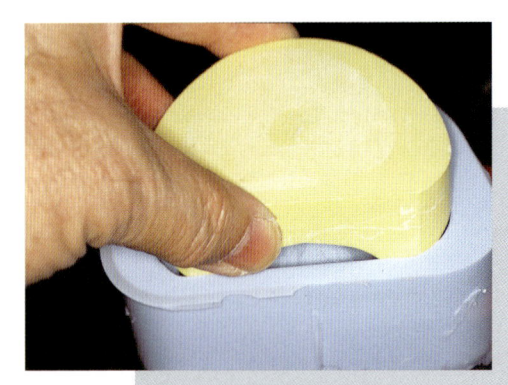

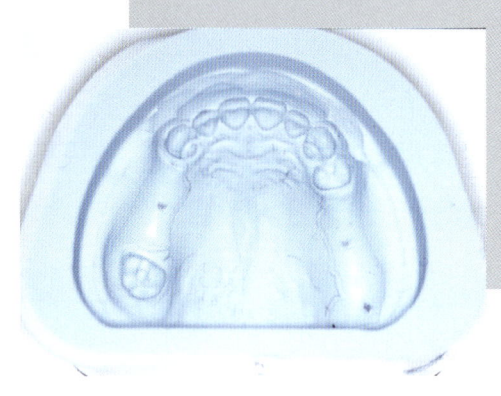

図 5-21 マスターモデルの取り出し
シリコーン複印象の基底部を鋭利なナイフで切り取ってマスターモデルの基底部を露出させ，シリコーン複印象とマスターモデルの間にエアを吹き込んでマスターモデルを取り出す．「Correcsil plus」は弾力性に富んでいるので深いアンダーカットも問題としない．

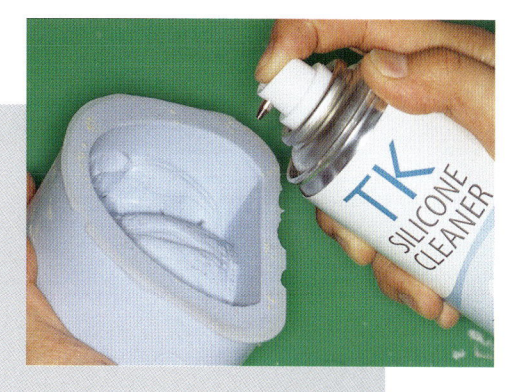

図 5-22　複印象内面の処理
マスターモデルを取り出したら，複印象内全面に「TKシリコーンクリーナー」（山八歯材工業）をスプレーする．スプレー後，30秒は放置し，残渣をエアガンで完全に除去する．多少でもこの残渣があると，耐火模型材と反応して耐火模型面が粗面になってしまう．

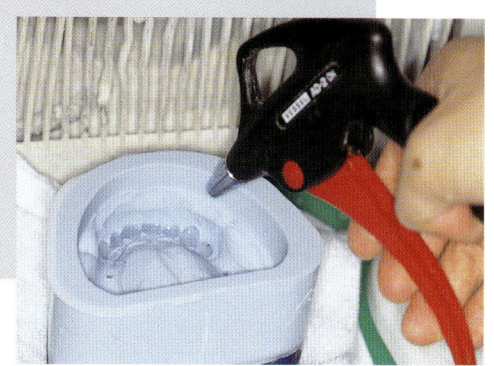

● 耐火模型材の注入

　図 5-18〜22 でできたシリコーン複印象内に耐火模型材を注入して加圧下で硬化させれば，耐火模型のできあがりである．**シリコーン複印象時が無加圧であっても，耐火模型製作時は加圧下（2気圧）で行うべきである．無加圧と加圧下が並用されても，適合性に問題は全く生じない．**

5日目

加圧埋没器を使って
高精度の耐火模型をつくろう

　高精度の耐火模型製作のために加圧埋没器の使用が欠かせないことは，前述のとおりである．
　加圧埋没器としては「TKプレッシャーポット」（山八歯材工業，図 5-23）がある．これは，本来は埋没用フラスコに外埋没材を注入後，加圧下で外埋没材を硬化させるためのものである．これによって，より寸法精度の高い，緻密な鋳型を製作しようということである．
　キャストパーシャルの製作では，この加圧埋没器を以下のように使用する．

①　シリコーン複印象材の硬化
　複印象用フラスコにシリコーン複印象材を注入した後，ただちに「TKプレッシャーポット」の中に入れ，2気圧の加圧を夏季は60分持続させてシリコーン複印象材の硬化を待つ．この加圧によって細部まで精密な複印象を採ることができる．ただし，冬季はシリコーンが重合しにくいので，安全のために180分以上は待ったほうがよい（作業環境温度を23〜25℃にした場合）．
　加圧硬化による超精密印象はシリコーン複印象だからできることであって，寒天印象での加圧はタブーである．

②　耐火模型の硬化
　耐火模型材をバイブレーター上でシリコーン複印象内に注入したら，ただちに「TKプレッシャーポット」の中に入れ，耐火模型材の硬化を待つ（図 5-24）．この場合，2気圧の加圧を55分は持続させて完全硬化を待つ．
　シリコーン複印象の硬化を加圧下で行っても大気圧下で行っても，必ず耐火模型材の硬化は加圧下で行う．耐火模型はそれだけ気泡ができやすいからである．ただし，「TKプレッシャーポット」内の加圧は2気圧が上限でそれ以上にはしない．もし，5気圧とかの強圧にすると，寸法変化を来たしたり，耐火模型が緻密になり過ぎて通気性の関係でキャスト後になめられやすくなる．

③　外埋没材の硬化
　耐火模型上でのワックス形成を終えたら，スプルーイングして外埋没することになるが，この外埋没材の硬化も加圧下で行う（2気圧で14分，図 5-25）．これに関しては「第7日目」で詳しく述べる．
　なお，この外埋没材の加圧硬化は，①，②に関係なく行ってよい．

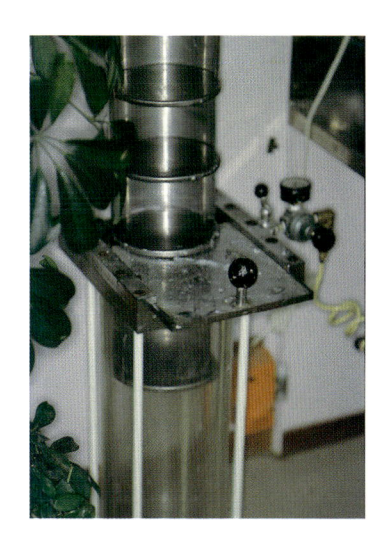

第5日目 ● 耐火模型の「らくらく製作法」をマスターしよう

図 5-23 加圧埋没器「TK プレッシャーポット」
同時に 4〜5 個の加圧が行える．加圧は 2 気圧を上限とする．

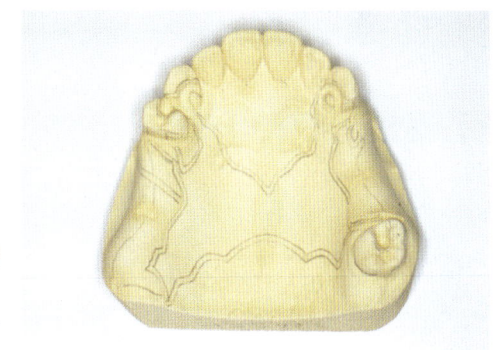

図 5-24 「TK プレッシャーポット」で硬化させた後の耐火模型
上顎の耐火模型で，トリミングからワックスバスまで終了している（このステップは後で述べる）．

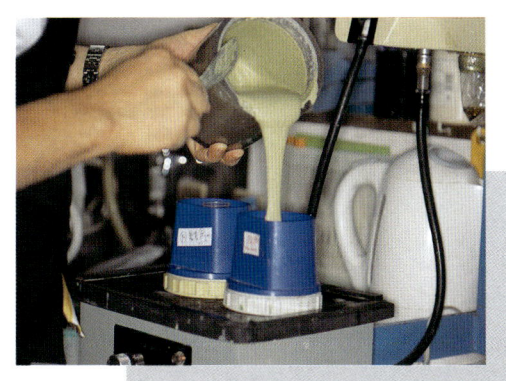

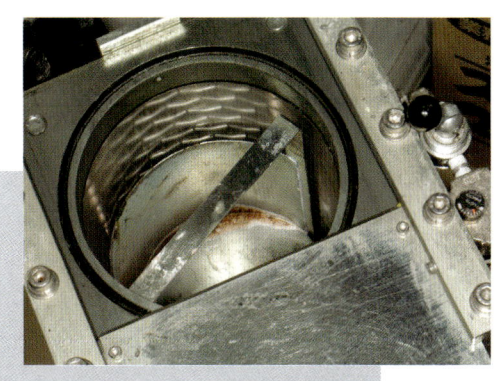

図 5-25 「TK プレッシャーポット」による外埋没材の硬化
外埋没材には「Biosint-Extra」（DeguDent，発売元：デンツプライシロナ）を用い，「TK プレッシャーポット」内で 2 気圧で硬化させる．加圧時間は 14 分とする．

5日目

耐火模型材には何を選ぶか

●なぜ「Optivest」をすすめるか

　本書で対象にしているメタルは，ラピッドフレックスシステムのCCM表の指定メタルになっているCo-Cr合金「Biosil F」（DeguDent，発売元：デンツプライシロナ）である．したがって，耐火模型材（鋳造床用リン酸塩系埋没材）には専用の「Optivest」（図5-26）をすすめることになる．
　CCM表はCo-Cr合金の「Biosil L」「Wironit LA」などに対しても用いることができるが（p. 52参照），これらのメタルを用いる場合も「Optivest」と組み合わせることで非常に高い鋳造精度が実現する．ただし，そのためには次に述べるいくつかの注意が必要である．

●これだけは守ろう！　高い鋳造精度のための耐火模型材の取り扱い

　高い鋳造精度を得るためには，耐火模型材は必ず以下のように取り扱わなければならない．

■ 保管

　「Optivest」の粉は計量済み400gパック包装であるため，保存性，操作性に優れるが，粉，液ともに，四季を通じて15～20℃前後の冷蔵庫内で保管しなければならない．専用液「Optivest Liquid」は決して凍らせてはいけない．

■ 専用液の使用

　粉液の練和に際しては，基本的には専用液「Optivest Liquid」を100%原液で用いる（総合膨張率1.8%）が，水で薄めた場合の膨張値の変化は表5-1のとおりである．

■ 粉液比

　「Optivest Liquid」を100%原液で用いる場合は，基本的には，粉100gに対して液14mlとする．
　なお，通常の耐火模型1個分の粉の使用量は150～200gである．計量は必ず計量器を用いて正確に行う．

■ 真空攪拌時間

　粉液の手練和を約15秒行った後，基本的には，真空攪拌器で約40～60秒練和する．ただし，この真空攪拌時間は四季の気温に応じて多少調整することが必要である．
　目安としては，注入後ただちにバイブレーションを止めてから，60秒後に初期硬化するかどうかである．60秒以内で初期硬化してしまう場合は作業環境温度が25℃以上になっているので，そうした場合は，真空攪拌時間を10秒前後短縮する．

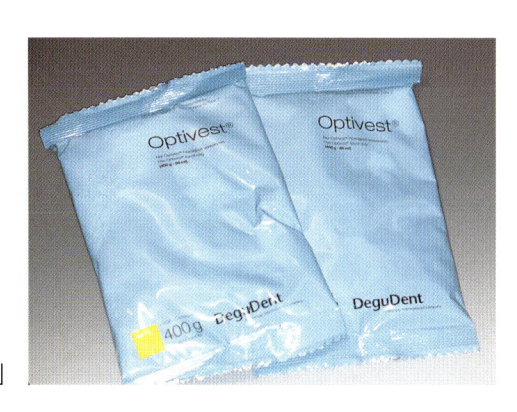

図 5-26 耐火模型材「Optivest」

表 5-1 「Optivest Liquid」濃度による「Optivest」の膨張率

	硬化膨張	加熱膨張
蒸留水 4：Optivest Liquid 0	0.30%	0.60%
〃 2： 〃 2	0.35%	1.00%
〃 1： 〃 3	0.45%	1.10%
〃 0： 〃 4	0.50%	1.15%

（粉100gに対し，液14.0mlを使用）

■ 注入
真空攪拌後はただちにバイブレーター上で複印象内に注入するが，注入後はただちにバイブレーションを止める．手練和の開始から注入終了までの作業時間は2～3分とする．

■ 硬化，掘り出し
注入後，約55分したら取り出すことができる．より精度の高い耐火模型を得るためには，シリコーン複印象の硬化を加圧下で行うか大気圧下で行うかに関わらず，耐火模型の硬化は必ず2気圧の加圧下で行うことは前述したとおりである．

■ 表面効果処理
シリコーン複印象を行ってつくった耐火模型は，180℃で60分の乾燥を行った後，表面硬化処理としてワックスバスを行う．

図 5-27～37 に耐火模型完成までの手順を示す．

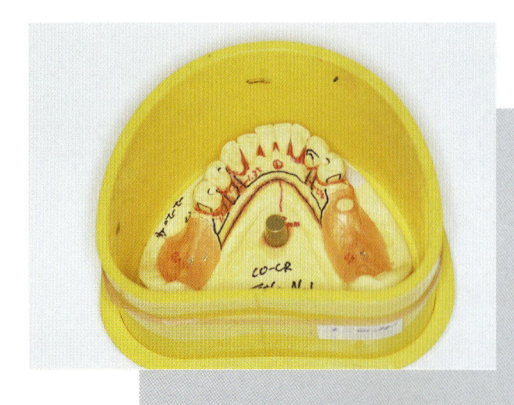

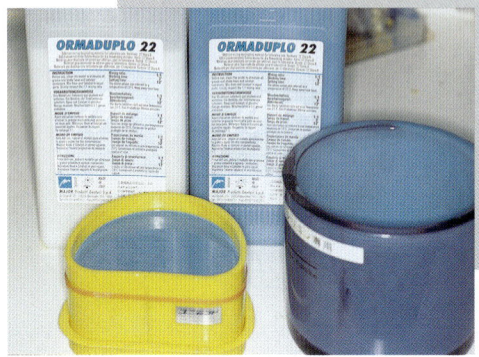

図 5-27　シリコーン複印象材の注入
　本ケースでは，複印象用フラスコは「Heraeus Flask」（ヘレウスクルツァージャパン）を使用している．本ケースのように下顎のケースでは，上顎の場合と違ってスタビライザーやパラタルインサートは用いない．シリコーン複印象材は，23～25℃の作業環境温度の場合，冬季は60秒，夏季は20秒の真空攪拌を行わないと完全に重合しないので注意する．もし，シリコーン複印象材が複印象用フラスコに注入すると同時に硬化した場合は，シリコーン複印象が変形を来たすため，注入を中止する．なお，本ケースではシリコーン複印象材として「ORMADUPLO 22」を使用しているが，その後継が「mega PINKSIL N22」（megadental，発売元：come-nets）もしくは「レプリシル」（名南歯科貿易）である．

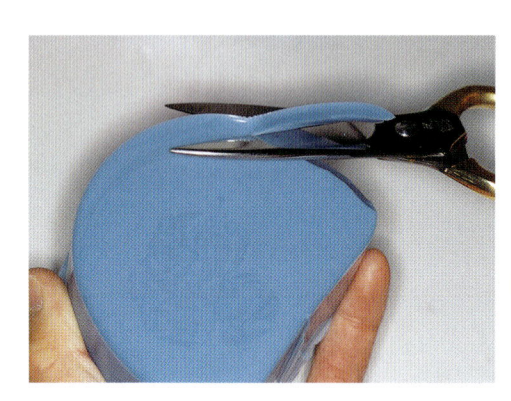

図 5-28　シリコーン複印象基底部のカット
　シリコーン複印象の基底部は全周に「めくれ」が生じるので，ハサミで 5mm ほどカットする．これをしないとシリコーン複印象が歪んでしまう．

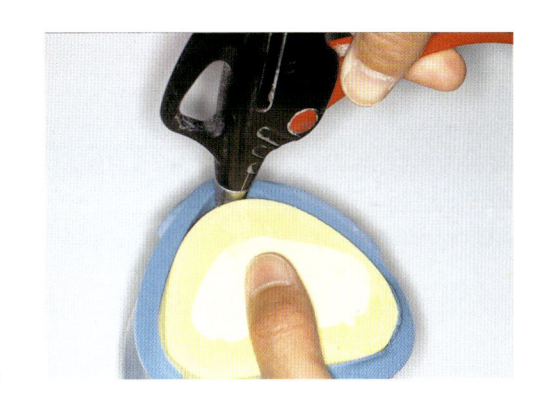

第 5 日目 ● 耐火模型の「らくらく製作法」をマスターしよう

図 5-29　マスターモデルの取り出し
　　　　エアガンを用いて，マスターモデルを取り出す．

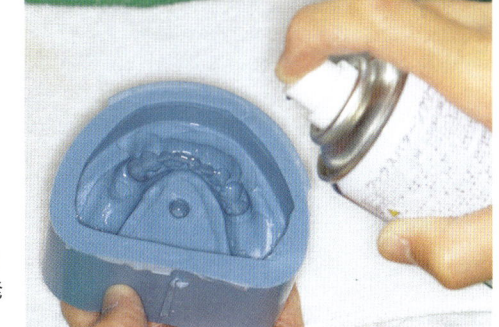

図 5-30　複印象内面の処理
　　　　「TK シリコーンクリーナー」（山八歯材工業）をスプレーする．これによって耐火模型に気泡が発生しにくくなる．

図 5-31　スプルーの植立
　　　　スプルー形成用の「T.K.M スプルーコーン（耐火模型用）」（齋藤デンタル工業，発売元：日新デンタル）の原型をもとにレジンで複製して用いる．レジンで複製するのは，耐火模型との剝離をよくするためである．

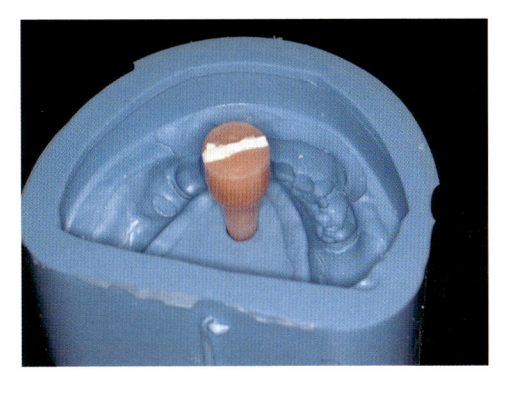

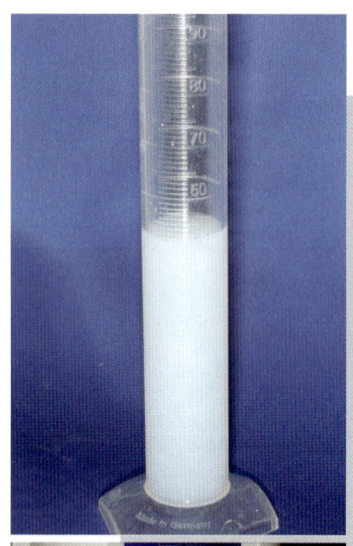

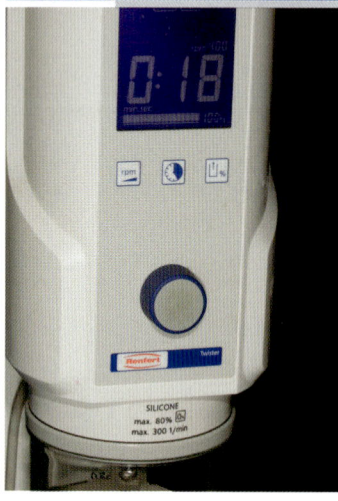

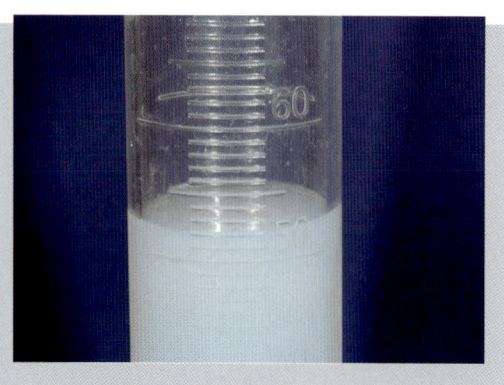

図 5-32　耐火模型材の攪拌
　耐火模型材「Optivest」の粉液比は粉100gに対して専用液14ml とする．耐火模型製作においては正確な混水比を厳守しなければならない．そこで，プラスチックでありながらも正確に計測できるメスシリンダーを使用する．通常，専用液がメスシリンダー内面で盛り上がるという表面張力が発生するが，本メスシリンダー「VITLAB」（発売元：キクタニ）は全く表面張力が発生しない．そのため，正確な液量が計測可能である．25ml，50ml，100ml の3種類が用意されており，ドイツ製ながらリーズナブルである．手練和を15秒行った後，真空攪拌を冬季は60秒，夏季は40秒行う．真空攪拌器として，筆者は「Multivac Compact」を用いているが，現在は販売中止のため「ツイスターⅡ」（Renfert，発売元：日本歯科商社）もしくは「Lab Mixer」（松風）を用いるとよい．「Optivest」は粉，液ともに15〜20℃の冷蔵庫で保存するが，作業環境温度を23〜25℃に保てない場合は，冷蔵庫での保管温度を下げるなどして，攪拌時間を守れるように工夫する．冬季で作業環境温度が20℃以下のときは攪拌時間は60秒を超えてよい．シリカ系のリン酸塩系埋没材でないので，攪拌時間が長くなることで耐火模型の硬化膨張が少なくなることはない．

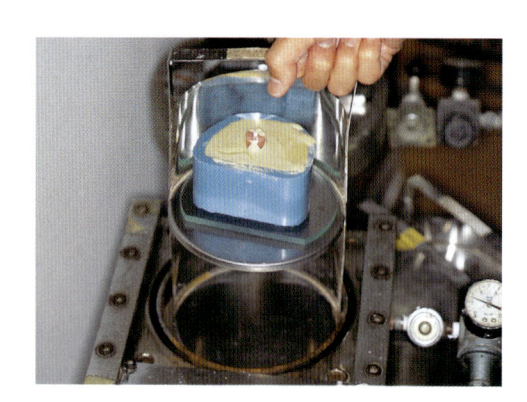

図 5-33　耐火模型材の硬化
　シリコーン複印象に「Optivest」を注入したら，ただちに「TK プレッシャーポット」（山八歯材工業）の中に入れて，加圧下で55分硬化させる．

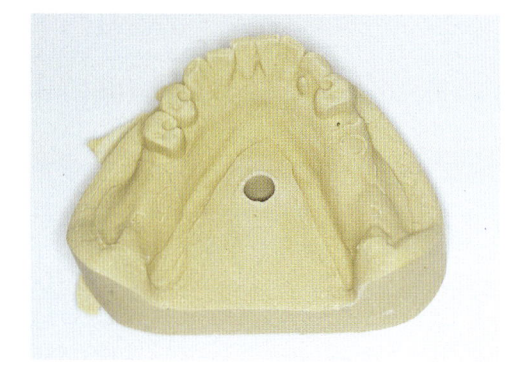

図 5-34　シリコーン複印象から取り出した耐火模型
　エアガンを用いて耐火模型を取り出す．

図 5-35　耐火模型のトリミング
外埋没を行いやすいように，石膏トリマーでトリミングする．基底面は通気性が悪く，鋳造欠陥や「なめられ」の原因となるので，一層除去する．遠心鋳造の場合はあまり影響ないが，加圧鋳造を行う場合はこの作業は必須である．
なお，耐火模型基底面をなべ底のように斜めにトリミングする人がいるが，それにより適合が向上するというのは迷信である．トリマーの刃が減るだけで全く意味はない．

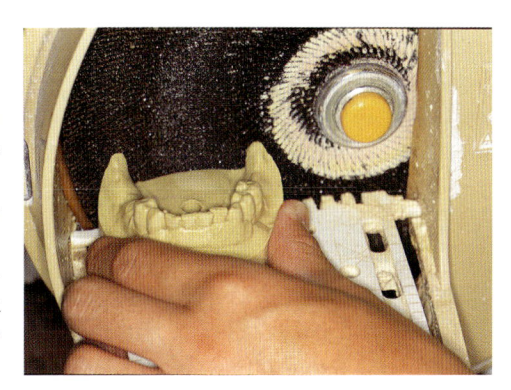

図 5-36　耐火模型の乾燥
ファン付の乾燥炉を用いて，180℃で60分の乾燥を行う．乾燥炉は工業用のものでもよい．耐火模型硬化後にすぐ乾燥させないと，耐火模型自体の湿気により化学反応が止まらず，キャストパーシャルの適合が悪くなったり，粘膜面が粗糙になる．ひどいときにはレストが2mmほど挙上することもある．このことは意外に知られてないが，注意が必要である．ただし，いったん乾燥してしまえば1カ月後にワックス形成を行っても適合に影響はしない．

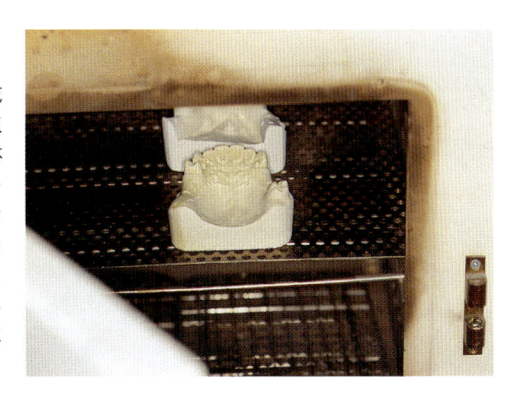

図 5-37　ワックスバス
ワックスバスは，パラフィンワックスを溶かして1秒漬けるだけでよい．これで，耐火模型の表面硬度が上がって安全になり，ワックス形成も行いやすくなる．ニスバスはバリになるだけでよいことは何もないので行わないでほしい．

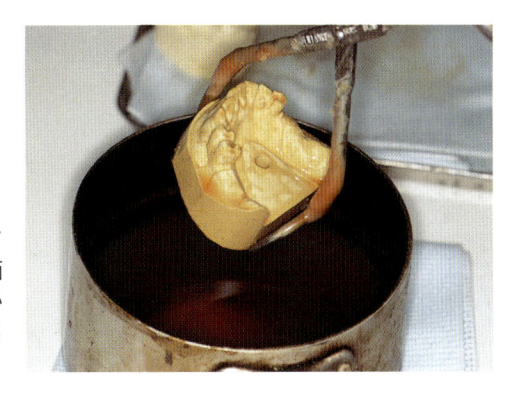

5日目

ああ！ 面倒な寒天複印象法

●寒天複印象法は時間がかかる

　寒天複印象の精度には限界があり，しかも寒天複印象法の第一の欠点として時間がかかりすぎる．
　君も知っているように，寒天はまず刻むという作業から始まる．次に，これを寒天コンディショナーの中に入れて溶かさなければならないが，電気ヒーター式の寒天コンディショナーを用いた場合は特に沸騰させないための注意が必要である．もし沸騰状態にしてしまうと，寒天が成分変化を来たして精度が低下したり，硬くなりすぎて取り出しが困難になるという事態を招いてしまうことがある．寒天溶解時の沸騰はタブーである．
　この面倒な寒天複印象法をそれでもやりたいという人には，寒天複印象材には「Castogel」（BEGO，発売元：アイキャスト）を，寒天コンディショナーには「Gelovit 200」（BEGO）を推奨しよう．以前推奨していた「Automelt」（図 5-38）は，湯せん式であるため寒天の溶解に際してオーバーヒートさせることは絶対になかったが，製造中止になっている．
　「Automelt」では，寒天を溶解するのに 90 分ほどかかる．しかし，冷却時には湯が冷水に代わって循環する方式であるため，注入の適温（45～52℃）にするまでの冷却時間は電気ヒーター式のものよりも短くて済み，20 分ほどである．ただし，一度に 3 床分以上の溶解が必要な容量であるため，キャストパーシャルを多く製作するラボでないと持て余すかもしれない．

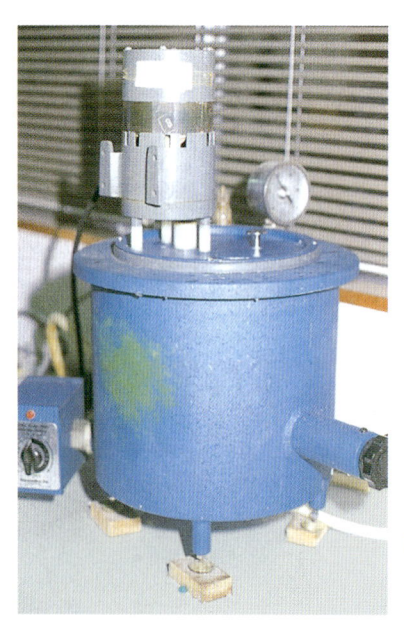

図 5-38　寒天コンディショナー「Automelt」
　　　　　現在は製造されていないので，「Gelovit 200」を用いるとよい．

「Automelt」を使用した場合でも，電気ヒーター式のものを使用した場合でも，寒天の溶解開始から注入までトータルで2時間はかかる．この間，マスターモデルは40〜45℃の温水中に30分ほど漬け，十分に脱泡しておかなければならない．

●耐火模型材との相性は？
　45〜52℃に保温した寒天を1カ所の注入口からゆっくりと連続的に注入した後は，少なくとも25分は室温中に放置し，さらにその後，フラスコ基底面から1/3のところを約15℃の冷水中に入れて40分は放置しなければならない．このため一般的には，水道の水を流しっぱなしにして冷却している．

　ようやく寒天複印象が硬化したら，一部分をカットしてマスターモデルを取り出すが，エアを吹きかけて一気に取り出さないと印象を変形させてしまうことがある．この際，エアを強く吹きかけすぎると，せっかくの寒天複印象を壊してしまうこともある．

　寒天複印象面についた多少の水分をエアで注意深く除去することも大切である．もし水分が付着したまま耐火模型材を注入すると，加水膨張を生じ，不適合の原因になってしまう．

　いずれにしても，筆者が寒天複印象法を用いない理由は，耐火模型面が寒天の水分と反応して面粗れすることがマイナスだからである．ただ，メリットとして，反復使用ができ，ランニングコストがよいことは認めざるを得ない．また，廃棄する場合はシリコーン複印象材と違いエコであることも事実である．

> **チェックポイント**
>
> **「第5日目」のチェックポイント**
> 1. リリーフ箇所で忘れてはならないところはどこか．
> 2. クラスプラインを耐火模型に簡単・正確に転写するためにはどうしたらよいか．
> 3. シリコーン複印象法による耐火模型の「らくらく製作法」を理解したか．
> 4. 耐火模型の取り扱いにあたって守らなければならないことは何か．

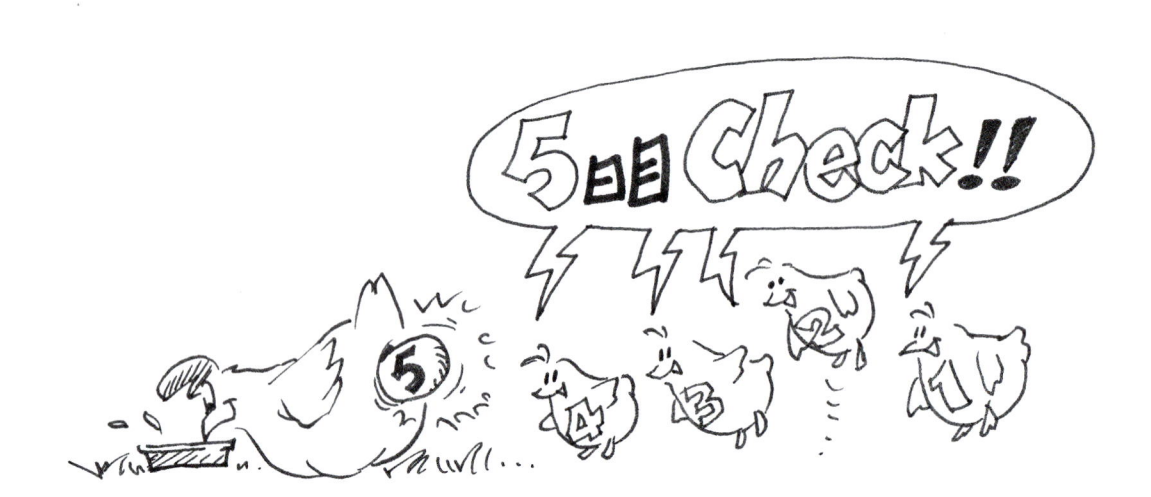

第6日目

ワックスフィットテクニックと
ワックスジョイントテクニックを
マスターしよう

6日目

ワックス作業の旧世界から脱出しよう

●ここでちょっと一休みの「第6日目」

「第1日目」から「第5日目」までをしっかりマスターできているならば，「第6日目」は，君にとってはちょっと一休みの感じのレッスン日である．

「らくらく製作法」で精密耐火模型を製作したら，次に耐火模型上でワックス形成することになる．しかし，すでに君は，ラピッドフレックスシステムの考え方と使い方をマスターしているし，構造上の要件を満たした各種コネクターのワックス形成をどう行うかも概ね理解しており，キャストパーシャルのワックス形成の大部分についてはすでにレッスン済みである．

したがって，「第6日目」は，ワックス取り扱いの概念の整理とこれまでに出てきた各種ワックスの復習から始める．

●建物を造った後で壁や柱を削ったり足したりするか

キャストパーシャルをつくるほとんどの歯科技工士は，そのワックス形成に際して，かなりの部分を盛り上げ法によって行っている．数値化されたワックスや既製ワックスパターンを用いるのは，口蓋部におけるシートワックスとデンチャーベースコネクターくらいである．

しかし，これまでも述べてきたように，最初から必要な寸法でワックス形成を行い，キャスト後に削り出しを行うという無駄な作業をしないのが本書の一貫した考え方であり，テクニックである．

設計図のない建物はない．また，建物を造った後で，壁や柱を削ったり足したりすることはない．歯科技工士の仕事もまた，これと同じでなければならない．だからこそ君は，「合理的な製作法」として，あらかじめ数値化したキャストクラスプの製作法をマスターしたのであり，各種コネクターについては，たわんだり変形したりしないために必要な標準寸法をマスターしてきたわけである．

●キャストパーシャルのワックスは，盛り上げるのではなく貼り付ける

最初から必要な寸法がわかっていたとしても，盛り上げ法でその寸法どおりにワックス形成を行うということはほとんど不可能である．結局，余分に盛り，削りながら調整するという無駄な作業を行うことになってしまう．

そこで，あらかじめ数値化した寸法どおりになるように，寸法のわかったワックスや既製ワックスパターンを貼っていくというのが「ワックスフィットテクニック」である．数値化されたワックスを耐火模型にフィットさせるのである．

第6日目 ● ワックスフィットテクニックとワックスジョイントテクニックをマスターしよう

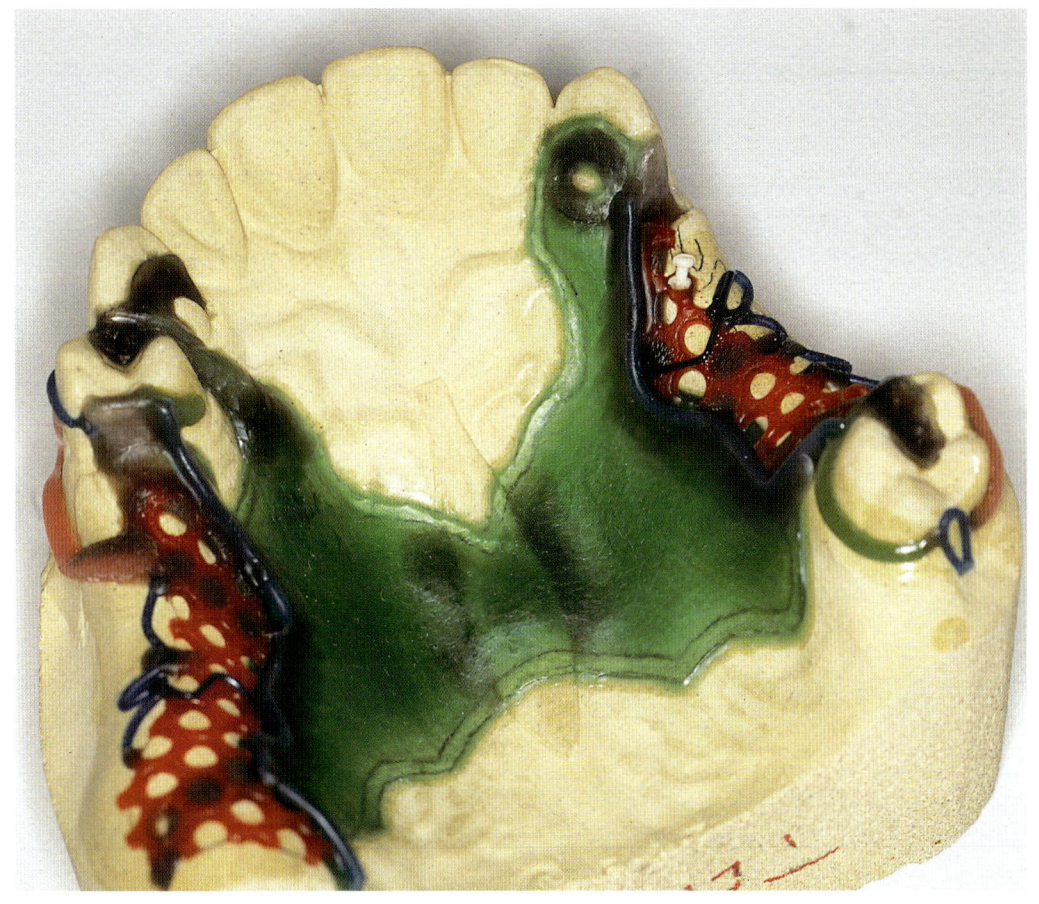

図6-1 ワックスフィットテクニックとワックスジョイントテクニックにより完成したワックスパターン

　この「第6日目」においては，この「ワックスフィットテクニック」の概念をはっきりさせたい．これまで歯科技工において「ワックス形成を行う」ということは，ほとんど「ワックスを盛る」ということと同義であった．しかし，君が学んだキャストパーシャルテクニックでは，「ワックス形成を行う」ということは**ワックスをフィットさせる**ということになるのである．「ワックスを盛る」という作業は補助的にしか行わない．

　「ワックスフィットテクニック」は，ワックス形成によって補綴構造設計を立体的に実現するものであり，キャスト後の研磨による形態の調整という作業をなくしてしまいたいという思いを実現するものである（図6-1）．このことは，君が学んできた歯科技工のワックスに関する概念からすれば，ほとんど革命的なことであると思う．

　しかし，すでに君は，「ワックスは盛るもの」という旧世界から，「貼り付けるもの」という新しい世界に足を踏み入れてしまっている．

6日目

各種ワックスを整理してみよう

●各種ワックスを整理してみよう

これまでに出てきたものを中心に，各種ワックスを整理してみる．

■ ラピッドフレックスパターン（DeguDent，発売元：デンツプライシロナ，図6-2）
① クラスプ用……CCM表に基づく部分
② マイナーコネクター用……クラスプ用として用いた残りの太い部分

■ シートワックス
① リリーフ用……Preparation wax（BEGO，発売元：アイキャスト，図6-3）
② リンガルバー用……SHEET WAX ＃22（ジーシー，図6-4）
③ リンガルバー，パラタルバー，パラタルプレート用……Smooth casting wax 0.25mm，0.3mm，0.4mm，0.5mm，0.6mm，0.8mm（BEGO，発売元：アイキャスト，図6-5）
④ パラタルバーやパラタルプレートの補強用……Stippled casting wax（BEGO，発売元：アイキャスト，図6-6），STIPPLE PATTERN（山八歯材工業，図6-6），Smooth casting wax（BEGO，発売元：アイキャスト，図6-7）

■ レディキャスティングワックス
① フィニッシュライン用……READY CASTING WAX R10（ジーシー，図6-8）
② デンチャーベースコネクター補強用……READY CASTING WAX R05，R07（ジーシー，図6-9）

■ 既製ワックス
① 上顎デンチャーベースコネクター用……Plastodent CP GRID MESH（DeguDent，発売元：デンツプライシロナ），Wax Grid Retentions（BEGO，発売元：アイキャスト，図6-10）
② 下顎デンチャーベースコネクター用……Plastodent CP Bar Retention（DeguDent，発売元：デンツプライシロナ），WAX PATTERNS Retention bar（ハイデンタル，図6-11），Wax retentions Hole（BEGO，発売元：アイキャスト，図6-12），Plastodent CP Ring Clasp Straight/Curved（DeguDent，発売元：デンツプライシロナ），Wax clasp profiles（BEGO，発売元：アイキャスト，図6-13）
③ マイナーコネクター部……Plastodent CP Ring Clasp Straight/Curved（DeguDent，発売元：デンツプライシロナ），Wax clasp profiles（BEGO，発売元：アイキャスト，図6-13）

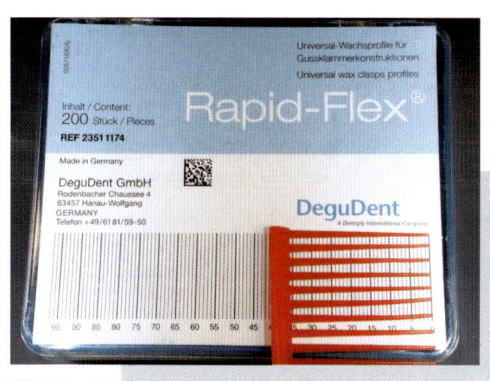

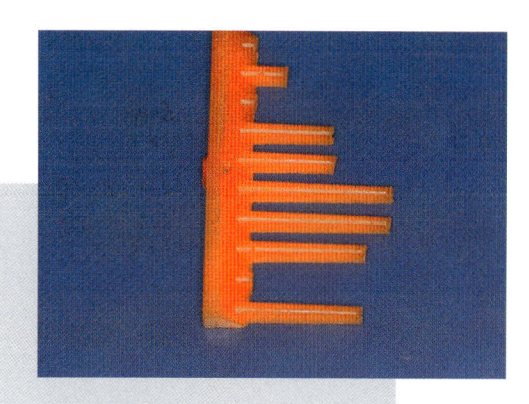

第6日目 ● ワックスフィットテクニックとワックスジョイントテクニックをマスターしよう

図 6-2 ラピッドフレックスパターン
　クラスプの所望の維持力を得るために用いる．残った部分はマイナーコネクター用として利用する．
（DeguDent，発売元：デンツプライシロナ）

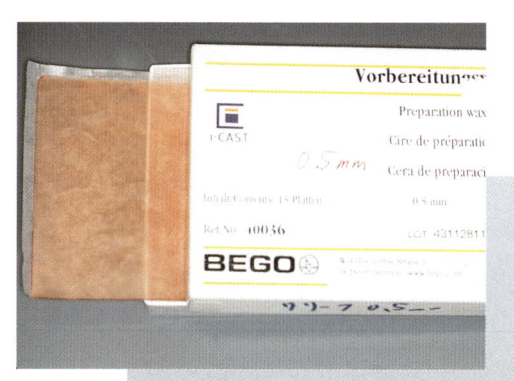

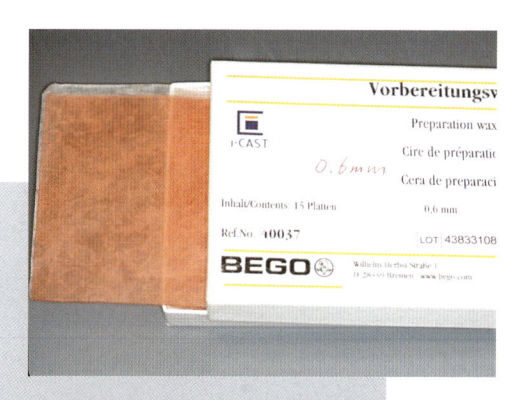

図 6-3 リリーフに用いるシートワックス
　Preparation wax（BEGO，発売元：アイキャスト）．左 0.5m，右 0.6mm

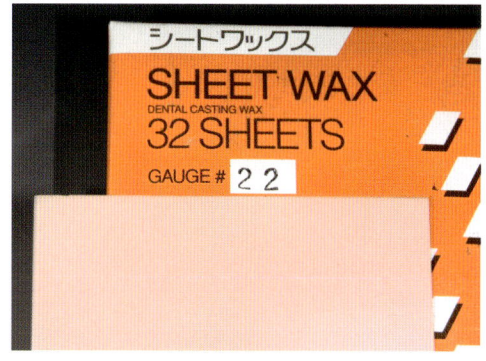

図 6-4 リンガルバーの製作に用いるシートワックス
　SHEET WAX ＃22（ジーシー）

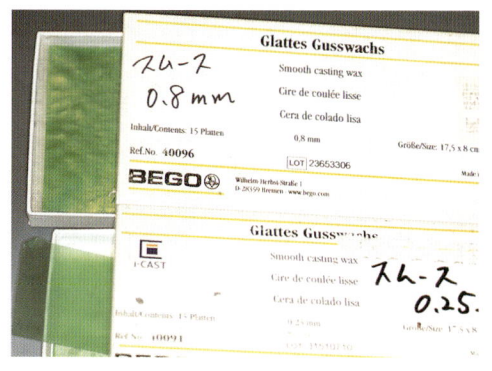

図 6-5 リンガルバー，パラタルバー，パラタルプレートの製作に用いるシートワックス
　Smooth casting wax 0.25mm，0.3mm，0.4mm，0.5mm，0.6mm，0.8mm（BEGO，発売元：アイキャスト）
　※写真は 0.25mm と 0.8mm

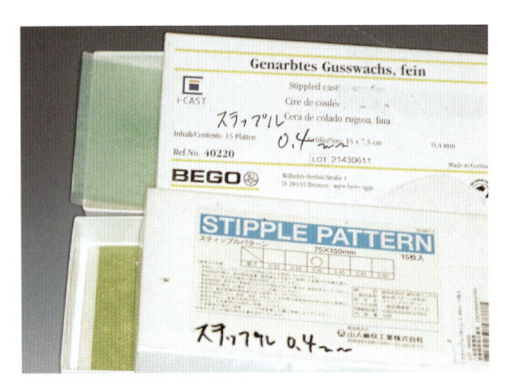

図 6-6　パラタルプレートやパラタルバーの補強に用いるシートワックス　その1
　　　　Stippled casting wax（BEGO，発売元：アイキャスト）とSTIPPLE PATTERN（山八歯材工業）

図 6-7　パラタルプレートやパラタルバーの補強に用いるシートワックス　その2
　　　　Smooth casting wax（BEGO，発売元：アイキャスト）

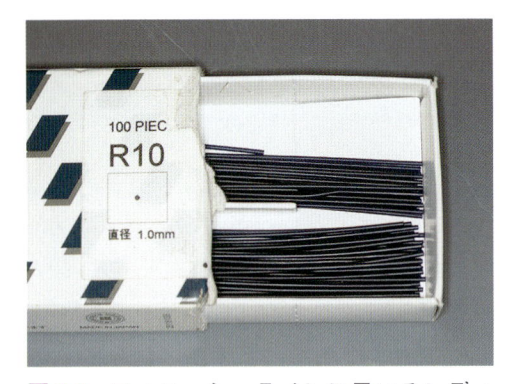

図 6-8　フィニッシュラインに用いるレディキャスティングワックス
　　　　READY CASTING WAX R10（ジーシー）

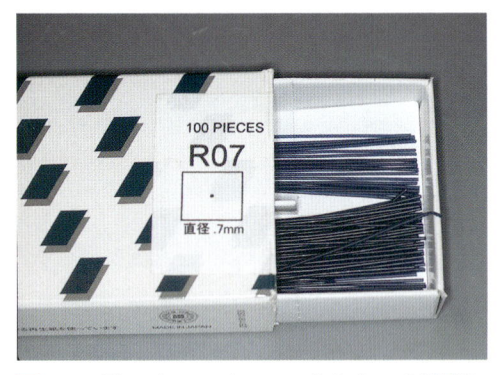

図 6-9　デンチャーベースコネクターの補強に用いるレディキャスティングワックス
　　　　READY CASTING WAX R05, R07（ジーシー）
　　　　※写真はR07

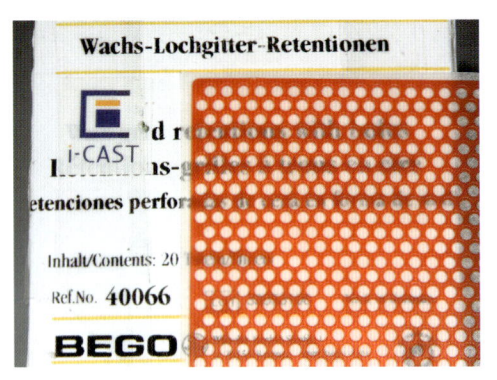

図 6-10　上顎デンチャーベースコネクターに用いる既製ワックス
　　　　Wax Grid Retentions（BEGO，発売元：アイキャスト）

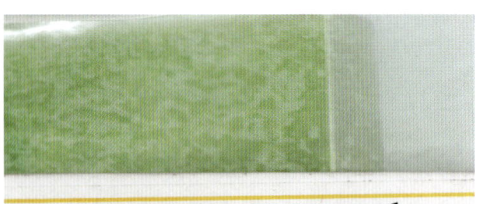

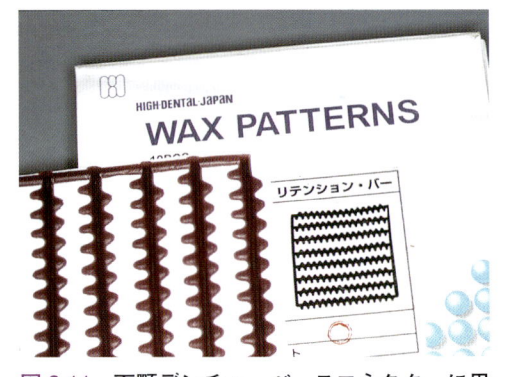

図 6-11　下顎デンチャーベースコネクターに用いる既製ワックス
　　　　WAX PATTERNS Retention bar（ハイデンタル）

172

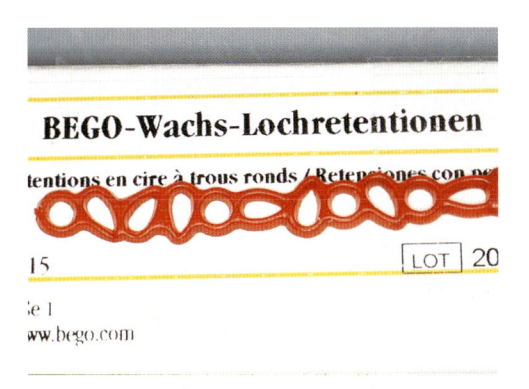

図6-12 下顎デンチャーベースコネクターに用いる既製ワックス
Wax retentions Hole（BEGO，発売元：アイキャスト）

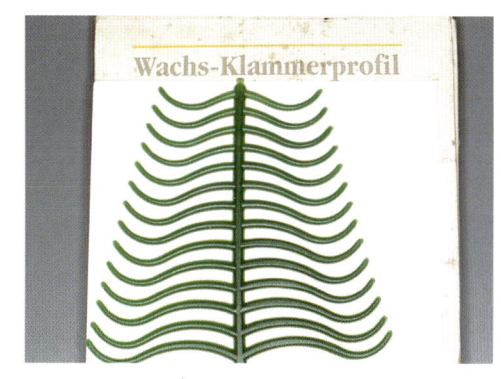

図6-13 下顎デンチャーベースコネクターやマイナーコネクターに用いる既製ワックス
Wax clasp profiles（BEGO，発売元：アイキャスト）

表6-1 シートワックスやスティップルワックスの厚みの寸法

種類（番号）	寸法（厚み）
#22	0.71mm
#24	0.55mm
#26	0.45mm
#28	0.35mm
#30	0.30mm
#32	0.23mm

表6-2 レディキャスティングワックス（ジーシー）の主なものの寸法

種類（番号）	形状	直径（幅径）	高さ
R07	・	0.7mm	
R10	・	1.0mm	
R20	●	2.0mm	
R25	●	2.5mm	
R32	●	3.2mm	
R40	●	4.0mm	
HR19	▲	1.9mm	1.0mm
HR22	▲	2.2mm	1.2mm
HR28	▲	2.8mm	1.1mm

● 各種ワックスを取り揃えてみよう

　図6-2〜13に筆者が使用しているワックスを示してみた．表6-1は筆者が使用しているシートワックスやスティップルワックスの寸法であり，表6-2は筆者が使用しているレディキャスティングワックス（ジーシー）の寸法である．

　しかし，製品化されている既製ワックスパターンや数値化されたワックスの種類は実に多く，ここに紹介したのは一部にすぎない．筆者が実際に使用しているのは，非常に限られたもので，長年の補綴構造設計の蓄積と分析の結果から絞られたものであるが，大事なことは，どういう名前のワックスを用いるかではなく，どういう寸法のワックスを用いるかということである．多種多様なワックスのなかには，君の補綴構造設計の感性やテクニックに合ったものがあるかもしれない．

　君がキャストパーシャルのプロを目指すならば，世界中の各種ワックスや既製ワックスパターンを取り揃えていろいろと工夫してほしいと思う．

●既製リテンションを用いて立体的な維持装置をつくろう

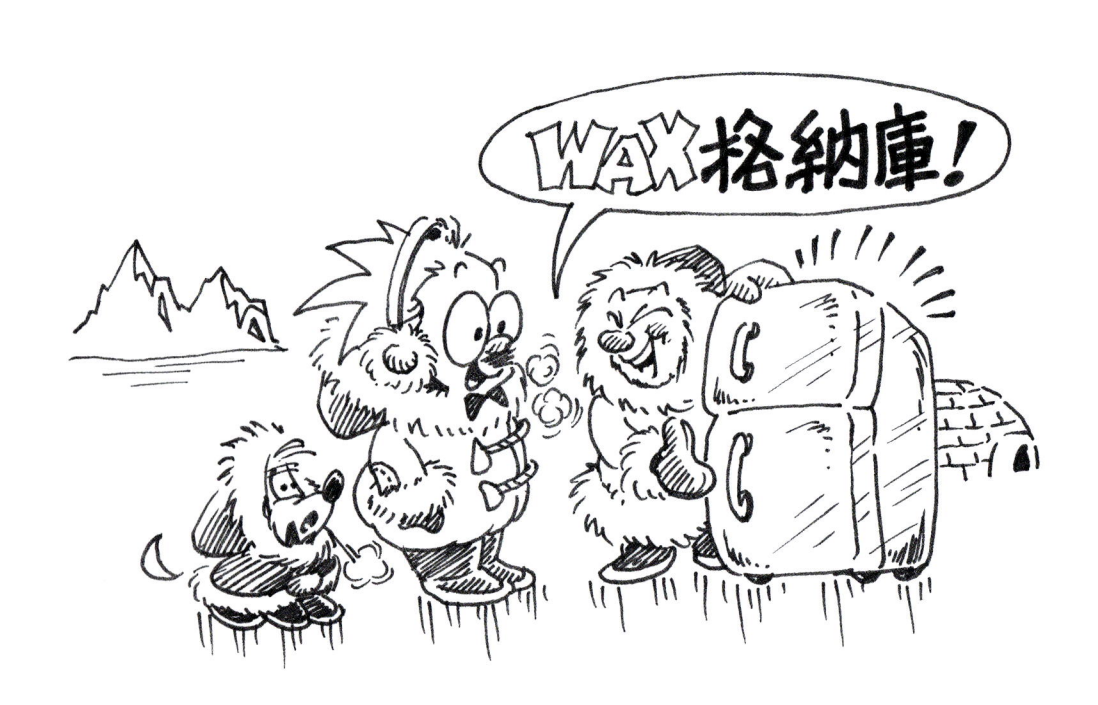

　図6-14は半円型の既製リテンション「Plastic retentions」（Dentaurum, 発売元：デンタリード）である．こうした既製リテンションがあることはほとんど知られておらず，したがって，使う人もほとんどいない．しかし，そのレジン維持効果もさることながら，さすがプロは違うと思わせるだけの見栄えの効果もある．

　図6-15は，「Plastic retentions」を用いた臨床例である．これによってレジンが立体的に維持され，あわせて人工歯の維持も強化される．「Plastic retentions」は人工歯の真ん中に位置するように設置し，必要に応じて人工歯の内部を少し削除する．したがって，人工歯排列をどのように行うかがわかっていないと，この既製リテンションは扱えない．クリアランスが不足している場合にはさらに工夫しなければならない．

　図6-16は，Ⅰ型の「Plastic retentions」であり，図6-17はこれを用いた臨床例である．

●季節や地域によってワックスを使い分けよう

　本書で紹介するワックスに限らず，多種多様な数値化されたワックス，あるいは既製ワックスパターンのなかから，君の補綴構造設計の感性やテクニックに合ったものを選んでほしいことは前述したが，季節や地域によってワックスを使い分けることも大切である．室温が低い（20℃）環境では，「LINE WAX」（松風，齋藤歯研工業所）が軟らかくて使い勝手がよい．

　君のラボが日本のどこにあるかによってワックスを使い分けよう．

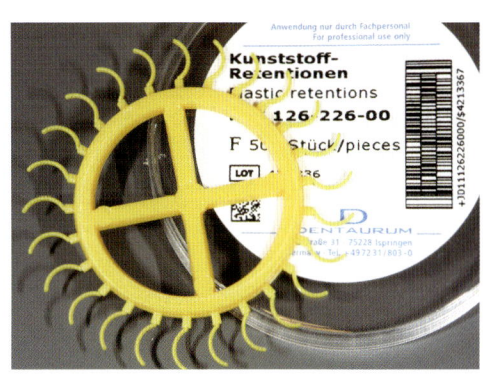

第6日目 ● ワックスフィットテクニックとワックスジョイントテクニックをマスターしよう

図6-14 既製リテンション「Plastic retentions」（半円型）

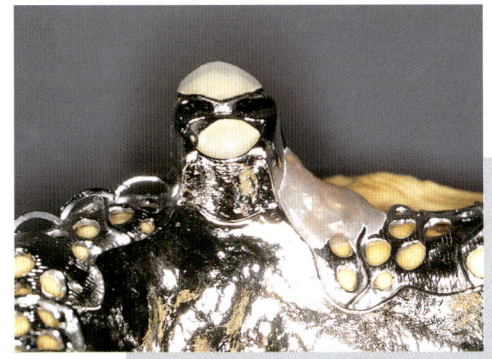

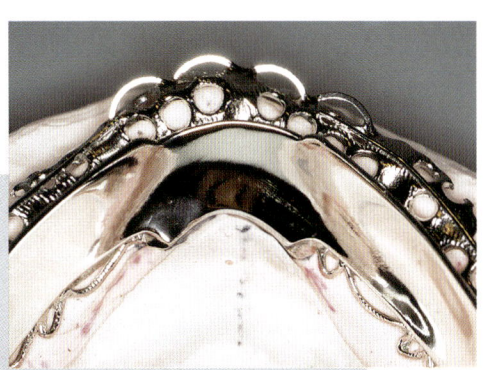

図6-15 「Plastic retentions」（半円型）を用いた臨床例
　　　左：上顎前歯部，右：下顎前歯部

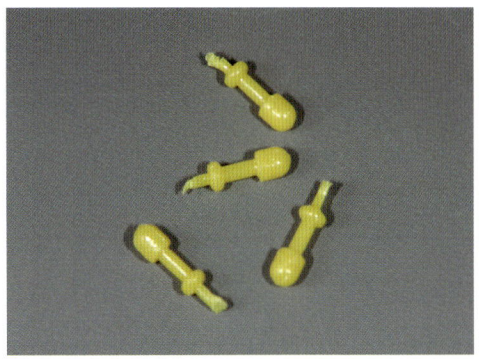

図6-16 既製リテンション「Plastic retentions」（Ⅰ型）

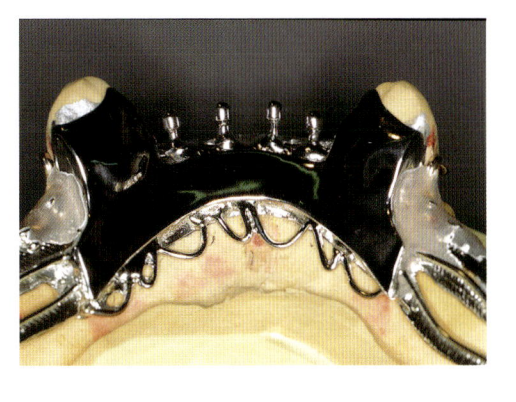

図6-17 「Plastic retentions」（Ⅰ型）を用いた臨床例
　　　下顎前歯部に用いることで，人工歯の維持とレジンベースの補強になる．

ワックスフィットで失敗しないためには

6日目

●圧接目減りが生じないようにしよう

すべてのワックスフィットに際して注意しなければならないことの第一は，**圧接目減りを生じさせない**ことである．補綴構造設計を行うことですべての寸法を数値化してきたのであるから，それぞれのワックスの原形を保ってフィットすることが基本である．

リンガルバーの場合は最も厚みのあるシートワックスを使用するので，圧接目減りについてはほとんど心配しなくてよい．しかし，スティップルワックスのフィットに際しては，ビギナーの場合，圧接目減りを生じさせやすいので注意が必要なことは「第4日目」で述べた．トレーニングによって圧接目減りが生じさせないテクニックを早くマスターしてほしい．

次に，「ラピッドフレックスパターン」についてであるが，このフィットに際して最も大切なことは，耐火模型の鉤歯に完全に密着させることである．これが不完全であると，適合不良となり，所望の維持力が得られないことになってしまう．耐火模型に対して完全に密着させなければならないからといって，圧接目減りを生じさせてもいけない．

なお，必要部分をカットした「ラピッドフレックスパターン」は，フィットに際して指に挟んで少し温めるとよい．そうすると適度に軟化し，原形の太さを損ねることなく屈曲でき，耐火模型に密着させられる（図6-18）．

●らくらくワックスフィットのために

シリコーン複印象から取り出した耐火模型は，乾燥炉を用いて180℃で60分の乾燥を行い，ワックスバス後，放冷する．この際，ワックスフィットを容易にするために，耐火模型をもう一度乾燥炉に入れ，35〜40℃に温めるのもよい．ただし下顎のケースのみで，耐火模型を温めた場合は，耐火模型の温度が下がらないうちに作業を進めることが必要である．

クラスプの場合は「Wax-Fix」（Dentaurum，発売元：デンタリード）をフィットする箇所に塗布しておけば，耐火模型を温めなくても容易にワックスフィットでき，あわてることなく作業を進めることができる．

また，この際，加熱したインスツルメントで耐火模型にワックスを焼き付けるといった作業も不要になるため，この「Wax-Fix」を塗布する方法を推奨したい．

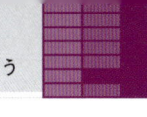

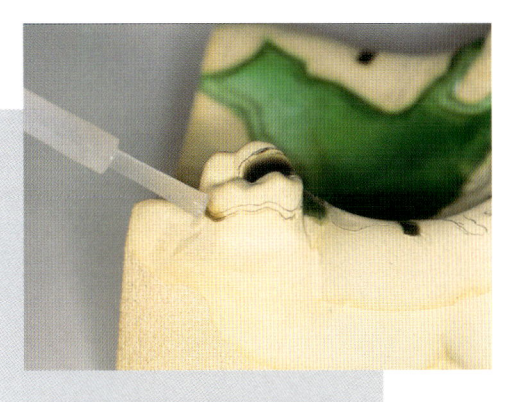

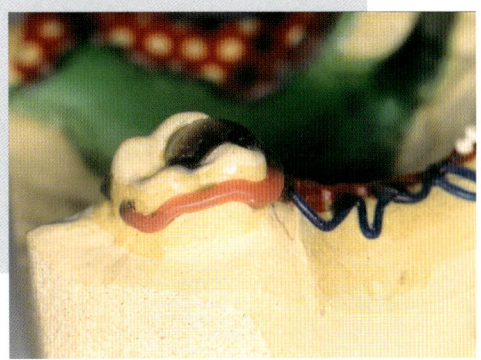

図 6-18　「ラピッドフレックスパターン」のワックスフィット
　所望の維持力が得られるように耐火模型に密着させる．ワックス用接着剤「Wax-Fix」を用いると容易に行える．

●瞬間接着剤の使用はやめよう

　以前，筆者は，クラスプ先端部分をフィットした場合とか，ワックスの上にさらに細いラインワックスを載せたような場合，要所を瞬間接着剤で留めていた．しかし，瞬間接着剤は瞬時に硬化するため，容器の口のところが固まりやすく，取り扱い上，何かと不便であった．

　しかし，接着剤「Pro seal」（al dente，発売元：come-nets）を知って以来，ワックスフィットのときだけでなく，さまざまな場面でこれを使用している．取り扱い上，瞬間接着剤よりはるかに効率的である．

　なお，鋳バリを生じさせないためにも，接着剤はごく薄く塗布することが大切である．

6日目

ワックスジョイントで失敗しないためには

●ワックスフィットを行えばワックスジョイントが必ず必要

　ワックスフィットテクニックは，それぞれのワックスを所定の位置に貼り付けるだけであるから，ワックスとワックスの境界部が必ず存在する（図6-19）．この境界部を離れたままにしておくことはできないから，必ず連結しなければならない（図6-20）．これが「ワックスジョイント」である．
　すなわち，ワックスジョイントは，ワックスフィットテクニックを行った場合には必ず伴ってくる作業である．これに対して盛り上げ法では，ワックスとワックスの境界部が存在することはないため，ワックスジョイントテクニックは不要である．
　なお，ワックスジョイントは，あくまでもワックスとワックスの境界部を連結する作業であって，決して盛り上げる作業ではない．

●ワックスジョイントで失敗しないためには

　ワックスジョイントテクニックは，フィットしたワックスとワックスの境界部に，毛細管現象を利用して必要量だけのワックスを流し込むものである．
　ここで大切なことは，**フィットしたワックスの原形を決して損なわない**ことである．
　ジョイントのために流し込むワックスの量が不足してはならないが，むしろビギナーの場合のエラーは，ワックスを流しすぎたり，だんごのように盛り上げたりして修正を余儀なくされ（図6-21），原形を損なってしまうことである．
　これは結局，インスツルメントをガスの火炎で加熱してワックス温度をコントロールするというテクニックは，ビギナーにとっては難しく，熟練を要するということにほかならない．

●これからは電気インスツルメントを使おう

　ワックスジョイントのためには電気インスツルメントを使用することを推奨したい．なぜなら，インスツルメントの温度を一定にコントロールできるため，必要量だけのワックスをその一定の温度で採取でき，流し込みすぎるというエラーを防ぎやすいし，採取の度にインスツルメントをガスの火炎で加熱するという動作もいらなくなるためである．
　電気インスツルメントにはいろいろあるが，筆者の経験からは，「Thermomat」（Dentaurum，発売元：デンタリード，図6-22）もしくは「WAX PEN PRO Ⅱ」（山八歯材工業）がよい．「WAX PEN PRO Ⅱ」はチップ形状がいろいろあるが，「No.9」が使いやすい．
　失敗の確率は少なければ少ないほどよい．電気インスツルメントがワックスジョイントの失敗の確率を下げてくれるなら，積極的に採用すべきである．便利なアイテムは積極的に揃えていこう！

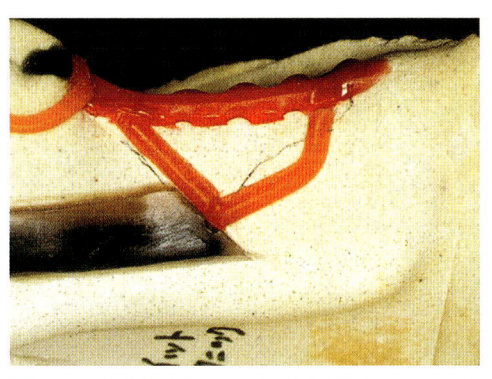

図 6-19 必要なワックスを耐火模型にフィットした状態
ワックスフィットテクニックではワックスとワックスの境界が必ず存在することになる．

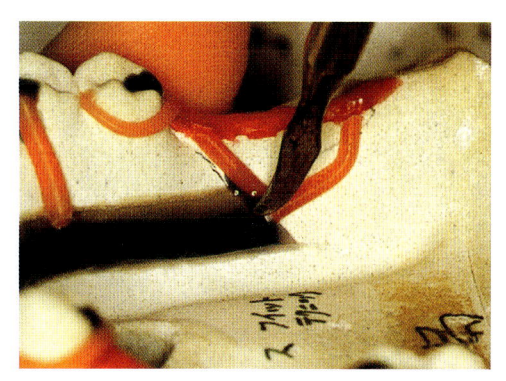

図 6-20 ワックスジョイント
ワックスとワックスの境界にワックスを流して連結する．

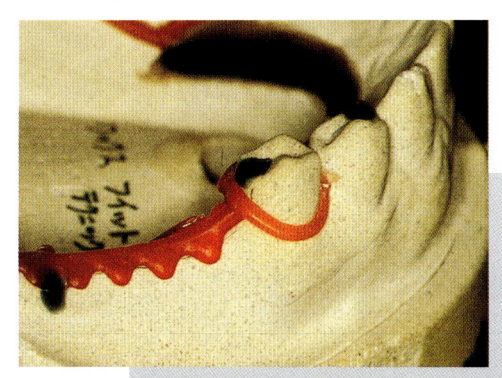

図 6-21 ワックスジョイントの失敗例
クラスプとレストの境界部にワックスを過剰に流してしまった失敗例である．ビギナーの場合，ややもするとこうしたエラーを起こすことがある．

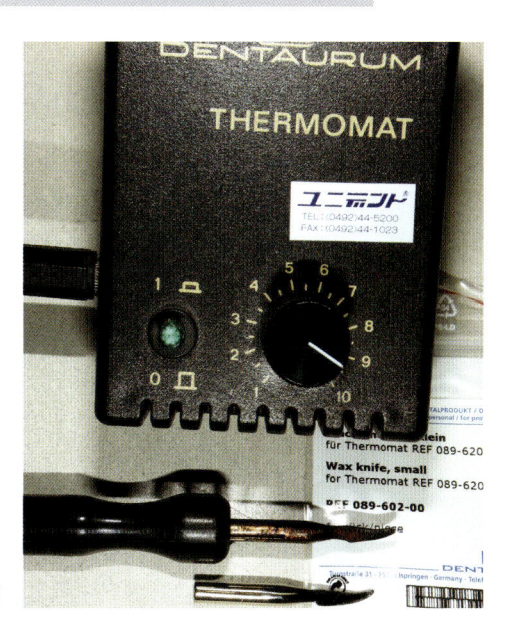

図 6-22 電気インスツルメント「Thermomat」

EXERCISE

ワックスジョイントまでの工程を
条件の厳しい応用編でチェックしてみよう

　問　下の写真は，前歯部にシンギュラムレストを設定する左右側遊離端欠損のケースで，メジャーコネクター（リンガルバー）が4mm以下しか取れない場合の下顎キャストパーシャルの例である．いまから24年前のケースである．本書で学んだ，耐火模型を製作した後のワックスジョイントまでの工程のセオリーをベースとして，自らのアイデンティティーを加えて対処する方法を簡単に説明しなさい．

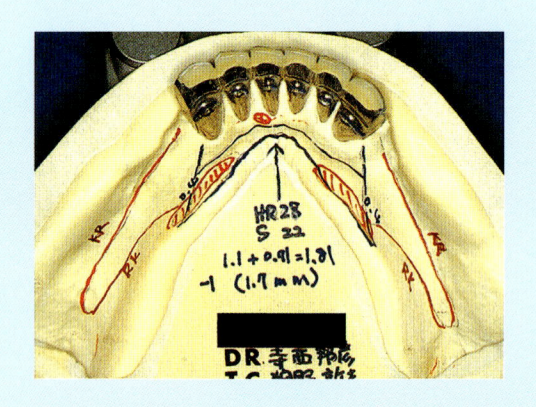

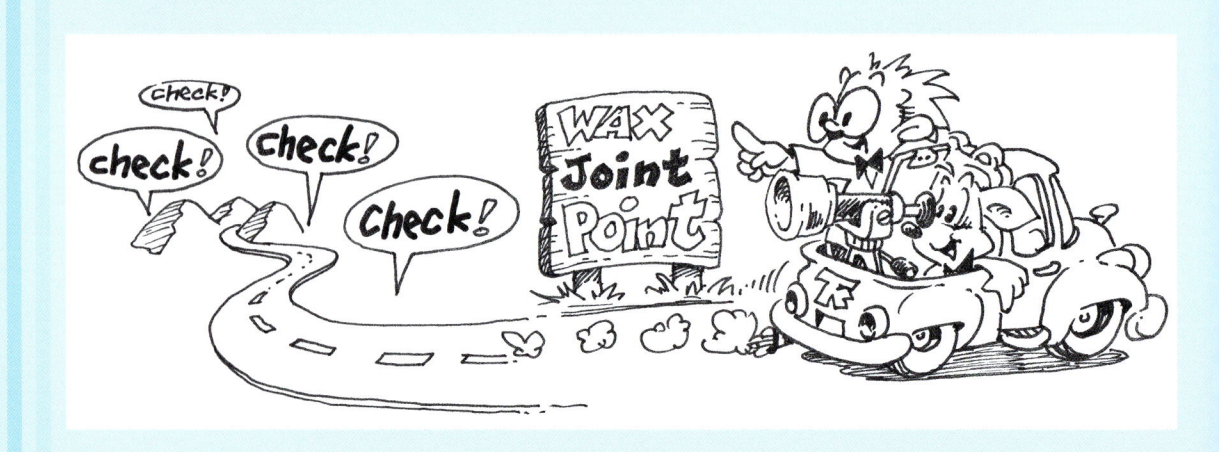

解答例

1. 耐火模型に補綴構造設計線をシャープペンシルで描く．
2. 耐火模型のワックスフィット部に「Wax-Fix」をごく薄く塗布する．
3. メタルストップとなる箇所にワックスを流す．
4. シンギュラムレスト部に「READY CASTING WAX HR19」をフィットさせ，さらにワックスを盛り足してレストの形態に整える．
5. 「SHEET WAX ＃22」を，補綴構造設計線の下縁より0.8mmほどオーバーさせてフィットさせる．この段階ではまだ上縁はカットしない．
6. フィットさせた「SHEET WAX ＃22」の下縁に沿って「READY CASTING WAX HR28」を走行させ，貼り合わせる（写真A）．
7. 「SHEET WAX ＃22」と「READY CASTING WAX HR28」の段差にワックスを盛って移行的にする．
8. 「SHEET WAX ＃22」の上縁を0.5mmほどオーバーさせてカットする．
9. 「Plastodent CP Bar Retention」と「Plastodent CP Ring Clasp Straight」をデンチャーベースコネクター部にフィットさせ（写真B），ジョイントする．あわせてプロキシマルプレートとリンガルバーを結ぶ（写真C）．マイナーコネクター部に「Plastodent CP Molar Clasp」もしくは「Plastodent CP Ring Clasp」をフィットさせ，ジョイントする．
10. 「ラピッドフレックスパターン」を所望の維持力が得られるようにカットする．
11. 「ラピッドフレックスパターン」を所定の位置にフィットさせ，デンチャーベースコネクター部とジョイントする．
12. 「READY CASTING WAX R10」をフィニッシュラインとして付与し，ワックスを盛り足してフィニッシュライン部を形成する．

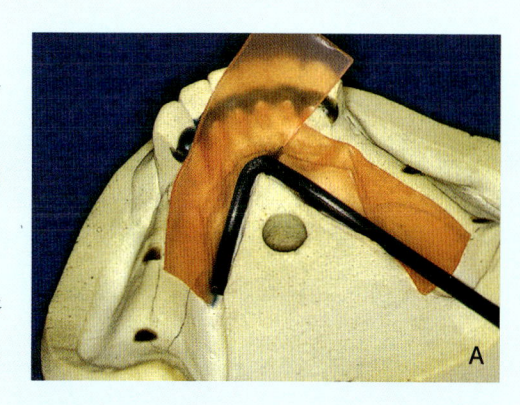

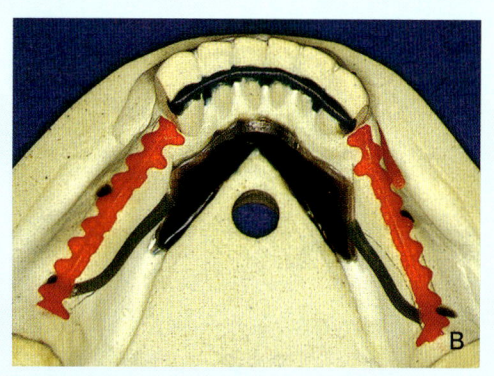

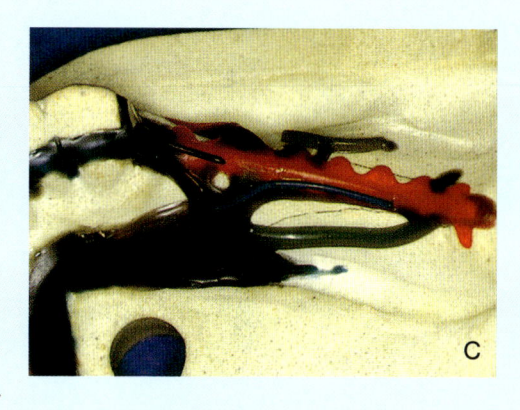

> **チェックポイント**

「第6日目」のチェックポイント

1. 盛り上げ法とワックスフィットテクニックはどう違うか.
2. ワックスフィットを容易にするために耐火模型はどのように処理したらよいか.
3. すべてのワックスフィットに際して第一に注意しなければならないことは何か.
4. 特に「ラピッドフレックスパターン」のワックスフィットで注意しなければならないことは何か.
5. ワックスジョイントで第一にしなければならないことは何か.

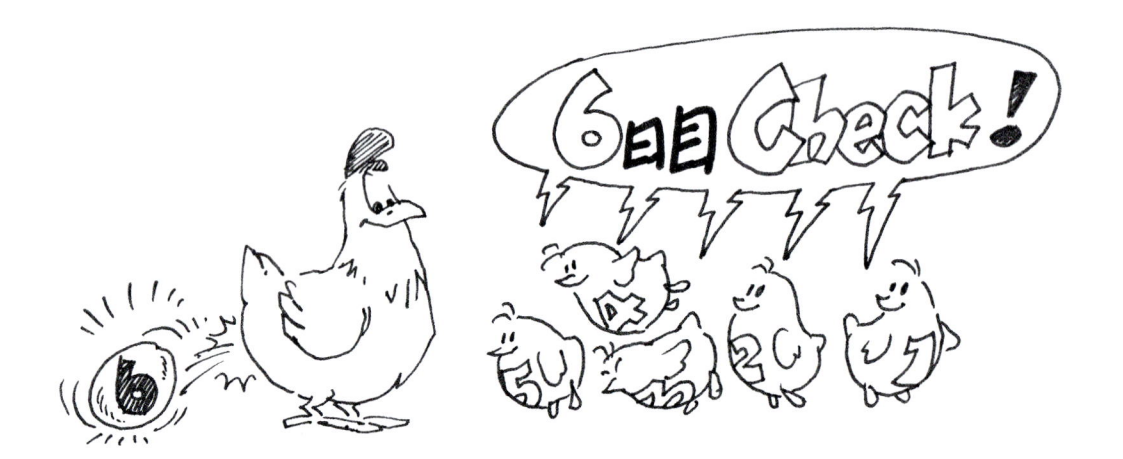

第7日目

合理的なスプルーイングとキャスティングテクニックをマスターしよう

7日目

クルーシブルフォーマーは
上方に設定するか下方に設定するか

● クルーシブルフォーマー（円錐形部）の位置には2つのタイプがある

　キャストパーシャルのキャストに際しては，耐火模型からワックスパターンを取り外すことなくそのまま外埋没（二次埋没）するが，そのスプルーイングには次の2つがある．

　① クルーシブルフォーマーを耐火模型の下方に設定するタイプ（図7-1）
　② クルーシブルフォーマーを耐火模型の上方に設定するタイプ（図7-2）

　①は下顎のケースに適応し，上顎のケースでも湯口（耐火模型に開ける穴，クルーシブル）を口蓋部に設定できる場合には適応する．

　②は上顎のケースで，しかも口蓋部に湯口を設定できない場合に適応する．

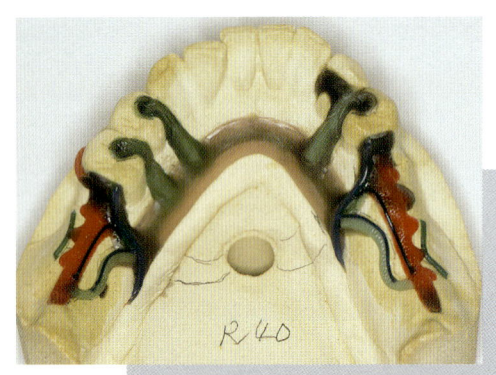

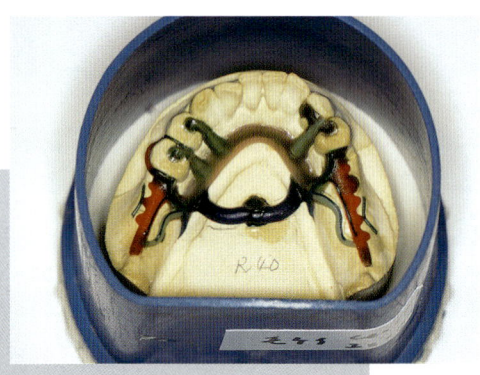

図7-1　クルーシブルフォーマーを耐火模型の下方に設定するタイプ
　　　　下顎のケースはすべて，クルーシブルフォーマーを耐火模型の下方に設置する．この場合，「T.K.M.スプルーコーン」を用いて耐火模型に穴を開け，その穴からスプルー線を出してワックスパターンと連結する．

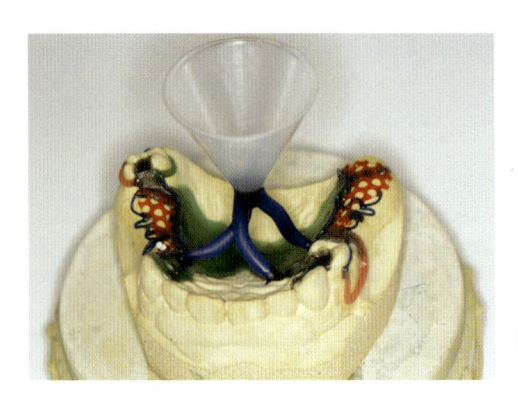

図7-2　クルーシブルフォーマーを耐火模型の上方に設定するタイプ

● クルーシブルフォーマーを耐火模型の下方に設定する場合

　下顎のケース，つまりリンガルバーやリンガルプレートのケースでは，湯口は必ず耐火模型の中央部に設定する．

　上顎のケース，つまりパラタルバーや幅狭のパラタルプレートのケースでは，湯口は口蓋部の前方または後方に設定する（フルプレートまたはフルプレートに近いケースの場合は，②のタイプでスプルーイングする）．

　この湯口を耐火模型に設定するに際して，硬化後の耐火模型にそのつど穴を開けるのはナンセンスである．そこで筆者は，マスターモデル用と耐火模型用で同径の「T.K.M. スプルーコーン」（齋藤デンタル工業，発売元：日新デンタル，図7-3, 4）を用意し，図7-5〜9に示すようにシステム的に行って作業の簡素化をはかっている．

　なお，湯口を上顎口蓋部の前方または後方に開ける場合，湯口はワックスパターンの辺縁から5mm以上は離す．ワックスパターンの辺縁ぎりぎりに湯口をつくるとスプルー線が植立しにくくなってしまう．

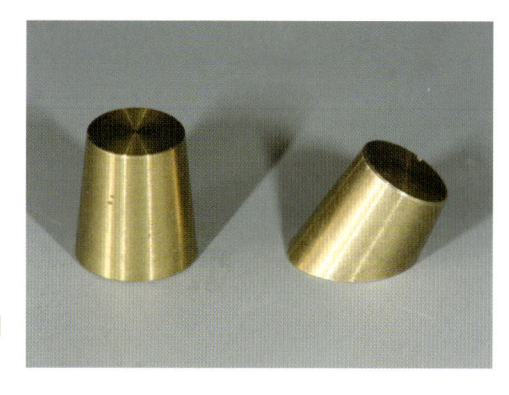

図7-3　マスターモデル用の「T.K.M. スプルーコーン」
　　　　左：A型，右：B型

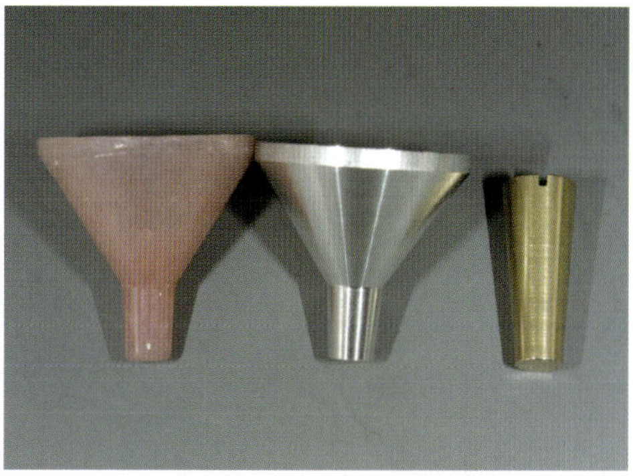

図7-4　耐火模型用の「T.K.M. スプルーコーン」
　　　　中：クルーシブルフォーマー形成用，右：クルーシブルフォーマー非形成用
　　　　※左はクルーシブルフォーマー形成用をレジンで複製したもの．

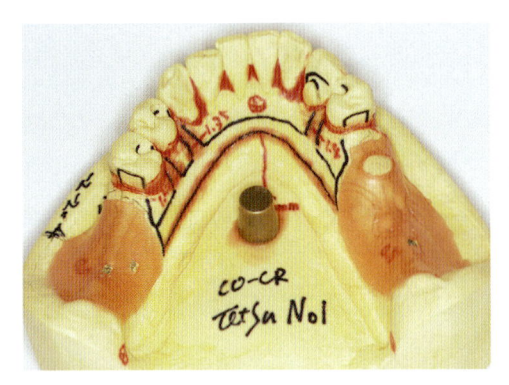

図7-5　マスターモデル用スプルーコーンの植立
　下顎のケースで，湯口となる模型中央部にマスターモデル用の「T.K.M. スプルーコーン」（A型）を植立している．なお，湯口を口蓋部前方に設定しなければならない上顎のケースの場合は，「T.K.M. スプルーコーン」のB型を植立し，真上からみてスプルーコーンがまっすぐになるように傾斜させる．

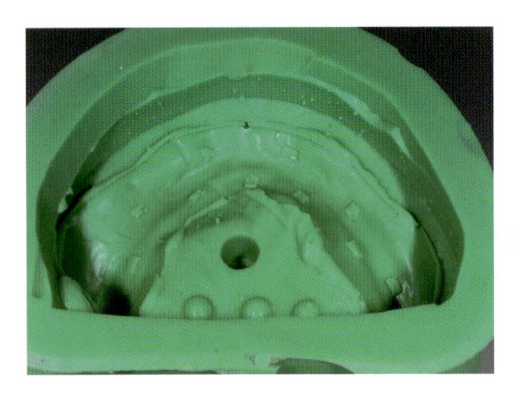

図7-6　シリコーン複印象
　マスターモデル用の「T.K.M. スプルーコーン」を植立したまま，シリコーン複印象を行う．シリコーン複印象にはマスターモデル用スプルーコーンによる凹みがつくられる．

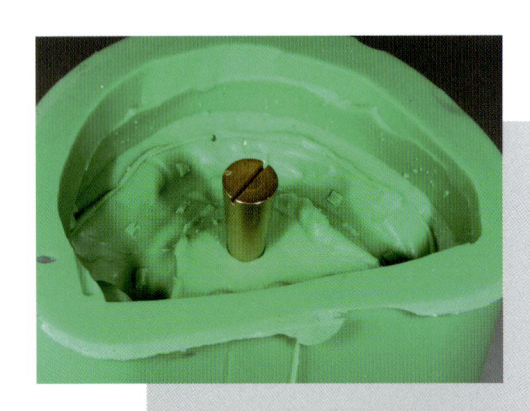

図7-7　耐火模型用スプルーコーンの植立
　シリコーン複印象の凹みにワセリンを塗布した耐火模型用の「T.K.M. スプルーコーン」（クルーシブルフォーマー非形成用）を挿入する．筆者は，スプルーコーンをレジンで複製して用いている．そうしたほうが耐火模型材から剥離させやすいからである．なお，耐火模型用のスプルーコーンにはクルーシブルフォーマー形成用と非形成用があるが，君の使いやすいほうを用いればよい．筆者は非形成用を多用している．

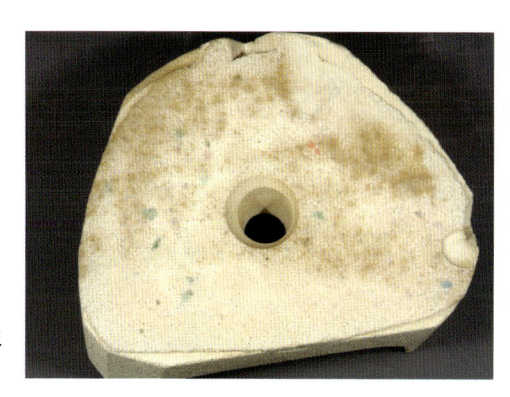

図 7-8 耐火模型用スプルーコーンを撤去した後の耐火模型基底面

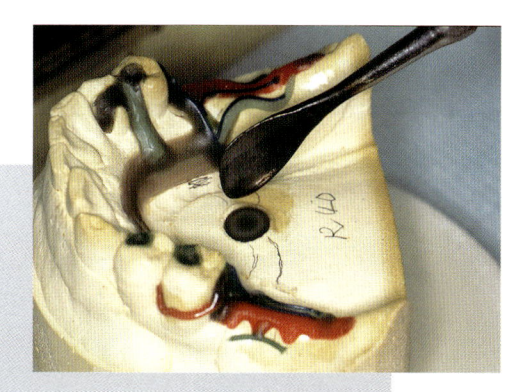

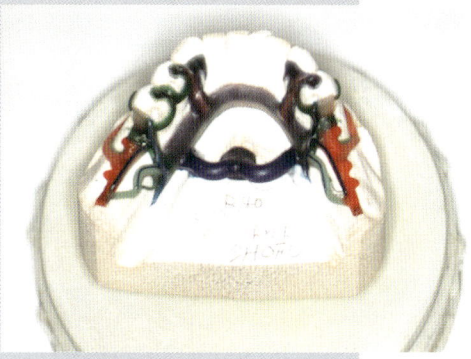

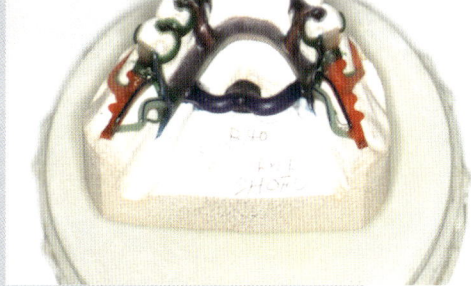

図 7-9 スプルーイング
ワックス形成を終えたら「rema-Form」(Dentaurum, 発売元：デンタリード) のキャスティングベースに耐火模型を載せ，湯口となる穴を加熱した「TK インスツルメント No.3」(齋藤デンタル工業，発売元：日新デンタル) を用いてワックスで埋め，「Wax wire for sprues φ4.0」(BEGO, 発売元：アイキャスト) などでワックスパターンと連結する．なお，本ケースではクルーシブルフォーマーのついているキャスティングベースを用いている．

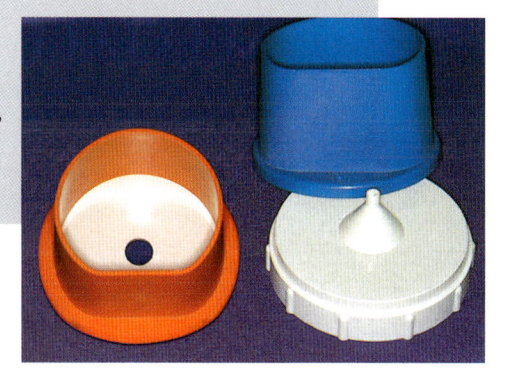

●クルーシブルフォーマーを耐火模型の上方に設定する場合
　クルーシブルフォーマーを耐火模型の上方に設定する場合というのは，上顎のケースで，しかも湯口となる穴を口蓋部に開けられない場合に限定される．すなわち，上顎フルプレートのケースか，またはフルプレートに近いケースである．
　この場合は，まず耐火模型をクルーシブルフォーマーなしのキャスティングベースに載せてワックスで動かないように留め，次いで既製のクルーシブルフォーマーとワックスパターンを連結してシャワースプルーの形態にする（図7-10）．
　既製クルーシブルフォーマーは各メーカーから販売されているが，湯口部がゆるやかに凹彎した優勝カップ型のものは加圧鋳造用のものなので，遠心鋳造の場合は鋳造圧が効果的にかかりにくい．したがって，湯口部が鋭角な円錐形になっていて，しかも反復して使用できる遠心鋳造用の「Sprues」（Dentaurum，発売元：デンタリード）を推奨する．
　なお，本書では埋没用フラスコは「rema-Form」（Dentaurum，発売元：デンタリード）を用いているが，「rema-Form」は形態が特殊なので，鋳造機と合わない場合は「Mould formers」（BEGO，発売元：アイキャスト，図7-11）を用いるとよい．

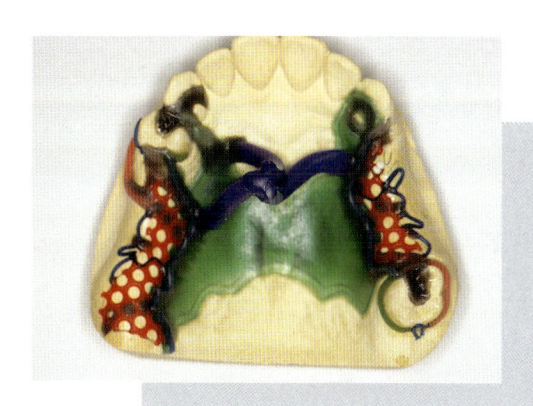

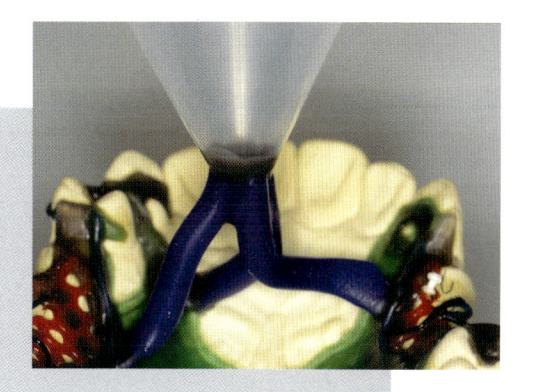

第7日目 ● 合理的なスプルーイングとキャスティングテクニックをマスターしよう

図7-10 上方からのシャワータイプのスプルーイング
　幅広のパラタルプレートなどのケースは，耐火模型をクルーシブルフォーマーのついていないキャスティングベースに載せ，既製クルーシブルフォーマー「Sprues」を用いて上方からのシャワータイプのスプルーイングを行う．「Sprues」は遠心鋳造の圧がかかりやすい形態につくられている．本ケースでは，「Wax wire for Sprues φ3.5」（BEGO, 発売元：アイキャスト）を用いてスプルーイングを行い，外埋没材で埋没する．外埋没材の粉は450〜500g あればよい．

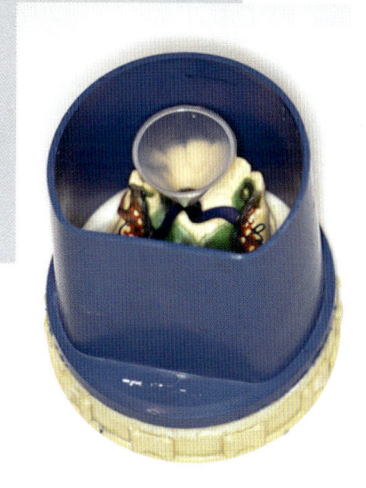

図7-11 ベーシックな形態をした埋没用フラスコ「Mould formers」
　大，小の2つがある．

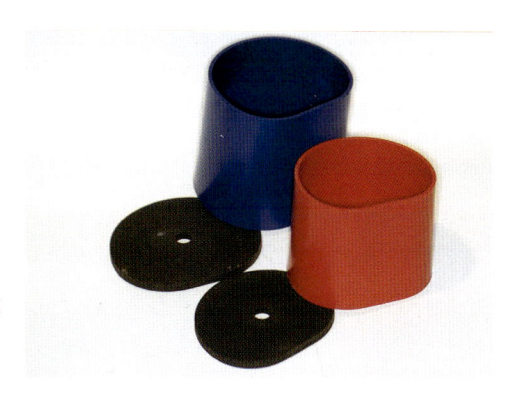

189

7日目

スプルーイングの基本は何か

●キャストパーシャルの場合のスプルーイングとは

　君は，型ごと埋没法を行うキャストパーシャルの場合，クルーシブルフォーマーを耐火模型の下方に設定する埋没と，上方に設定する埋没の2つがあることについては理解できたと思う．

　クルーシブルフォーマーを耐火模型の下方に設定する場合のスプルーイングとは，耐火模型に開けられた湯口とワックスパターンとをスプルー線で連結することをいう．

　また，クルーシブルフォーマーを耐火模型の上方に設定する場合のスプルーイングとは，既製のクルーシブルフォーマーとワックスパターンとをシャワースプルーの形態に連結することをいう．

●後縁中央部でのスプルーイングは決して行うな！

　スプルーイングをどのように行うかは，使用する鋳造機の種類や性能によっても異なるが，すべての場合に共通する原則はこのことである．

　　遠心鋳造，加圧鋳造を問わず，スプルー線はワックスパターンの最大肉厚部に植立する．

　この理由は以下の3つによる．

① 最大肉厚部に植立することでスプルー線からの溶湯の流れをスムーズにする．
② 肉薄部にスプルー線を植立すると，最大肉厚部に必ず鋳巣が生じてしまう．
③ 肉薄部にスプルー線を植立すると，肉薄部の厚みがその原型以上の厚みになってしまう．

　特に③に関しては，数値化した寸法どおりにワックス形成を行い，数値化した寸法どおりの鋳造体をつくるという本書の一貫した考えとは全く反するものである．

　したがって，上顎フルプレートなどのケースにおいて，図7-12のように肉薄である後縁の中央部にスプルー線を植立するという方法はタブーであり，決して行ってはならない．この方法で行うと，キャストはできても，後縁を押し広げるようにして溶湯が流れ込み，プレートの広い面積をワックスパターンの原型以上の厚みにしてしまう．

　ワックスパターンの原型どおりの厚みの鋳造体を得ようとしたら，スプルー線は必ずワックスパターンの最大肉厚部に植立しなければならない．

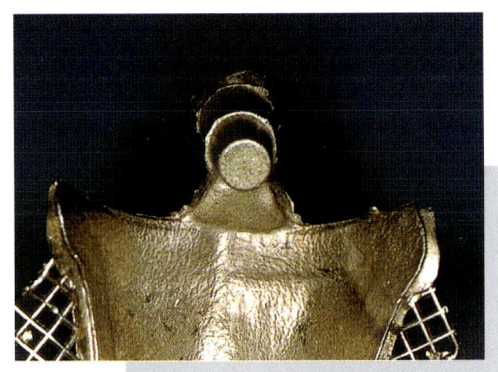

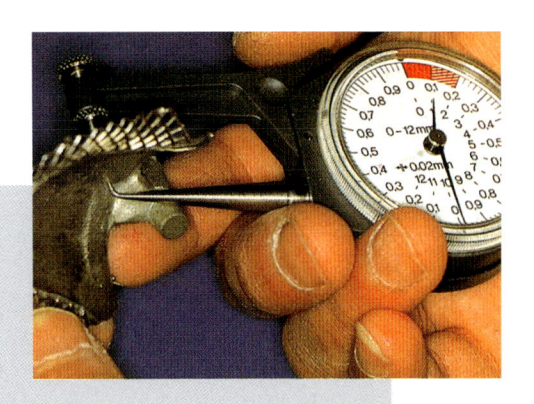

図7-12　スプルーイングの悪い例
　上顎のフルプレートのケースなどにおいて，後縁の中心部にスプルーイングすることがあるが，こうしたスプルーイングはタブーである．なぜならば，フィニッシュラインの肉厚部に鋳巣ができるからである．また，原型以上の厚みにキャストされてしまい，このケースの場合，後縁付近は約1mmもの厚さになっている．

●クルーシブルフォーマーを耐火模型の下方に設定する場合のスプルーイングの基本

　スプルーイングは，使用する鋳造機の種類や性能によって異なってくるが，以下では「Technitron 703」（ユニークス）などの高周波遠心鋳造機を使用する場合について述べてみる．
　まず，クルーシブルフォーマーを耐火模型の下方に設定する場合のスプルーイングを示す．
① 下顎のケース（リンガルバーやリンガルプレートのケース）では，スプルー線として「Wax wire for sprues φ4.0」（BEGO，発売元：アイキャスト）の先端のみを指でつぶして半円状にし，リンガルバーまたはリンガルプレート下縁の左右に連結する（図7-13）．一般的なCo-Cr合金であれば，1本のスプルーでも十分鋳込むことができるが（図7-14），より安全で鋳造欠陥の少ないキャストを望むならば，常に2本のスプルーで行うほうがよい．
② 上顎のケース（パラタルバーや幅狭のパラタルプレートのケース）では，「Wax wire for sprues φ3.5」（BEGO，発売元：アイキャスト）を2本，左右のフィニッシュライン部に連結する．
③ 前後パラタルバーの場合は，植立部を半円状にした「Wax wire for sprues φ3.5」（BEGO，発売元：アイキャスト）を3本，ワックスパターンの最大肉厚部に連結する．

●クルーシブルフォーマーを耐火模型の上方に設定する場合のスプルーイングの基本

　この場合は，既製クルーシブルフォーマーとワックスパターンとをシャワースプルーの形態に連結することになるが，通常は，「Wax wire for sprues φ3.5」（BEGO，発売元：アイキャスト）3本を，植立部は多少半円形につぶして，ワックスパターンの最大肉厚部に連結する（図7-15～17）．ただし，前歯部に肉厚部がなくてスプルーが植立できない場合などには，4本用いることもある．
　シャワースプルーの場合のクルーシブルフォーマーのつけ根は，基本的にはレストの位置から5mmくらいの高さにくるようにし，フルプレートの場合は，一番高いフィニッシュラインの位置から15mmくらいになるようにする．

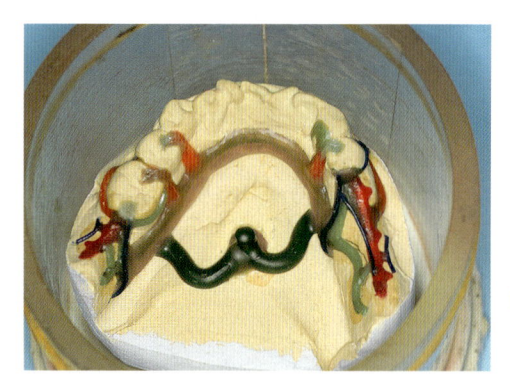

図7-13　下顎のケース（リンガルバー，リンガルプレート）のスプルーイング
　　　2本スプルーを基本とする．

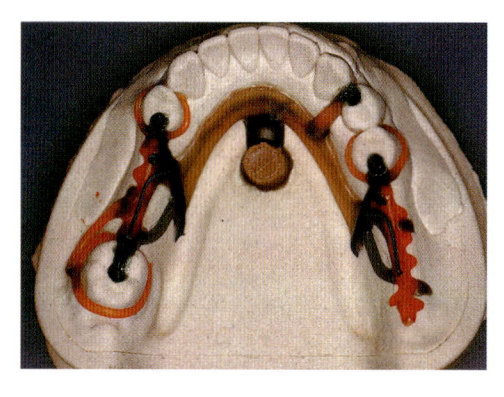

図7-14　下顎のケースで1本でスプルーイングしたケース
　　　1本のスプルーイングでもキャストできるが，2本のほうが鋳造欠陥が生じにくい．

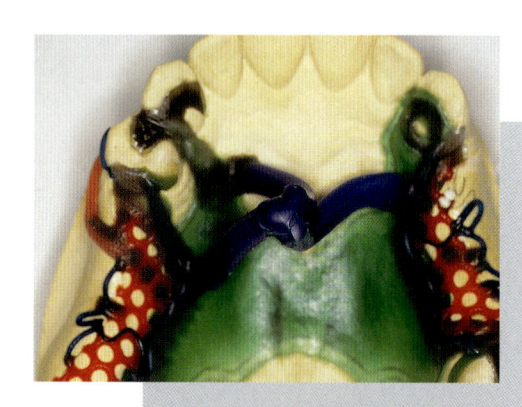

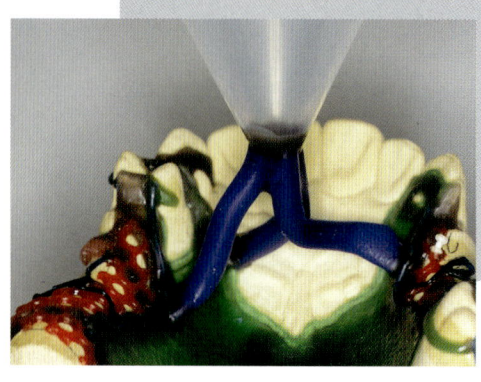

図7-15　上顎で耐火模型の上方にクルーシブルフォーマーを設定する場合のスプルーイング
　　　3本スプルーとし，クルーシブルフォーマーと連結する．

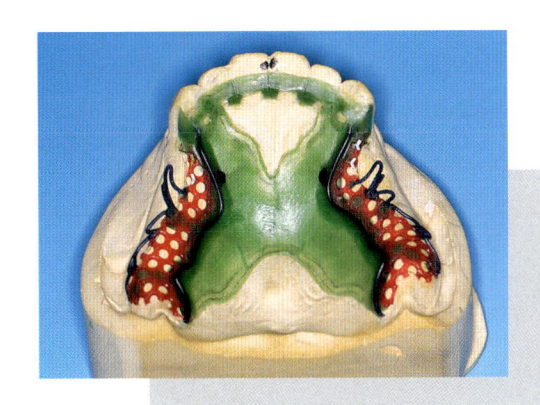

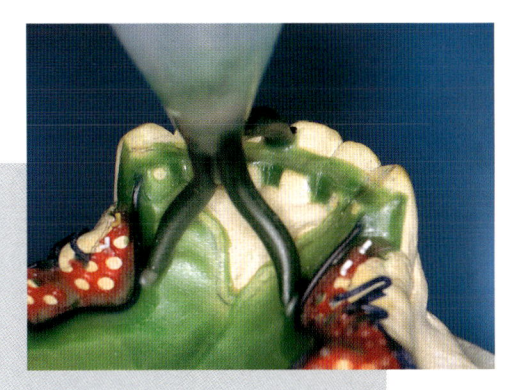

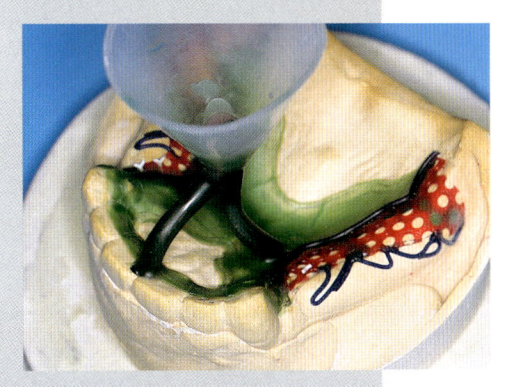

第7日目 ● 合理的なスプルーイングとキャスティングテクニックをマスターしよう

図7-16 耐火模型の上方にクルーシブルフォーマーを設定する，シンギュラムレストを有するパラタルプレートのスプルーイング
　シンギュラムレストを有する場合はその部分にスプルーを植立しないと収縮を補償できない．「Wax wire for sprues φ3.5」3本のうちの1本をシンギュラムレスト上縁部に植立すると，シンギュラムレストの収縮の補償が十分行われ，マイクロクラックができずにキャストされる．これは下顎の場合も同様である．
　なお，本ケースでは，キャストされたフレームにクラスプがないが，これはAu-Pt審美ワイヤークラスプを用いるからである．

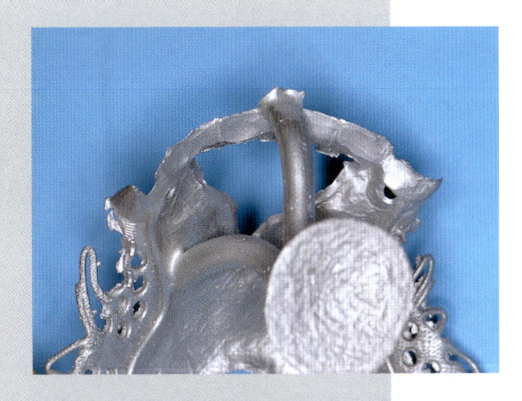

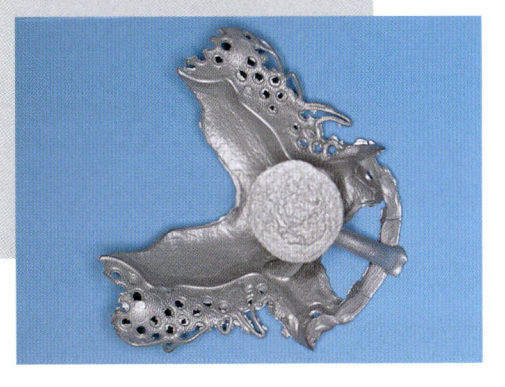

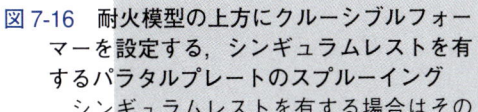

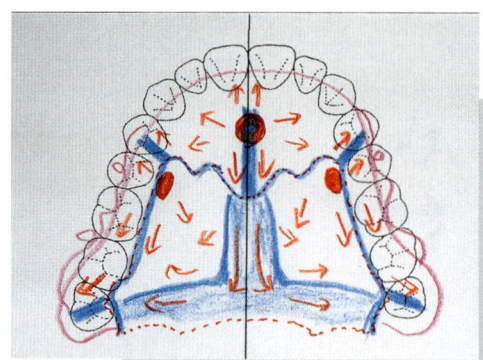

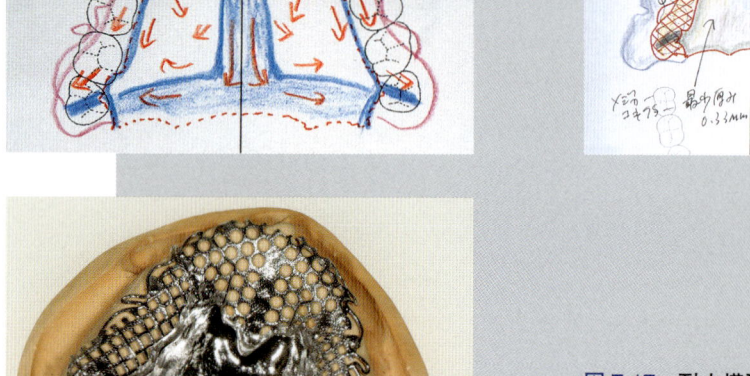

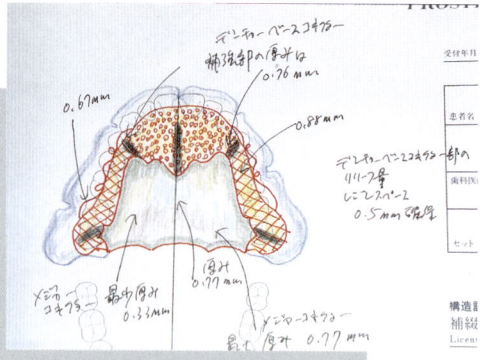

図 7-17　耐火模型の上方にクルーシブルフォーマーを設定する場合の補綴構造設計図
　スプルーの植立部位と湯流れの方向が示されている．湯流れの方向と構造的強度はリンクしており，しっかりスプルーイングを行えば問題なくキャストされる．

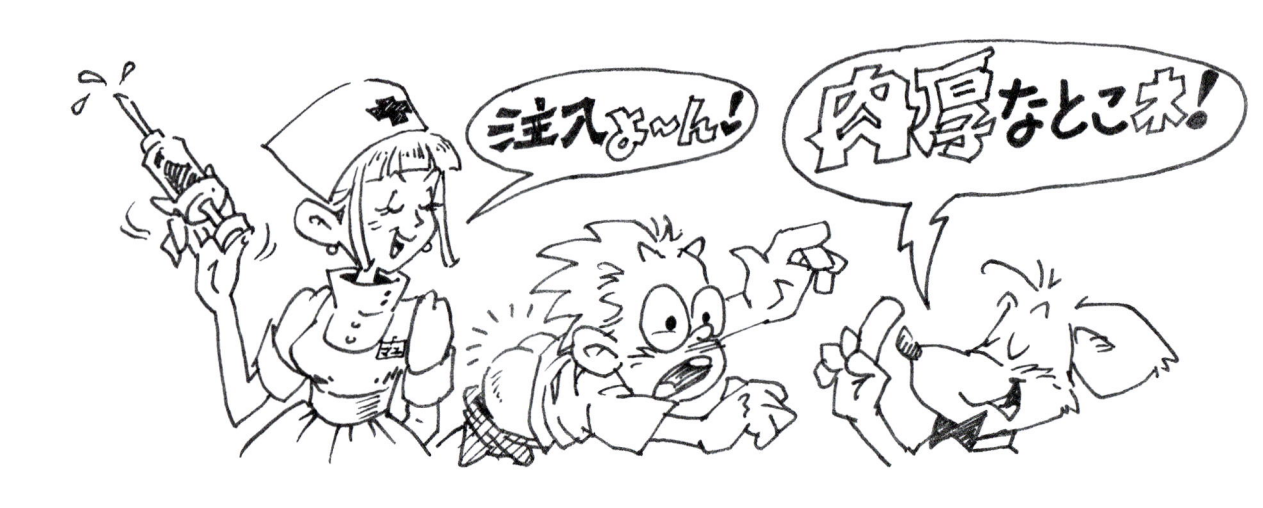

●補助スプルーやエアベントは必要ない

　昔は，補助スプルーを本スプルーから脇道として枝分かれさせ，薄くてなめられそうなところや，本スプルーから遠くてなめられそうなところへ習慣的に連結していた．しかし，現在の鋳造機の性能からすれば，これら補助スプルーを付与しなくてもほとんど問題はない．

　問題がないのであれば，余分な作業はやめたほうがよい．無駄な作業はどんどん省こうではないか！

　同じことがエアベント（図7-18）についてもいえる．

　エアベントを付与しても鋳造学的にはよいことは何もないといってよい．むしろ鋳造圧が逃げてしまって，緻密な鋳造体をつくろうとすることとは逆の結果になってしまう．エアベントを付与することでキャスト時の汚れ部分を排除し，きれいな鋳造体が得られるというのは迷信である．エアベントの部分にキャスト時の汚物が集まっていたとしたら，それは埋没材の通気性の問題である．

　いずれにしても，筆者はエアベントの付与という作業は，全く行っていない．

図7-18　エアベントの例
　スプルーイングに際して，写真に示すようなエアベントを付与する必要は全くない．ただし，クラスプの維持腕と拮抗腕の先端部を「READY CASTING WAX R07」（ジーシー）などで連結するのはよい．これはキャスト後の割り出し時の変形を防止するためである．

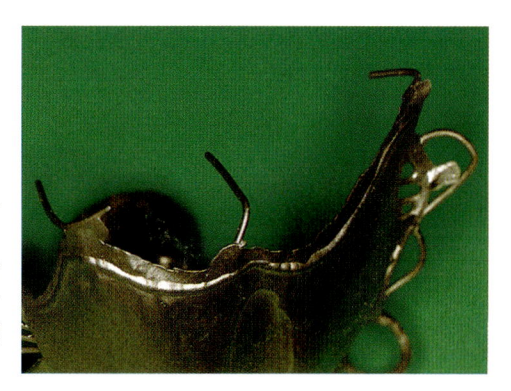

EXERCISE

各種ケースの スプルーイングを行ってみよう

問 A〜Hにキャストパーシャルのさまざまな基本設計を示す．どのようにスプルーイングしたらよいか，真上からみた状態で図示しなさい．

A：中間欠損のリンガルバーのケース（下顎）
B：中間欠損と両側遊離端欠損の複合欠損のリンガルバーのケース（下顎）
C：片側欠損のパラタルバーのケース（上顎）
D：両側欠損の幅狭パラタルプレートのケース（上顎）
E：前歯部欠損，両側遊離端欠損の前後パラタルバーのケース（上顎）
F：中間欠損のパラタルプレートのケース（上顎）
G：フルプレートに近いケース（上顎）
H：前歯部残存のフルプレートに近いケース（上顎）

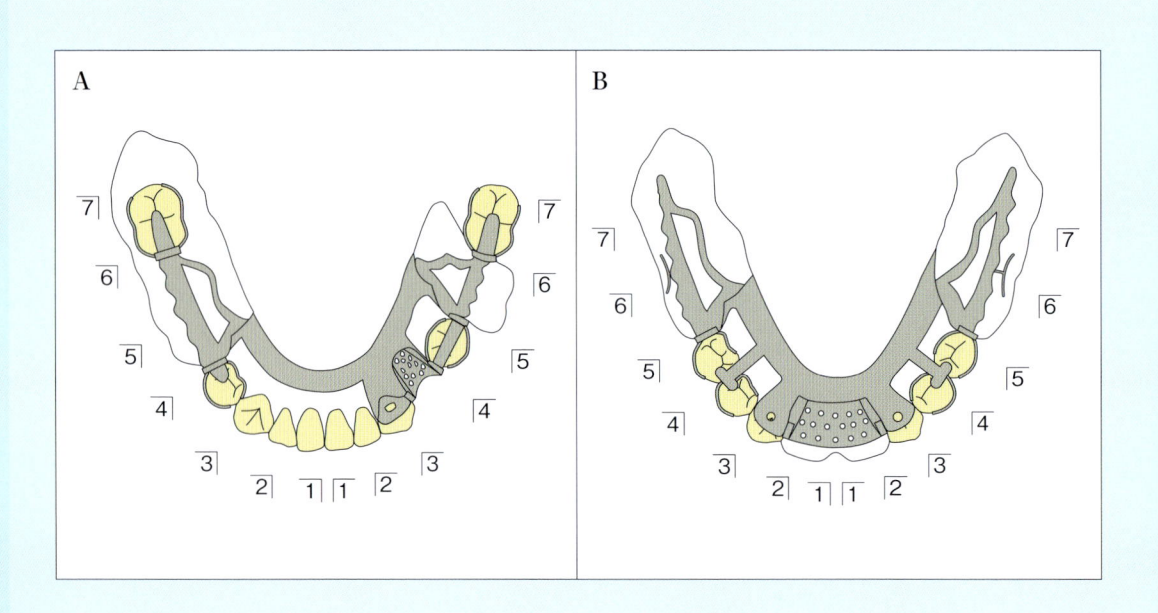

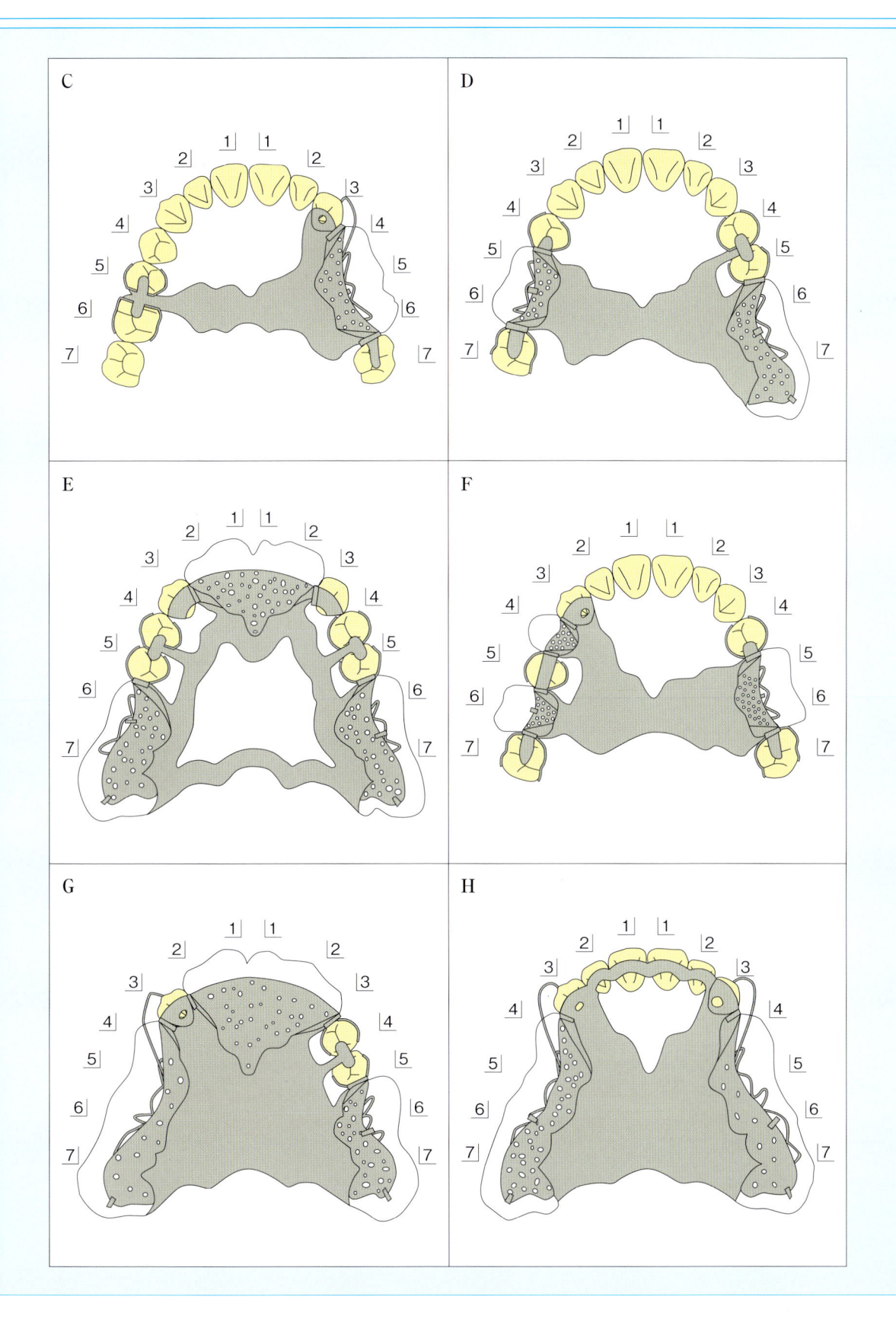

第7日目 ● 合理的なスプルーイングとキャスティングテクニックをマスターしよう

198

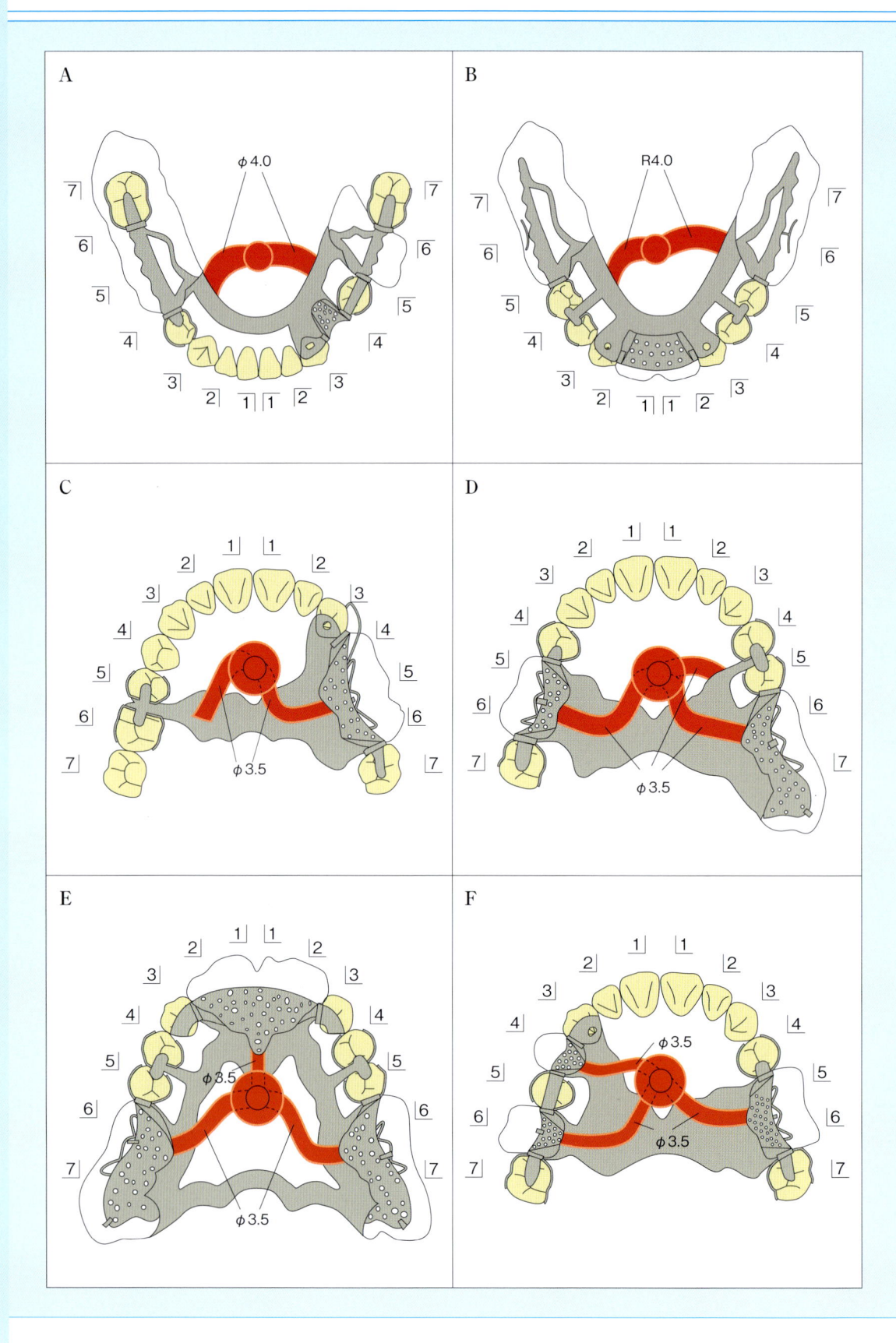

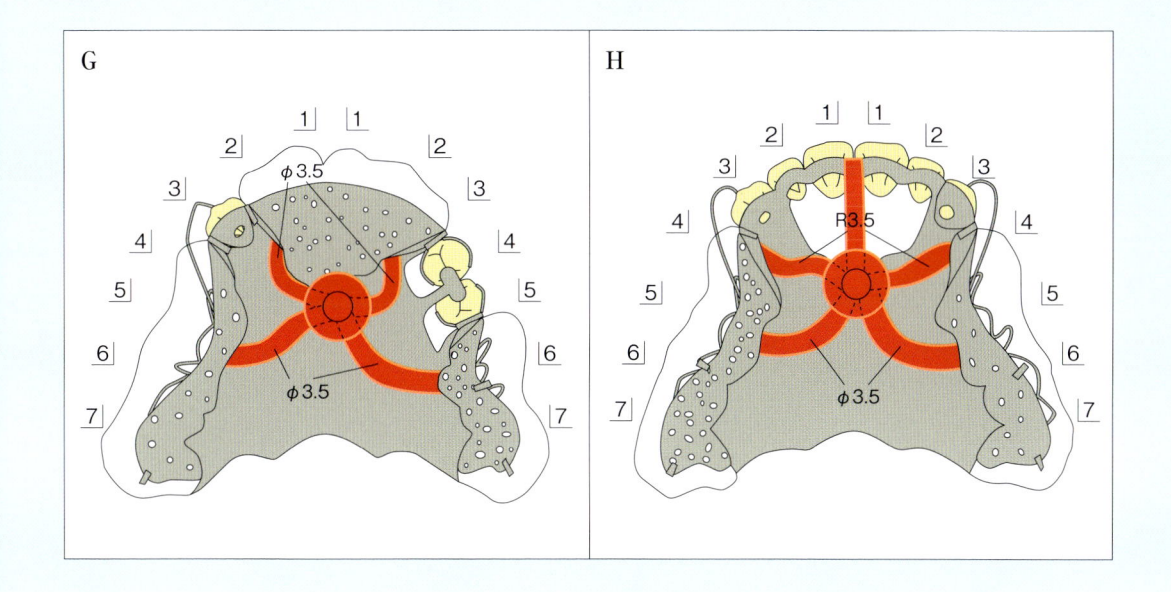

解答

　A：クルーシブルフォーマーを耐火模型の下方に設定し，リンガルバーの場合の基本に従って，リンガルバー下縁の左右にφ4.0のスプルーを2本連結する．

　B：Aの場合と同様，リンガルバー下縁の左右にφ4.0のスプルーを2本植立する．

　C：クルーシブルフォーマーを耐火模型の上方に設定し，φ3.5のスプルーを2本，片方はフィニッシュライン部に，もう片方はマイナーコネクターの下方に連結する．シャワースプルーの形態になる．シャワースプルーの基本は3本であるが，このケースは小さいため2本で十分である．

　D：クルーシブルフォーマーを耐火模型の上方に設定し，φ3.5のスプルーを2本，最大肉厚部（左右のフィニッシュライン部）に連結する．また，左側単独レストのマイナーコネクター部にφ3.5を付与し，シャワースプルーの形態にする．

　E：クルーシブルフォーマーを耐火模型の上方に設定し，φ3.5のスプルーを3本，最大肉厚部（各フィニッシュライン部）に連結する．

　F：クルーシブルフォーマーを耐火模型の上方に設定し，φ3.5のスプルーを2本，最大肉厚部（各フィニッシュライン部）に連結し，さらに小臼歯のフィニッシュライン部にもφ3.5のスプルーを連結する．シャワースプルーの形態になる．

　G：フルプレートに近いケースであり，クルーシブルフォーマーを耐火模型の上方に設定する場合の基本に従ってφ3.5のスプルーを4本，最大肉厚部（左右のフィニッシュライン部）に連結する．シャワースプルーの形態になる．

　H：これもフルプレートに近いケースであるが，前歯部が残存しているため前歯部にフィニッシュラインがない．そのため左右のフィニッシュライン部にφ3.5のスプルーを4本，シャワースプルーの形態になるように連結する．シンギュラムレストの収縮を補償するため，シンギュラムレスト上縁部にさらに1本植立すると，なおよい．

7日目

外埋没の
プロテクニックをマスターしよう

●外埋没材は何を用いるか

　本書では，耐火模型材には一貫して「Optivest」（DeguDent，発売元：デンツプライシロナ）を推奨しているが，外埋没材（鋳型材）には「Biosint-Extra」（DeguDent，発売元：デンツプライシロナ）を用いている．理由は，耐火模型材に微粒子型を用いてるので，外埋没では通気性をよくするために，若干粗めにしたいからである．

　液には耐火模型製作時に用いる「Optivest Liquid」を用いており，粉液比は，粉100gに対して40%濃度で15mlとしている．「Biosint-Extra」の専用液もあるが，2種類あり管理しづらいのでこれで十分である．

　埋没用フラスコに「rema-Form」（図7-19）を用いた場合，外埋没材はだいたい450〜500g必要であるが（図7-20），「Biosint-Extra」は1パックが400gである．

　ほかに優れた外埋没材として，「Wirovest」（BEGO，発売元：アイキャスト）がある．粉液比は，100gの粉に対して30%の濃度で15mlである．

　注意点として，粉液ともに，必ず15〜20℃の冷蔵庫内で保管されたものを使用する．決して保管中に液を凍らせてはならない．そして，手練和で約15秒，真空攪拌器で約60秒攪拌する．攪拌時間が長いため，作業環境温度が23〜25℃を超える場合は影響を受けやすい．埋没中に硬化し始めないように手早く作業を進めなければならない．

●埋没用フラスコにスリットはナンセンス

　当然のことであるが，リングレス鋳造を行うにしても，埋没用フラスコは必要である．

　この埋没用フラスコは一般にプラスチック製のものが用いられているが，外埋没材の膨張を抑制しないという理由でスリットの入ったものをすすめる人もいる．しかし，スリットと適合精度とは関係しない．それどころが，もし，君がスリット入りの埋没用フラスコを用いたら，弊害が生じる．キャスト時にスリット部分にマイクロクラックが生じるからである．

　適合精度を上げるために最も重要なのは耐火模型の精度である．その膨張値が使用メタルの鋳造収縮を補償すれば，高い適合精度を得ることができる．

　埋没用フラスコにはスリットなしのものを用いていっこうに差し支えない．前述のとおり，筆者は「rema-Form」を使用しているが，「Mould formers」を用いるのもよい．

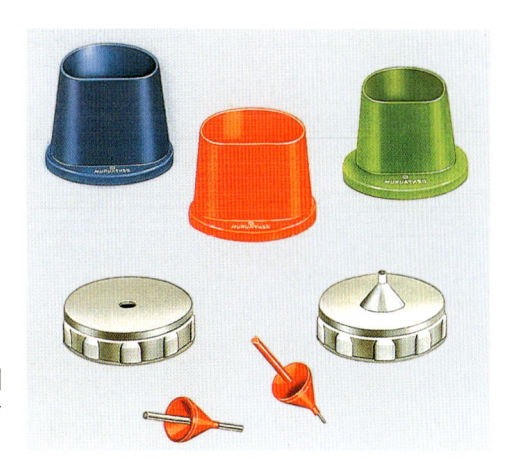

第7日目 ● 合理的なスプルーイングとキャスティングテクニックをマスターしよう

図7-19　埋没用フラスコ「rema-Form」
　　　　埋没用フラスコにスリットはない．

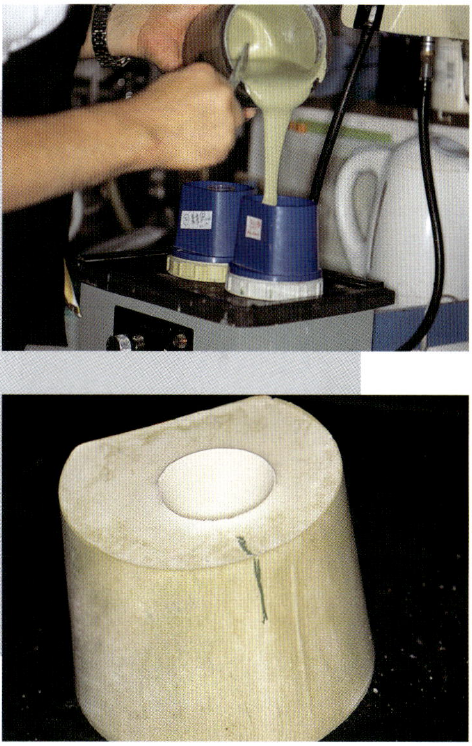

図7-20　外埋没
　　　　スプルーイングはシャワースプルーの形態にしている．

● **リキッドインベストメントでワックスパターンをコーティングしない**

　スプルーイング後の外埋没に際して，メーカーによっては，指定のリキッドインベストメントでワックスパターン上面をコーティングすることが指示されている．Dentaurum 社では「RK-DUR fine investment」，BEGO 社では「Wiropaint plus」である．

　これらは，外埋没時における気泡発生の防止のほか，メタルの焼き付き防止をアピールして商品価値を高めている．たしかに，焼き付き防止の効果は高いが，その反面，問題点として以下のことがある．

① 細部まで洩れなくコーティング材を塗布することはテクニック的にきわめて難しく，どうしても気泡が生じてしまう．塗布に用いる筆自体に気泡が入っていることもある．
② 外埋没材の性質が不良だと亀裂が生じやすく，コーティング部の亀裂に伴うバリを生じてしまう（図 7-21）．
③ コーティング操作は面倒であり，やっかいである．一度に 10 床以上ともなると，いやになってしまう．

　したがって，筆者は，これらリキッドインベストメントのコーティング材としての使用はすすめない．それでは，どうしたらよいのか．

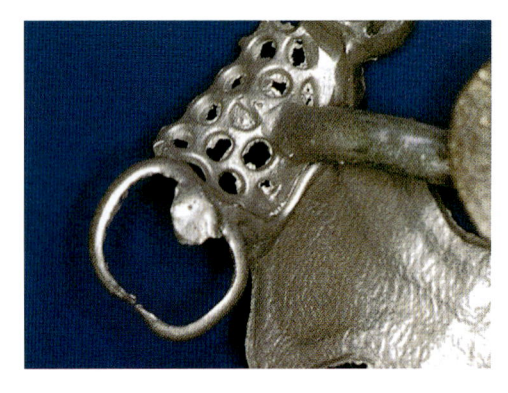

図 7-21　リキッドインベストメントの使用により生じたバリ
　リキッドインベストメントを不用意に用いると，こうしたバリを生じやすい．

●焼き付き防止の効果などいらない

　よりよい鋳造体を得るためには，ワックスパターンと外埋没材とのなじみがよいことは必須である．したがって，ワックスパターン上面を脱脂して界面活性効果を高めることは必ず行わなければならない．

　しかし，焼き付き防止についてはどうであろうか．

　リキッドインベストメントの焼き付き防止効果は高いが，耐火模型のほうには焼き付き防止のための処置をしていないのであるから，どうしても焼き付き防止が必要ということはない．あとで述べるサンドブラスティングで，外埋没材は簡単に除去できるし，酸化膜も簡単に除去できる．

　そこで筆者は，「TK シリコーンクリーナー」（山八歯材工業，図 7-22）を界面活性効果のために用いている．これをワックスパターンの上面にスプレーした後，エアガンで軽く吹き飛ばすと，良好な界面活性効果を得ることができる．

　この後，ワックスパターン上面を外埋没材で薄くコーティングするような面倒なことも行っていない．

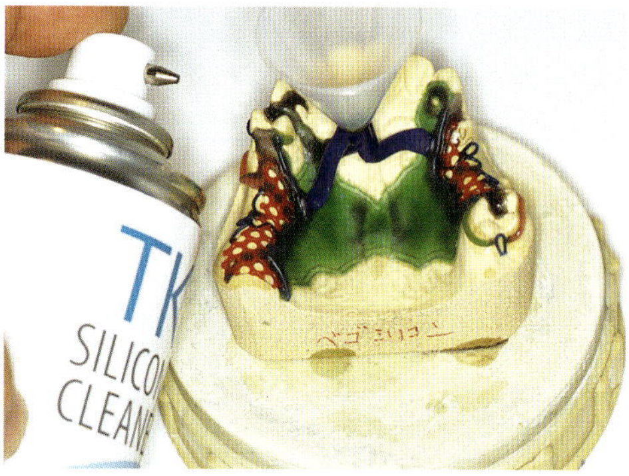

図 7-22　ワックスパターンの界面活性処理
　「TK シリコーンクリーナー」はワックスパターンクリーナーとしても用いることができる．ワックス全面にスプレーすればよい．

● 加圧埋没で「らくらく埋没」を

　ワックスパターン上面を外埋没材で薄く丁寧にコーティングすることはしていない．それどころか，外埋没材の注入は大ざっぱに行っている．「らくらく埋没」である．面倒なことはしないのである．

　それでも気泡が発生しないのは，加圧埋没を行って，ワックスパターンと外埋没材との良好な密着を得ているからである．

　加圧埋没は，バイブレーター上で埋没用フラスコ内に外埋没材を注入したら，ただちに「TK プレッシャーポット」（山八歯材工業）に入れて，2 気圧の加圧を 14 分行う（図 7-23）．決して加圧途中に「TK プレッシャーポット」から取り出してはいけない．

　なお，通気性という観点から，外埋没材を強い圧力（3 気圧以上）で加圧することはあまり望ましくない．強圧の加圧埋没によって通気性が不良になれば，鋳造体へのガスの巻き込み，あるいは鋳込み不足という心配があるからである．「TK プレッシャーポット」による 2 気圧での加圧は，こうしたトラブルを生じることなく「らくらく埋没」が行える．

　君も考えてみてほしい．一度に何床もの埋没を行うとき，いちいち丁寧にリキッドインベストメントをコーティングしてから外埋没するのと，「TK シリコーンクリーナー」をスプレーして外埋没材を注入し，あとは「TK プレッシャーポット」に入れて加圧するだけでよいのとでは，どちらが楽であろうか．それでいて，トラブルはリキッドインベストメントを用いた場合のほうが多いのである．

図 7-23　外埋没材の加圧
2 気圧の加圧を 14 分行う．

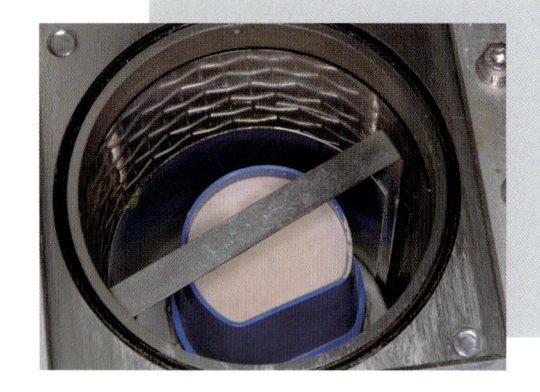

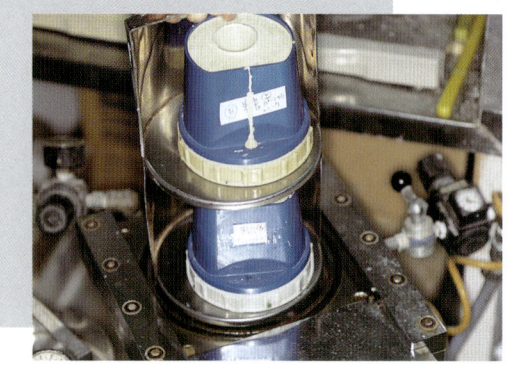

●リン酸塩系埋没材に石鹸水を触れさせてはいけない

　石鹸，石膏，油，電解研磨液，アルコールなどはリン酸塩系埋没材の敵である．歯科技工所では何かと石鹸水を用いることが多いが，「Optivest」や「Biosint-Extra」などのリン酸塩系埋没材に石鹸水が少しでも混入すると，硬化が遅れて不適合の原因になってしまう．意外にこのことは知られていない．

　したがって，**真空攪拌器を洗う場合は必ず水洗い**としなければならない．

　石膏を練和する容器とリン酸塩系埋没材の練和に用いる容器とを共用することもタブーである．石膏とリン酸塩系埋没材とは本来なじまないものである．

　また，真空攪拌器の回転軸に油をさすことがあるが，よく拭き取って垂れないようにしておかなければならない．リン酸塩系埋没材に油が混入してしまうと，硬化を遅れさせたり，埋没材を変質させたりしてしまうからである．

　同様な理由で，電解研磨液やアルコールなどの混入も絶対避けなければならない．

●計量後のメスシリンダーは必ず水洗いする

　リン酸塩系埋没材の液を計量した後のメスシリンダーは必ず水洗いしなければならない．

　計量後そのまま放置しておくと，液中のコロイダルシリカなどの成分が付着してしまい，その後の計量が不正確なものになってしまう．

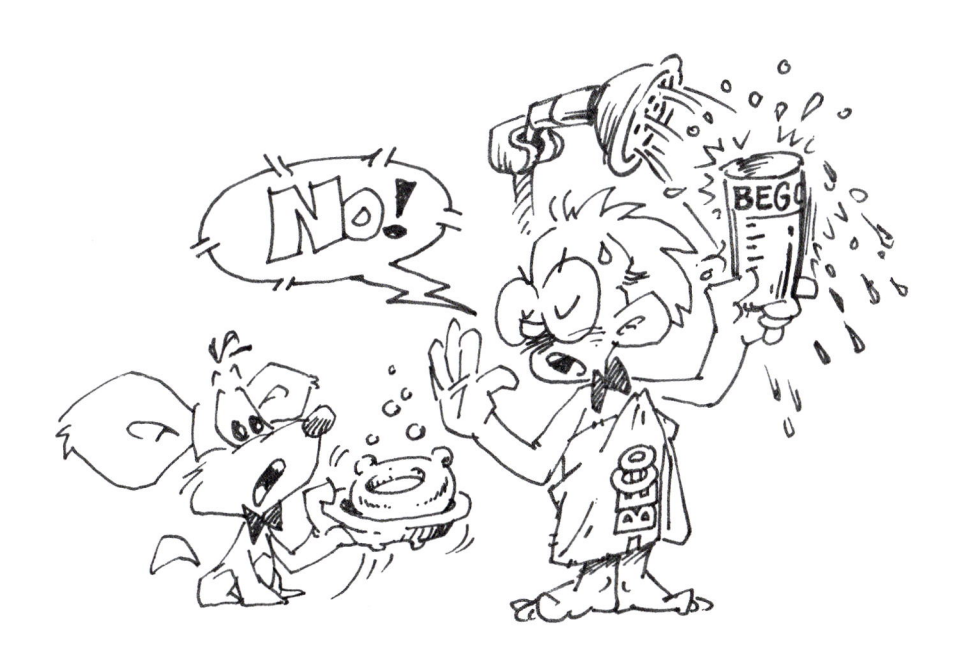

ワックス焼却時の
プロテクニックをマスターしよう

●加熱炉の温度表示を信用するな

鋳型を加熱炉の中に入れたら，図7-24に示すスケジュールでワックス焼却および鋳型の加熱を行う．

① 室温から400℃まで3～4時間かけて上昇させる．
② 400℃から1,000℃までを1時間30分かけて上昇させる．
③ 1,020℃で1時間係留する．

耐火模型材に微粒子型の「Optivest」などのリン酸塩系埋没材を用い，外理没材に「Biosint-Extra」を用いる場合，ワックス焼却および鋳型の加熱で大切なことは，400℃くらいまではできるだけゆっくりと温度上昇させることである．この間の温度上昇を急ぎすぎると，鋳型にクラックが生じたりする（図7-25）．

そして，400℃以降は加熱炉をフルパワーにして最高温度（1,020℃）まで上昇させるが，各メーカーの加熱炉の温度表示が必ずしも正しいとは限らない．仮に最高温度が100℃低ければ鋳造欠陥などが生じる可能性があるので，加熱炉の温度表示は疑ってほしい．ただし，鋳型が900℃で十分係留されていれば，リン酸塩系埋没材は900℃で最大膨張値を示しているので，適合的には問題はない．

●加熱炉内のどこに鋳型を置くか

鋳型は加熱炉内のできるだけ奥のほうに置く．

ただし，各鋳型を前後左右に一定の間隔をあけておくこと，また熱源のカンタル線からできるだけ離しておくことを忘れてはならない．

また，一度に何個もの鋳型の加熱を行った場合は，手前の扉側の鋳型は指定温度より低い傾向があるので，必ず奥のほうの鋳型からキャストしていく心づかいがほしい．

なお，加熱炉にはいろいろな機種があるが，大きめのもの（一度に10床以上の加熱ができるもの）（図7-26）のほうが炉内温度の熱分布が比較的均等になる．君がもしクラウン・ブリッジ用の炉内の小さい加熱炉を用いていたら，炉内が狭いゆえに温度分布が均等にならず，結果的に不適合や鋳肌あれに悩むと思う．

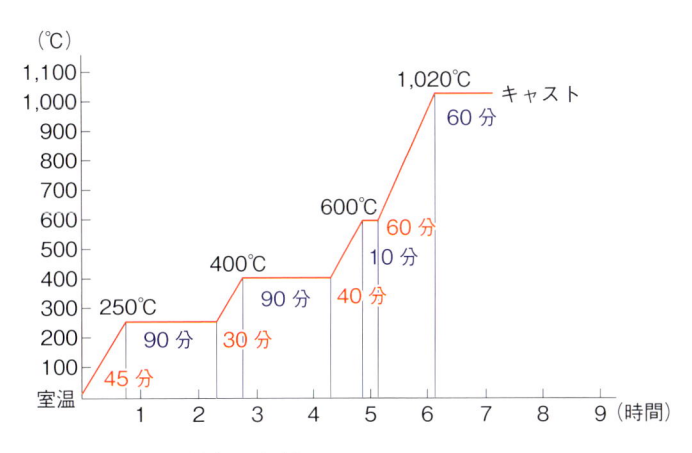

第7日目 ● 合理的なスプルーイングとキャスティングテクニックをマスターしよう

図 7-24 ワックス焼却スケジュール

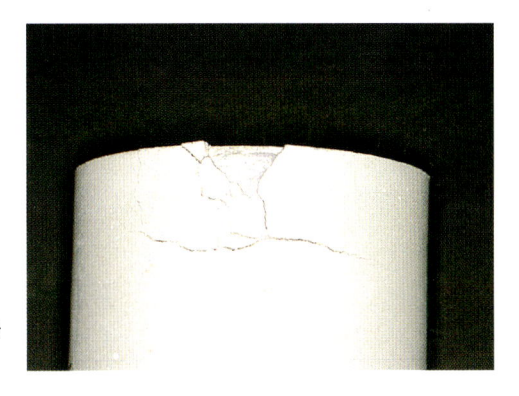

図 7-25 鋳型に生じたクラック
鋳型の加熱に際して室温から 400°までの加熱を急ぎすぎると，クラックが生じやすい．

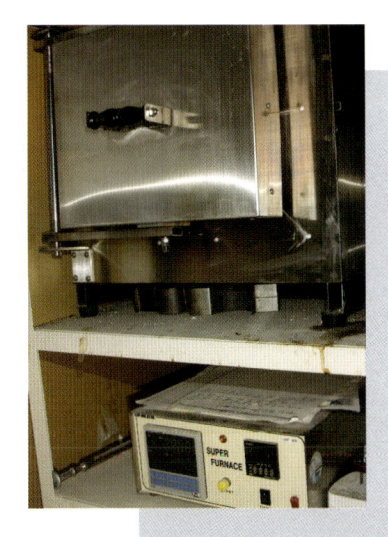

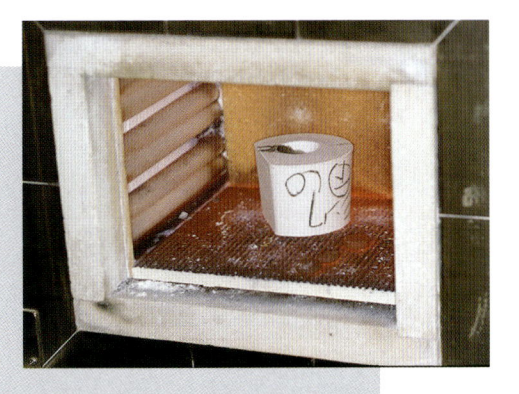

図 7-26 加熱炉「SUPER FURNACE UMF908」
　大きめの加熱炉であれば，炉内温度の分布が比較的均等になる．「SUPER FURNACE UMF908」（ユニークス）は電子制御であるため，どのような昇温プログラムも可能で，外埋没材に応じた昇温プログラムをあらかじめインプットしておけば，いつでも呼び出せる．最高温度は 1,200℃である．チタンや Au-Pt 合金は最高加熱温度から下げなければならないが，その点もプログラミングできる．加熱炉と温度コントローラーが分かれているので，炉の温度に影響されず，メインテナンスも容易である．

7日目

キャストの
プロテクニックをマスターしよう

● るつぼは必ずコーティングしよう

　るつぼはそれぞれの鋳造機専用のものを使う．そして，鋳型と一緒にるつぼも加熱炉に入れ，加熱しておく．その際，るつぼは必ずコーティングする．

　その理由の第一は，るつぼは消耗品であるが，るつぼコーティング材を塗布することで長持ちさせることができ，コストを安くできるからである．

　しかし，もっと重要なことは，るつぼの内面が強化されることによって，キャスト時にるつぼの破片が鋳造体内に巻き込まれるのを防止できることである．また，溶湯の残滓がるつぼの内面に焼き付くのを防止することも，るつぼの消耗を防ぐのに役立っている．

　るつぼコーティング材にはいろいろなものがあるが，筆者は「速乾性 B. N スプレー」（ファインケミカルジャパン，発売元：アカサカ歯材社）を推奨している（図 7-27）．

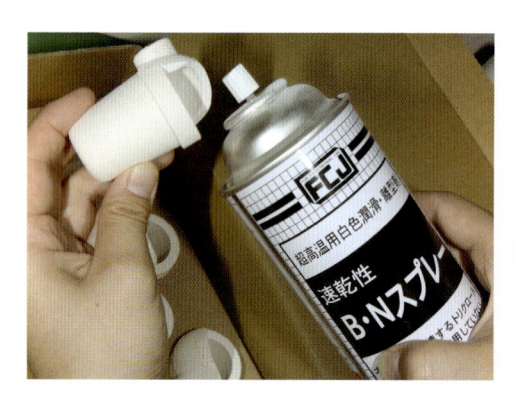

図 7-27　るつぼコーティング材「速乾性 B. N スプレー」
　　るつぼの内面は必ずコーティング材でコーティングしておく．これによってるつぼを長持ちさせるだけでなく，るつぼ内面が強化されることで，るつぼの破片が鋳造体内に巻き込まれることを防止する．

●メタルの量は上下顎ともに21～28gを基準に考えよう

キャストに際してはメタルの量は前もってきちんと計量しておくべきである．

Co-Cr合金としてインゴットタイプの「Biosil F」（DeguDent，発売元：デンツプライシロナ）を用いる場合，インゴットは7gタイプなので，ビギナーはメタル量を次のよう考えれば失敗はない．

① 下顎のケース……………………………………21～28gを基準
② 上顎のケースで単式のパラタルバー……………21gを基準
③ 単式のパラタルバー以外の上顎のケース………28gを基準

つまり金属床の場合，28gを使えば，まずメタル量の不足に伴う失敗はない．しかし，コストの節減のためには，常に押し湯の状態から判断して，ケースの大きさと自分自身の技術にあった最も無駄のないメタル量を確定してほしい．

ちなみに，筆者の場合のメタル量の目安は次のとおりである．

① 下顎の片側遊離端欠損のケース………………………………21g
② 下顎の両側欠損のケース………………………………………28g
③ 普通の大きさのフルプレート…………………………………21g
④ 大きめのフルプレート…………………………………………28g
⑤ 幅広のパラタルプレート………………………………………28g
⑥ 単式のパラタルバーおよび幅狭のパラタルプレート………21g
⑦ 前後パラタルバー………………………………………………28g

上記のメタル量はあくまでも目安なので，床が大きかったり，リンガルバーが相当長いと感じたら，当然インゴット1個分（7g）を追加すべきである．

なお，Co-Cr合金の場合は必ずバージンメタルを用いるべきであって，コストの節減を理由とした「繰り返し鋳造」は絶対に行うべきではない．また，だからこそ，ケース別にきめ細かく計量しているのである．

●鋳造機には何を選ぶべきか

鋳造機としては遠心鋳造機が理想である．

筆者は，Co-Cr-Ti合金「CRUTANIUM」（AUSTENAL，発売元：デンツプライシロナ）の場合は高真空タイプの高周波遠心鋳造機「Supertron UVM-7000」（ユニーク）を用いている（図7-28）．ただし，本機種は製造中止となっているので，代替機として加圧鋳造機の「Nautilus T」（BEGO，発売元：アイキャスト，図7-29）または「Argoncaster-i」（松風，図7-30）を用いるとよい．Tiが添加されている関係上，酸化しやすい大気鋳造機は使えない．

Co-Cr合金「Biosil F」を用いる場合は，高周波遠心鋳造機「Technitron 703」（ユニーク）が最も一般的である．

本書では，これら一般的な高周波遠心鋳造機の使用を前提にスプルーイングやキャスト時における注意事項を述べている．

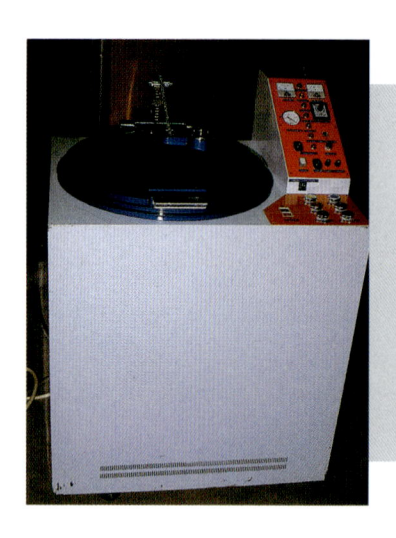

図 7-28 高真空タイプの高周波遠心鋳造機「Supertron UVM-7000」
　右は蓋を開けた状態であるが，高真空鋳造機であるため，蓋は完全密閉式である．

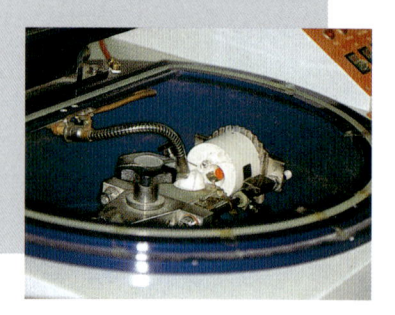

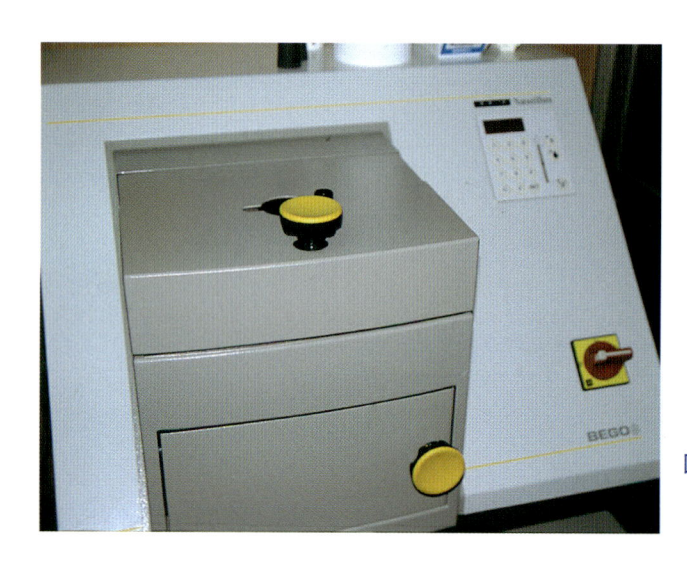

図 7-29 加圧鋳造機「Nautilus T」
　簡単な操作で，Co-Cr 合金でも金合金でもすこぶる具合がよい．

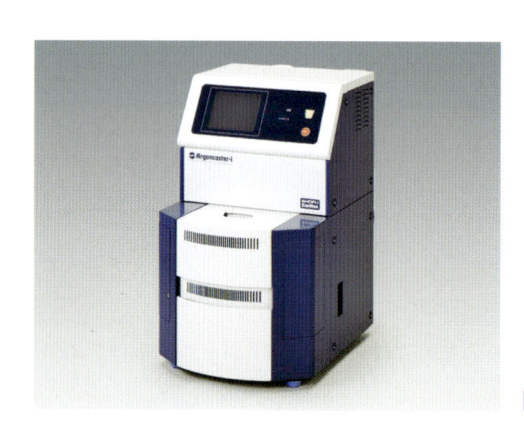

図 7-30 加圧鋳造機「Argoncaster-i」

なお，高真空鋳造機でない限り，どの鋳造機もアルゴンガスの導入は不可欠である．これによって，鋳造体表面における酸化膜の生成を大幅に抑制することができる．とはいえ，どんなにアルゴン雰囲気にしても大気中の酸素や窒素は残っているので，無酸素鋳造には決してならないし，鋳巣がなくなるということではない．

鋳巣は，使用メタル自体の問題や，スプルーイング，オーバーヒート，鋳型の通気性などに由来し，鋳造雰囲気（アルゴンガスによる疑似真空もしくは真空ポンプを用いた高真空状態）にしたからといって鋳巣が皆無になるわけではない．別次元の問題である．

●キャストで死んでも英雄にはならない

いくらビギナーの君でも，ごく一般的な鋳造機のキャスト時の順番はわかっていると思うけど，ここで復習してみよう．

① 加熱炉からるつぼを取り出し，計量しておいたメタルを入れて鋳造機にセットする．
② メタルの予備加熱を開始する．
③ メタルが赤熱してきたら電源をOFFにして加熱炉から鋳型を取り出し，鋳造機の受け皿にセットする．
④ 再び，メタルの加熱を抑え気味の出力で（「Technitron 703」の場合，溶解ダイヤルは3〜4）行い，「Biosil F」の場合は溶け始めて最後の上面の影が消えてから3〜4秒後にキャスティングボタンを押す．

ややもするとビギナーが誤りやすいのは③のところである．メタルの赤熱が過ぎて，融解し始めてからあわてて鋳造機に鋳型をセットすると，メタルの酸化を促進することになり，鋳造体の劣化をもたらしてしまう．赤熱の段階であれば，表面酸化にとどまり，鋳造体が劣化することはない．

キャストの際に注意してほしいのは，旧式の鋳造機では蓋を開けても溶解スイッチが自動的にOFFにならないということである．誤って高周波コイルに触れてしまうと，高圧電流によって死に至ることもある．筆者もかつて，誤って感電したことがあり，ものすごいスパーク音とともに失神してしまった．幸い，命に別状はなかったものの，その後，長期間にわたって，コイルに触れていた箇所のやけどに苦しめられた．

若さあふれる君がキャストごときで死なないためにも，この点には十分注意してほしい．蓋を開ければ溶解スイッチが自動的にOFFになる機種であっても，スイッチが故障していることもある．安全のための確認は決して怠らないでほしい．高周波遠心鋳造機を侮ってはいけない．

なお，「Biosil F」の液相点は1,380℃，鋳込み温度は1,480〜1,530℃である．

7日目

割り出しの
　　プロテクニックをマスターしよう

●キャスト後の鋳型は急冷してもよいか

やけどをしないためには，キャスト後の鋳型は室温中で45分は放置する（Co-Cr合金使用の場合）．もし，どうしても急いで作業しなければならない場合は，水中に入れて急冷するが，その際，必ず押し湯のところの赤みが消えてから水中に入れる．

概ねキャストしてから15分後が目安である．

●割り出し時の一番の失敗は鋳造体の変形である

放冷した鋳型から鋳造体を割り出すためには，まずエアチゼルもしくは小型ハンマーを用いて外埋没材を破壊し，耐火模型のみにする．

割り出し作業は，クルーシブルフォーマーが耐火模型下方にある場合と，上方にある場合とでは要領が少し異なる．

■ クルーシブルフォーマーが耐火模型の下方にある場合（図7-31）

① まずエアチゼルもしくは小型ハンマーを用いて外埋没材だけを破壊し，耐火模型を掘り出す（図7-32）．簡単に耐火模型だけを堀り出すことができる．この段階では耐火模型を壊さないように注意する．さもないと，鋳造体を変形させてしまう．

② 耐火模型のみにしたら，今度は，サンドブラスターでクラスプやレスト内面の外埋没材を除去する（図7-33）．

③ エアチゼルもしくは小型ハンマーで耐火模型を破壊していく（図7-34）．その際，決して押し湯やスプルーのメタルの部分を叩いてはいけない．フレームが変形を来たすので注意してほしい．

④ 割り出した鋳造体（図7-35）に付着した外埋没材や耐火模型材は，この後アルミナサンド（50μ，125μ）とガラスビーズ（50μ）の1対1の混合比によるサンドブラスティングで除去する．決して「金属床用」といわれる250μの粗いアルミナサンドを用いない．キャスト面が粗れ，不精密になるだけである．

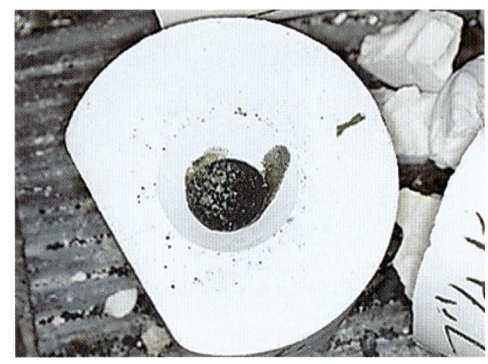

図7-31　スプルーイングを耐火模型の下方から行うケース
　この場合は，まず外埋没材だけを破壊して耐火模型を掘り出すことから始める．

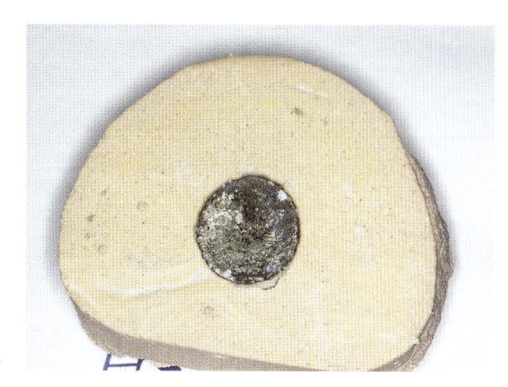

図 7-32　耐火模型の掘り出し

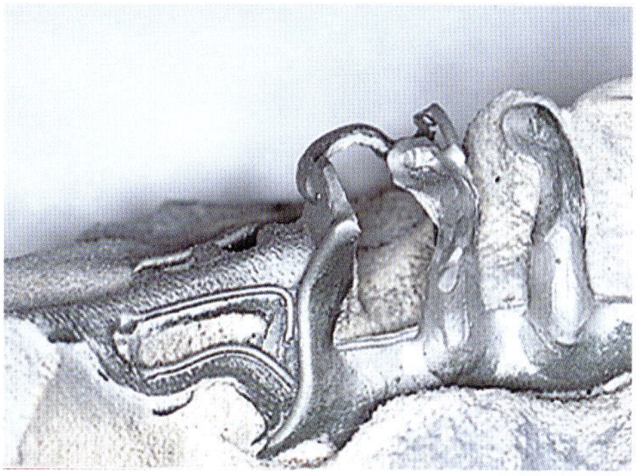

図 7-33　クラスプやレスト内面の外埋没材の除去
　　　　クラスプやレスト内面の外埋没材をサンドブラスターを用いて除去する．

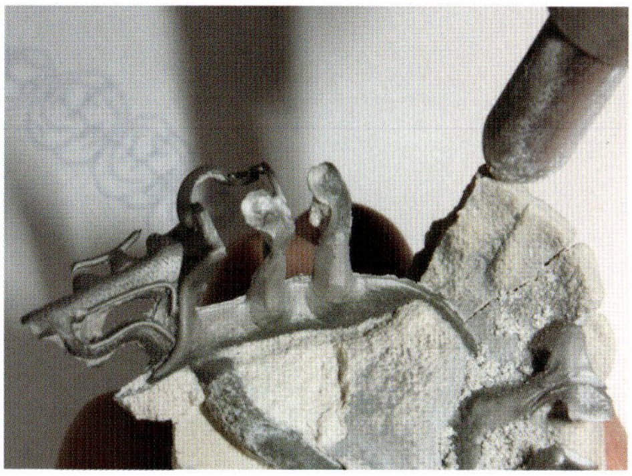

図 7-34　鋳造体の割り出し
　　　　少しずつ耐火模型を破壊して鋳造体を割り出していくが，決して押し湯やスプルーのところをエアチゼルなどで叩いてはいけない．

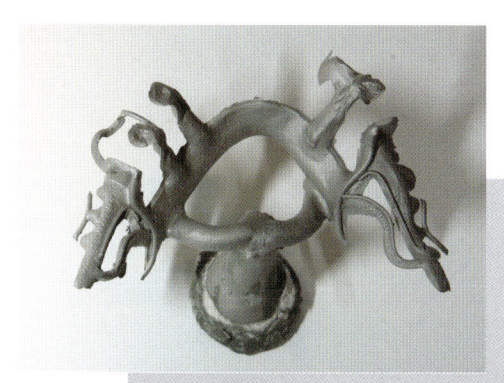

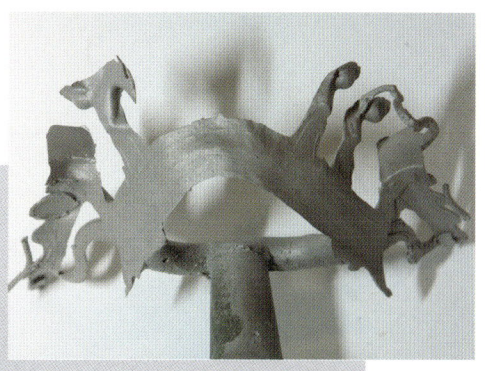

図 7-35　割り出した鋳造体
　　　　付着した外埋没材や耐火模型材は，これ以上は破壊せず，アルミナサンド（50μ，125μ）とガラスビーズ（50μ）の1対1の混合比によるサンドブラスティングによって除去する．

■ クルーシブルフォーマーが耐火模型の上方（シャワースプルー）にある場合（図7-36）
① まず，エアチゼルもしくは小型ハンマーを用いて耐火模型周囲の外埋没材だけを破壊し，耐火模型部分のみにする（図7-37）．
② 耐火模型のみ掘り出せたら，耐火模型下方からのスプルーの場合と同じく，クラスプやレスト内面の外埋没材をサンドブラスターを用いて除去する（図7-38）
③ その後，エアチゼルもしくは小型ハンマーで耐火模型を破壊する．最初は前歯付近から破壊し，鋳造体を少しずつ割り出していく（図7-39）．その際，決して押し湯のところをむやみに叩いてはいけない．不適合の原因になるので注意する．
④ 割り出した鋳造体（図7-40）に付着した外埋没材や耐火模型材はアルミナサンド（50μ，125μ）とガラスビーズ（50μ）の1対1の混合比によるサンドブラスティングによって除去する（図7-41）．

鋳造体に悪影響を及ぼさずに鋳造体を割り出すためのアイテムとして，砕岩機式にチゼル部分が振動する空気振動切削器「エアジゼルペッカーⅡ」（デンタルエイド）か「CAROエアーカッター」（東邦歯科産業）を用いるとよい．

何度も警告するが，**押し湯やスプルーのところを叩くというような危険をおかさずに鋳造体を割り出す**ことが原則である．

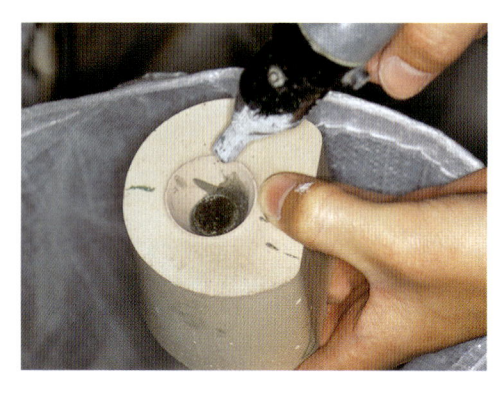

図7-36 スプルーイングを耐火模型の上方から行うケース
この場合は，まず耐火模型周囲の外埋没材だけを破壊することから始める．

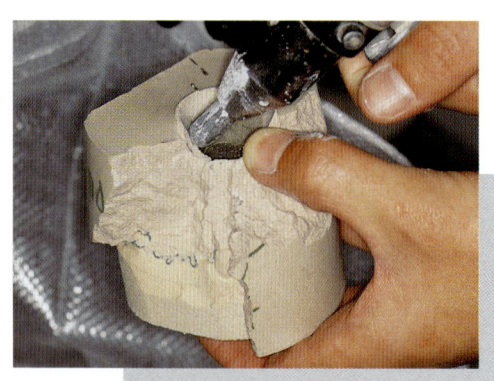

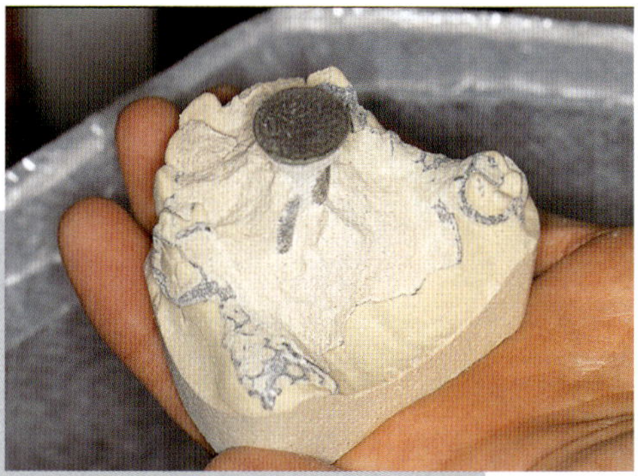

図7-37 外埋没材の破壊
耐火模型周囲の外埋没材だけを少しずつ破壊していき，耐火模型の側面があらわれるようにする．そして，耐火模型のみを露出させる．

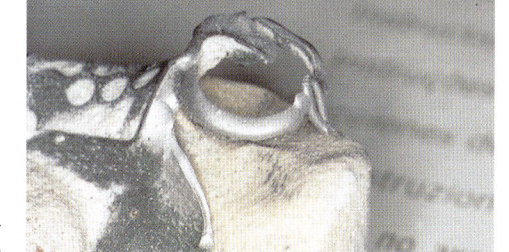

第7日目 ● 合理的なスプルーイングとキャスティングテクニックをマスターしよう

図 7-38　クラスプやレスト内面の外埋没材の除去
　　　　耐火模型部分のみにできたら，クラスプやレスト内面の外埋没材をサンドブラスターで除去し，その後，エアチゼルなどで耐火模型を破壊していく．

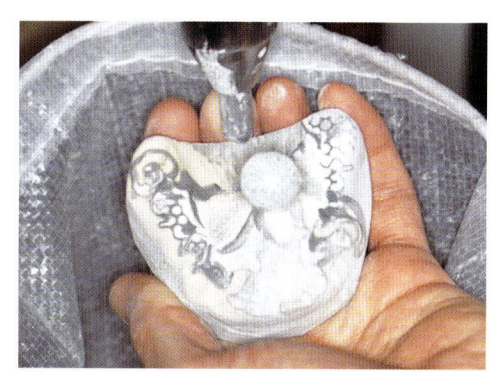

図 7-39　鋳造体の割り出し
　　　　耐火模型を破壊していく際，押し湯やスプルーのところは決して叩かない．

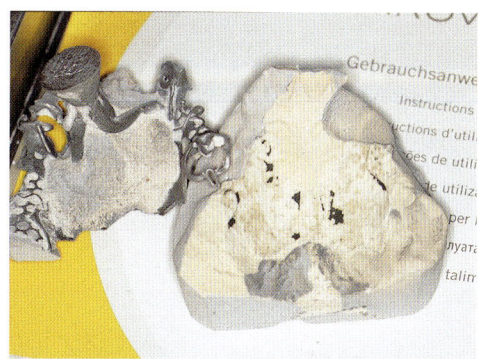

図 7-40　割り出した鋳造体
　　　　外埋没材や耐火模型材はこれ以上は破壊せず，アルミナサンド（50μ，125μ）とガラスビーズ（50μ）の1対1の混合比によるサンドブラスティングによって除去する．

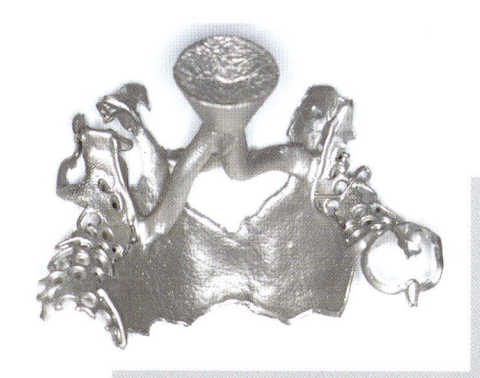

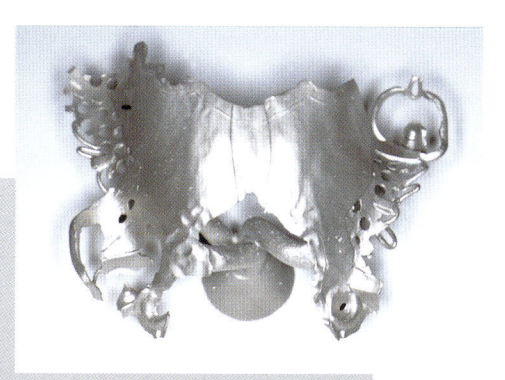

図 7-41　サンドブラスティング後のメタルフレーム
　　　　アルミナサンド（50μ，125μ）とガラスビーズ（50μ）を1対1の比率で混合して行うことで，これだけの光沢が得られており，電解研磨は不要と思えるぐらいである．

215

●クラスプ変形防止のためのグッドアイデア

　鋳造体の割り出し時にクラスプを変形させてしまうことがある．クラスプの良好な適合は，計画どおりの維持力を得るための大前提である．したがって，割り出し時における変形防止は絶対必要である．

　そこで筆者は，ワックス形成時，クラスプ先端とそこから最も近くのパターン部分とを「READY CASTING WAX R07」（ジーシー）で連結している．たとえば，エーカースクラスプの場合はクラスプ先端間を連結するし，I-barクラスプの場合はクラスプ先端とプロキシマルプレートなどを連結する（図7-42）．また，リングクラスプやハーフ＆ハーフクラスプの場合はクラスプ先端と鉤体部などを連結する．

　この際，**連結用のワックスは「必ず耐火模型に密着させること」**を忘れてはならない．

　いずれにしてもこの連結作業は，だれが割り出しを行っても変形が生じないよう，また，常に安全策を講じておくという意味でも，決して欠かしてはいけない．

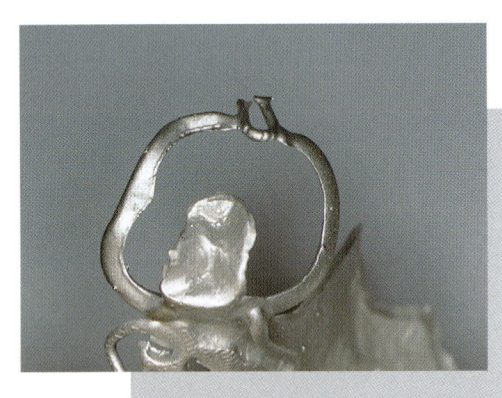

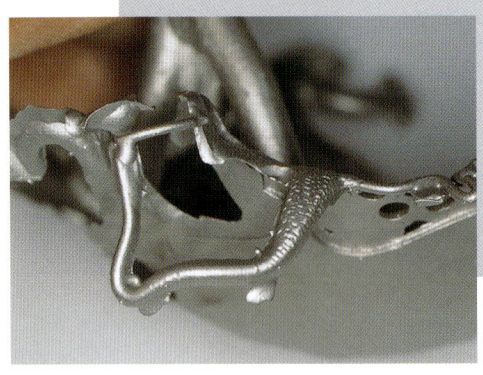

図7-42　クラスプ先端間の連結
クラスプ先端間を「READY CASTING WAX R07」で連結すると，鋳造体の割り出し時，だれが行ってもクラスプが開いたり変形するのを防ぐことができる．
上：エーカースクラスプ，下：I-bar

●粗い250μのアルミナサンドでサンドブラスティングしてはいけない

　割り出した鋳造体に焼き付いている外埋没材や耐火模型材，ならびに酸化膜を除去するためにサンドブラスティングするが，この際，決して粗いアルミナサンドを用いてはいけない．アルミナサンドが粗すぎると，面粗れもするし，大幅な体積減少を生じてしまうからである．たとえば，＃60のアルミナサンドのみを用い，酸化膜が除去できるまでサンドブラスティングしてから厚みを測定してみると，およそ40μmも減少している．

　したがって，この**サンドブラスティングは，必ずアルミナサンド（50μ，125μ）とガラスビーズ（50μ）を1対1の比率で混合して行う**．通常はこれで除去できる．

　もし，どうしてもアルミナサンド（50μ，125μ）とガラスビーズ（50μ）の1対1の比率によるサンドブラスティングでは酸化膜の除去が困難な場合はアルミナサンド（250μ）のみを用いるが，そのときはこれまでの工程において，埋没材の扱いやキャスト時にオーバーヒートさせてしまったなどの問題があったと考えるべきである．

7日目

研磨の
プロテクニックをマスターしよう

● 研磨の原則①は「大から小へ」である

　スプルー線やクラスプ変形防止用の連結線をカットしたら，粗研磨，中研磨，仕上げ研磨（つや出し研磨）へと作業を進めるが，常に研磨器具は「大から小へ」用いることが原則である．効率の悪い人の作業をみてみると，たいていは大小の研磨器具を交互に使っている．

　研磨作業においては，使っている研磨器具の径が徐々に小さくなって終わるのが原則である．

● 研磨の原則②は「数値化した形を変えないこと」である

　本書では一貫して，クラスプやメジャーコネクターその他について，数値化した形態どおりにワックスパターンをつくり，その寸法をできる限り損なわないように作業を進めてきた．

　したがって，「数値化した形を変えないこと」は本書のテクニックにおける研磨の根源的な原則である．

● 研磨の原則③は「変形させないこと」である

　このためには，研磨はあくまでもモーターの回転を利用して行い，研磨器具を強く押しつけないことである．

　また，研磨に伴って鋳造体を赤熱させることもタブーである．赤熱させると変形の原因になってしまう．

　なお，研磨の際，鋳造体を飛ばしてしまって変形させるようなことは論外で，笑うしかない．

● スプルーカット部は厚みのあるカッティングディスクで調整する

　筆者は，スプルー線やクラスプ変形防止用の連結線のカットは「高速レーズ」（デンツプライ三金）を用いて行っている．しかし，現在は製造中止となっているので，代替機として「ハイスピードグラインダー」（Ray Foster，発売元：名南歯科貿易）を用いるとよい．これに「T.K セパレーティングディスク 直径40mm/ 厚み0.5mm」（Motyl，発売元：ペントロン・ジャパン）をつけて行うと効率的である（図7-44）．

　次いで，「T.K セパレーティングディスク 直径40mm/ 厚み1mm」を用いて，スプルー線などのカット部の調整やビーディングラインを基準にしたメジャーコネクター辺縁の調整を行う（図7-45）．この作業は厚み1mmで行わないと切り込んでしまうことがあるので注意する．

　なお，カッティングディスクとしては「G MESH」（松風）も使い勝手がよい．ただし，「T.K セパレーティングディスク」のほうがポーセレン形態修正用とメタル用があり品揃えは豊富である．

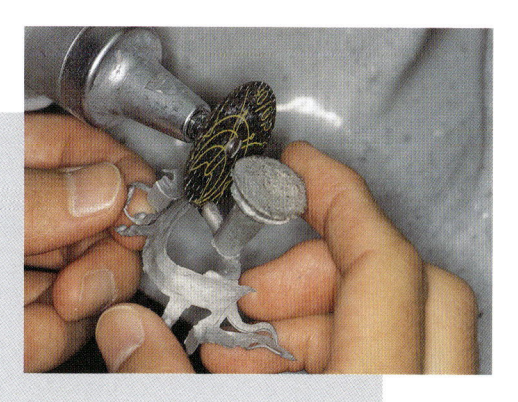

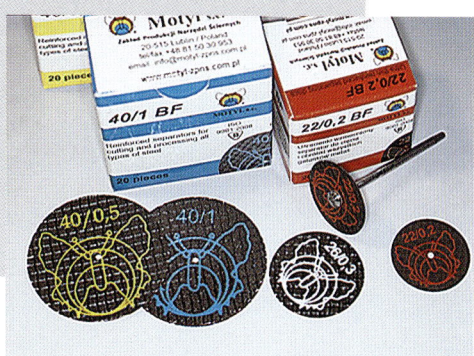

図 7-44　スプルー線のカット
　　　　「高速レーズ」や「ハイスピードグラインダー」に「T.K セパレーティングディスク 直径 40mm/厚み 0.5mm」をつけて行うと効果的である．

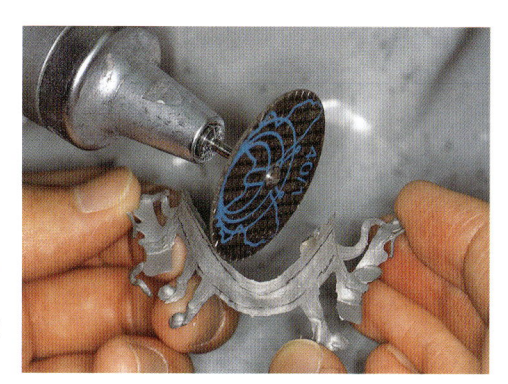

図 7-45　スプルー線のカット部の調整やメジャーコネクター辺縁部の調整
　　　　「T.K セパレーティングディスク 直径 40mm/厚み 1mm」で行う．

　もし「高速レーズ」や「ハイスピードグラインダー」がなければ，スプルー線などのカットはハンドピースにカッティングディスクを取り付けて行うことになるが作業効率は悪い．「高速レーズ」や「ハイスピードグラインダー」がある場合，ハンドピースは粗研磨の最終段階で使用すると考えてほしい．

●粗研磨を行う箇所は少ないほどよい

本書の工程に従うならば,「高速レーズ」や「ハイスピードグラインダー」にカーボランダムホイールやカーボランダムポイントを取り付けて「粗研磨」を行うのは次の箇所に限定される.

① スプルー線のカット部
② リンガルバーのワックスパターン製作時に段差を移行するために盛り足した部分（「第4日目」参照）
③ フィニッシュライン部（「第4日目」参照）
④ メジャーコネクターの辺縁（ビーディングラインを基準にする）
⑤ メジャーコネクターから立ち上がるマイナーコネクターのつけ根部分
⑥ クラスプ変形防止用の連結線のカット部
⑦ 肉眼でみえる気泡
⑧ その他鋭利な箇所　など

これらの粗研磨を終了したら，ハンドピースを用いて，マイクロスコープによる拡大観察下で粘膜面の細かい気泡の除去を行う．これらの気泡は径の小さいカーボランダムポイントで削除するが，レストの隅角部についた気泡は，ダイヤモンドバーの「ニューダイヤカーボポイント　Gタイプ・Iタイプ」（山八歯材工業）もしくは「HORICO DIAMOND Point」（茂久田商会）などを用いて削除する．

なお，Co-Cr合金の研磨にはスピードが必要なので，ポイント類は各種用意するとよい．ヘレウスクルツゥー社からはMEISINGERの使い勝手のよいポイント類が網羅されている．

マイクロエンジンを用いる場合は，KaVo社製（図7-46）が操作性に優れ，トルクが強く，音も静かでよい．

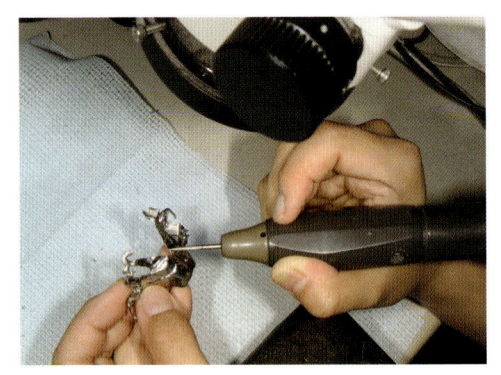

図7-46　粗研磨の最終ステップで用いるマイクロエンジン
　　　KaVo社製が操作性に優れ，トルクも強く，音も静かでよい．

● 粗研磨のあとはガラスビーズによるサンドブラスティングを行う

　上記の粗研磨のあと，カーボランダムホイールやカーボランダムポイント，ダイヤモンドバーを用いたところのみ，もう一度ガラスビーズによるサンドブラスティングを行う．このサンドブラスティングによってカーボランダムポイントなどによる研磨傷を滑らかにすることができ，つや出し研磨に近い光沢が得られるが，なお，電解研磨はその後に行う．

　この後，マスターモデル上で適合のチェックを行う．マスターモデルが損傷しないよう，「Arti-Fol 咬合紙 BK-21・片面 Red 8μ」(Bausch，発売元：バウシュ咬合紙ジャパン，図7-47) で保護する．「当たり」があれば鋳造体内面が赤くマークされる（「第2日目」参照）．

● クラスプやプロキシマルプレートは中研磨（ラバー研磨）のみとする

　粗研磨を行った箇所（前記①〜⑧）については，ラバーホイールやラバーポイントあるいはシリコーンポイントを用いて「中研磨」を行う．これらの中研磨も基本的には「高速レーズ」や「ハイスピードグラインダー」を用いて行う．

　筆者はラバーホイールには「Techno Polisher 6w/ホワイト」（デンタルエイド）を，ラバーポイントにはシリンダータイプの「CLASP POLISHERS」（Dedeco，発売元：茂久田商会）を用いている．

　なお，維持力を数値化したクラスプの研磨は「Techno Polisher 7W/パープル」（デンタルエイド）を用いてラバー研磨のみとすること，クラスプ内面はシリンダータイプの「CLASP POLISHERS」（Dedeco，発売元：茂久田商会）で研磨することは前述のとおりであるが，プロキシマルプレートについてもクラスプと同様，ラバー研磨のみとする．

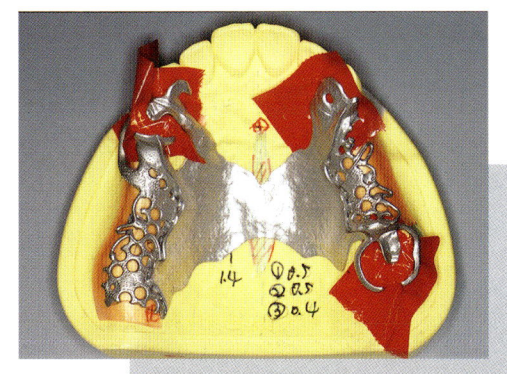

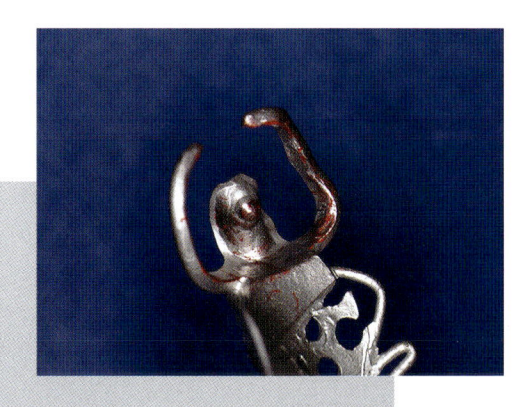

図 7-47　適合のチェック
　「Arti-Fol 咬合紙 BK-21・片面 Red 8μ」を用いてマスターモデルを保護しつつ，これが破れないように少しずつメタルフレームを入れていく．クラスプ先端以外の強い「当たり」は削除する．

●仕上げ研磨（つや出し研磨）ではグリーンルージュは使わない

　仕上げ研磨（つや出し研磨）は「高速レーズ」や「ハイスピードグラインダー」を用いて行い（図7-48），「Abbott-ROBINSON BRUSHES No.11 SOFT」（Buffalo）に研磨材をつけて行う．研磨材には「Tiger Multi」（山八歯材工業）を用いる．

① 「Abbott-ROBINSON BRUSHES No.11 SOFT」に「Tiger Multi」をつけ，すべての部分を研磨する．ただし，粘膜面については軽く行っておく．

② 「Abbott-ROBINSON BRUSHES No.11 SOFT」の入らない細かなところは，「高速レーズ」や「ハイスピードグラインダー」またはハンドピースに「Polirapid ロビンソンブラシ ペンシル型／黒」（茂久田商会）を取り付け，「Tiger Multi」で研磨する．

③ 「Polirapid フェルトポイント トガリ先型」に少量の「Tiger Multi」「Tiger Multi Mini」をつけ，表面全体を軽く仕上げて鏡面研磨する．その際，クラスプ部分などに「Polirapid フェルトポイント トガリ先型」が引っかかって鋳造体を飛ばさないよう，研磨方向には十分に注意する（図7-49）．

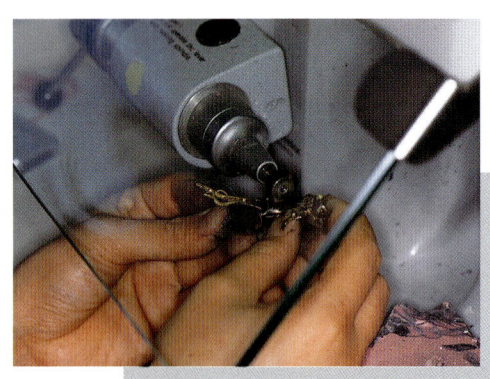

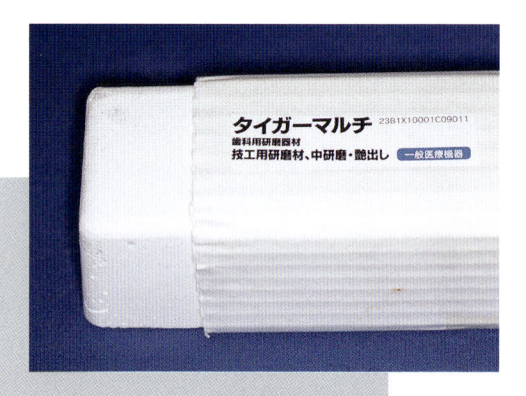

図7-48　仕上げ研磨
　仕上げ研磨（つや出し研磨）は「高速レーズ」や「ハイスピードグラインダー」を用いて行う．「Abbott-ROBINSON BRUSHES No.11 SOFT」に「Tiger Multi」をつけるとスピーディーに行える．

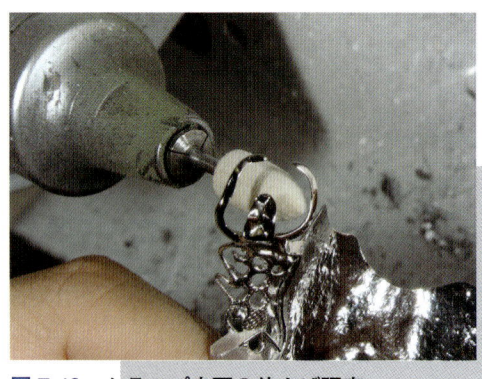

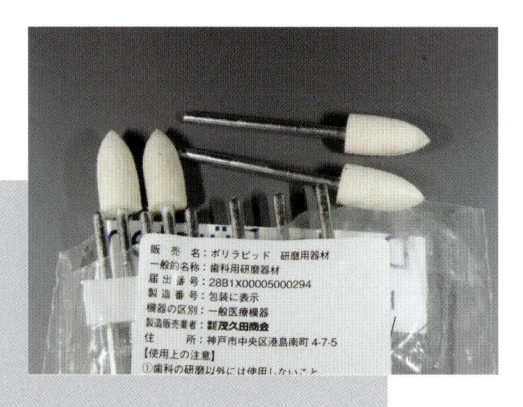

図7-49　クラスプ内面の仕上げ研磨
　「Polirapid フェルトポイント トガリ先型」に「Tiger Multi」「Tiger Multi Mini」をつけながら仕上げ研磨を行う．レスト内面やプロキシマルプレートも同様に行う．

●超音波洗浄とスチームクリーナーでついに完成！

　つや出し研磨材に「Tiger Multi」を使った場合は，沸騰したお湯をカップの中に入れ，これに家庭用の中性洗剤を少量入れて，5分間ほどキャストパーシャルを超音波洗浄する．

　その後，スチームクリーナーによる洗浄を行ってすべての作業を終了する（図7-50）．

　スチームクリーナーは各メーカーから販売されているが，スチームが完全に霧状にならないものは模型の表面を多少なりとも損傷させる．筆者は「アクアクリーン3」（DeguDent）を用いているが，現在は製造中止となっているので，代替品として「Triton SLA」（BEGO，発売元：アイキャスト，APS）を用いるとよい．

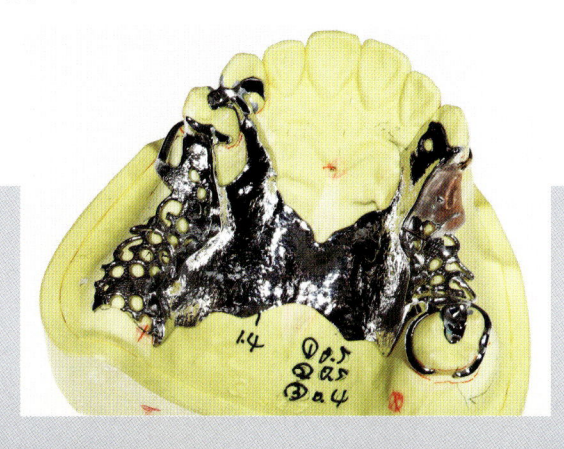

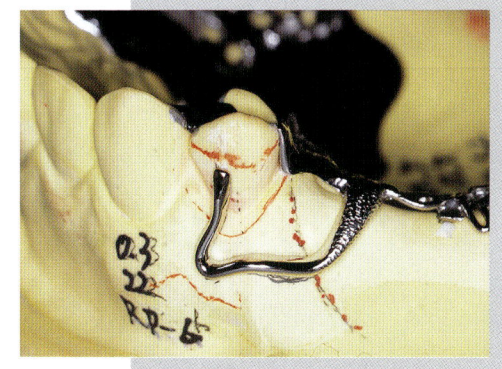

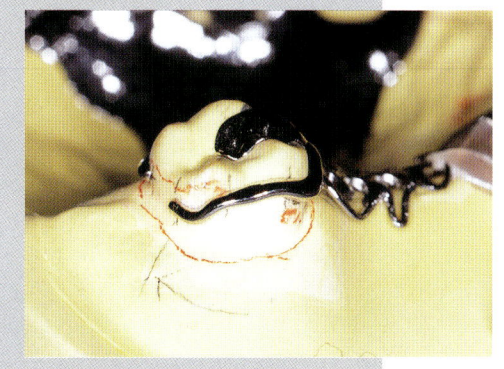

図7-50　完成したメタルフレーム
　　　　下に示すのは22年前に製作したものである．現在のキャストパーシャルと比較してみてほしい．

22年前のケースで，1990年発行の『1週間でマスターするキャストパーシャル〈下〉』に掲載したものである．いまみるとなつかしく，わが子のような気もする……．

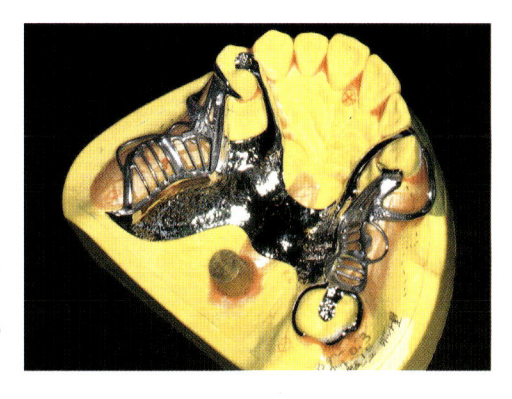

チェックポイント

「第7日目」のチェックポイント

1. どんなケースでも悩まずにスプルーイングできるか.
2. 外埋没の操作はどんな順番で行えばよいか.
3. ワックス焼却時のスケジュールと注意事項を理解したか.
4. メタルの量はどれくらいであればよいか.
5. 割り出しはどのようにして行えば安全か.
6. 研磨はどんな順番で行えばよいか.

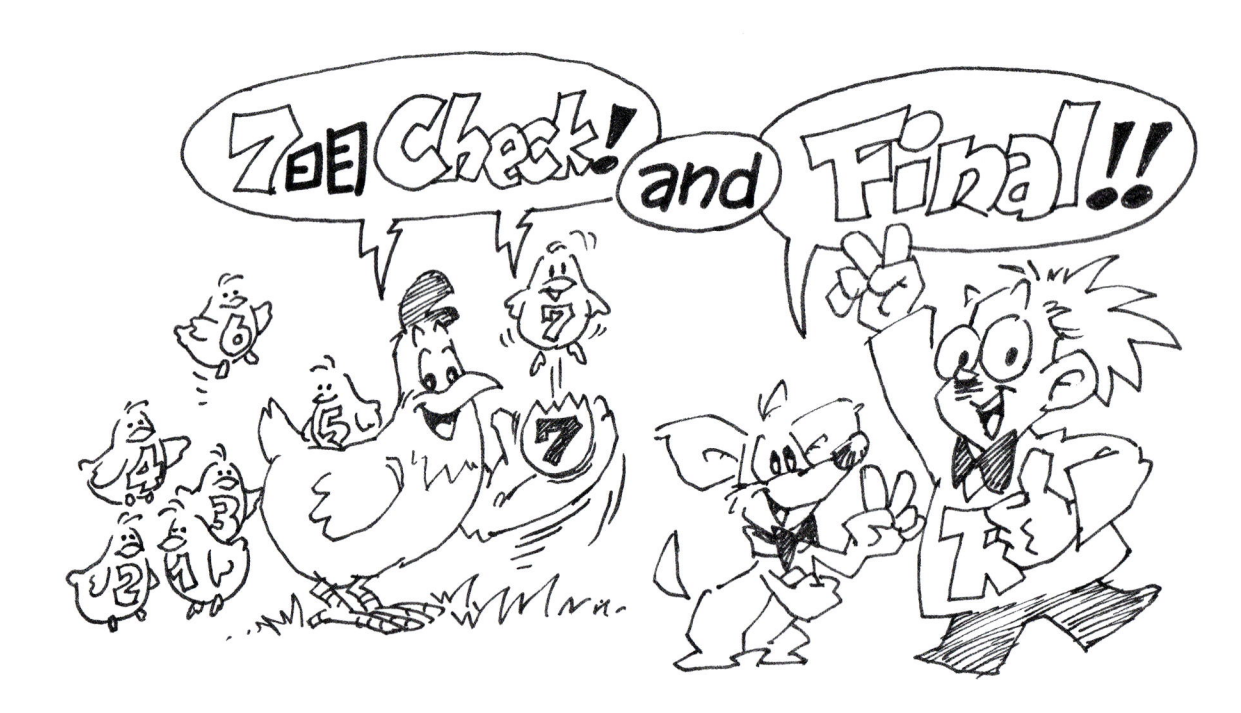

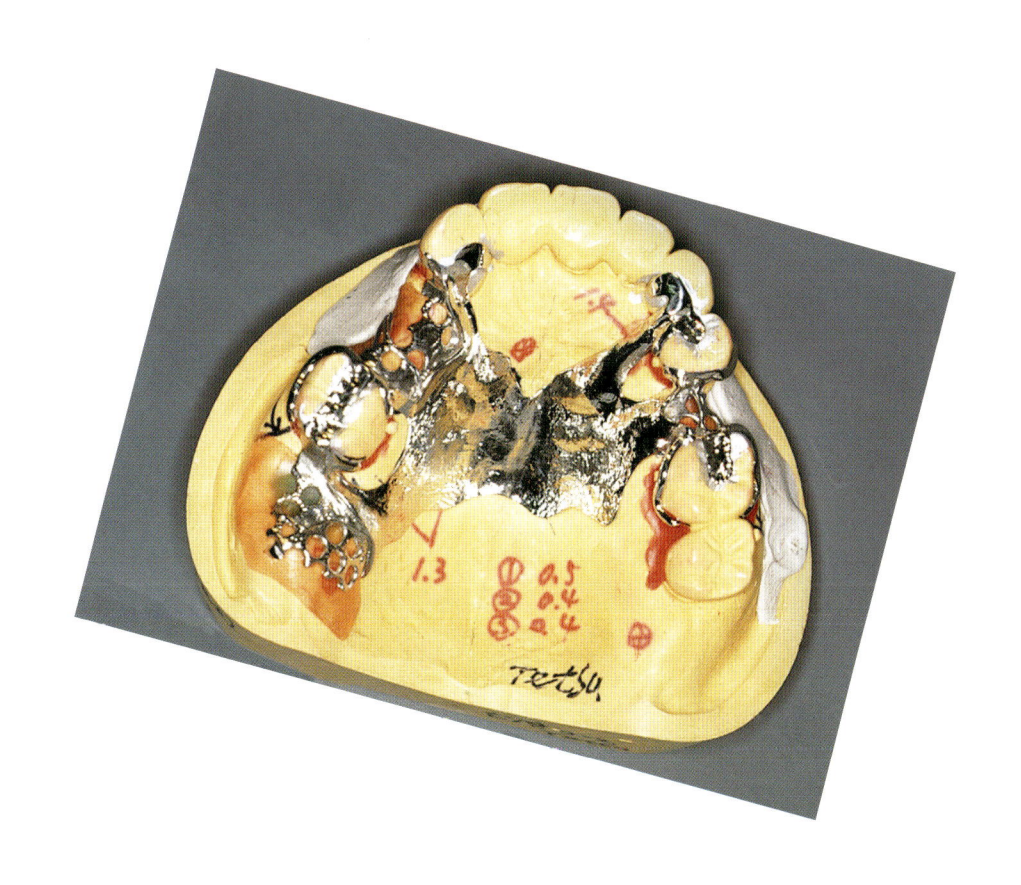

これだけは覚えてほしい　臨床編

● 審美性への考慮

　患者さんのなかには，「ガミーフェイス」で普通の会話でも上顎歯肉がみえてしまう人がいる．こういう場合は，Co-Cr合金でのキャストクラスプでは目立つので，Au-Pt合金の審美ワイヤークラスプをかけるとよい．Au-Pt合金は歯肉色に近いので，あまり目立たない．

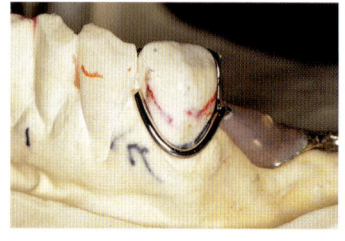

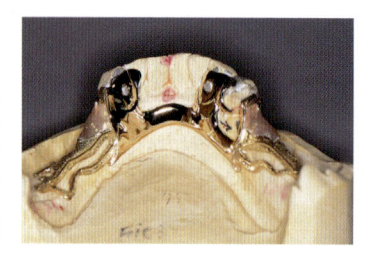

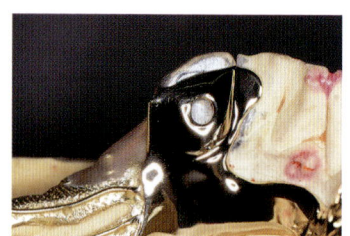

Au-Pt合金の審美ワイヤークラスプ

　しかし，もし患者さんがクラスプを嫌がった場合は，歯冠外アタッチメントを活用するとよい．ただし，クラスプ以外の維持装置はすべて鉤歯を削らなければならないということを，君たちはしっかり覚えておいてほしい．近年の歯科の潮流では，健全歯を削ることは基本的に避けるべきであり，「サベイドクラウン」と称したり，それをむやみに助長することは，本質をないがしろにして歪めているということを承知してほしい．

■ 歯冠外アタッチメント「Vario-Soft 3」を用いたケース（上顎）

　Dr.酒井昭彦氏の臨床ケースで，アタッチメント製作はDt.岡野憲仁氏による．既製アタッチメントとして「Vario-Soft 3」（bredent，発売元：日本歯科商社）を用いている．「Vario-Soft 3」はシンプルな構造で壊れにくく，プラスチック製で緩圧性があるため中間欠損のみならず遊離端欠損にも適用できる．硬度が3種類（グリーン・ソフト，イエロー・ノーマル，レッド・ハード）あり，使い分けることで，デンチャー装着後でも患者さんの要望に対応できる．

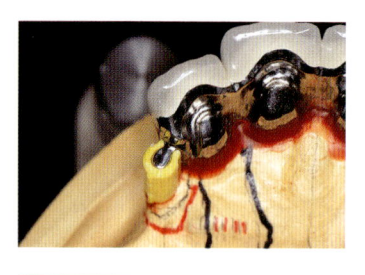

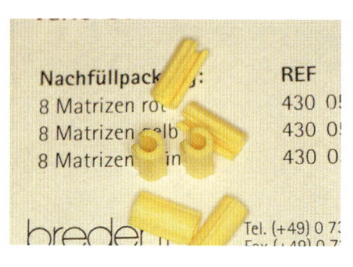

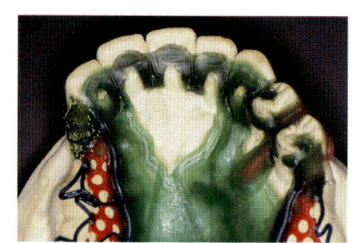

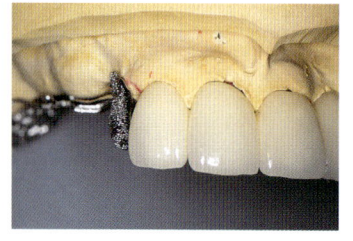

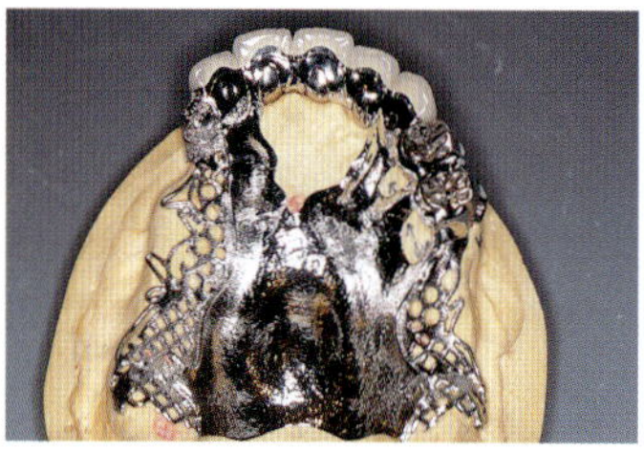

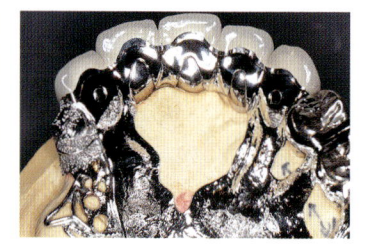

■ 歯冠外アタッチメント「Vario-Soft 3」を用いたケース（下顎）

同じく「Vario-Soft 3」を用いたケースである．舌側面にミリングが施されているが，シリコーン複印象法により製作できる．

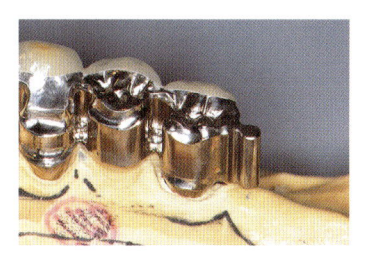

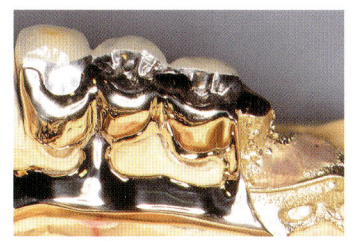

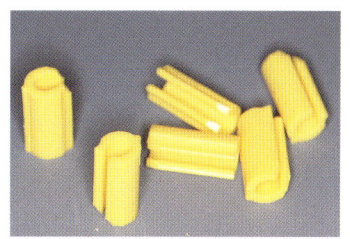

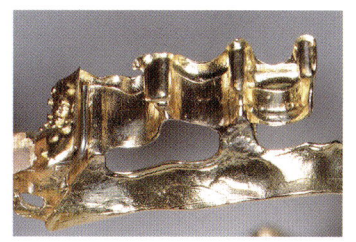

■ 歯冠外アタッチメント「Vario-Kugel-Snap」を用いたケース（下顎）

「Vario-Soft 3」を用いるためには多少の咬合高径が必要なため，もし欠損部のクリアランスが厳しいときは「Vario-Kugel-Snap」を用いるとよい．咬合高径が相当低位であっても用いることができる優れものである．大きさは2種類（幅1.7mmと2.2mm）あるので，下顎の前歯の場合などは小さいタイプを用いればよい．

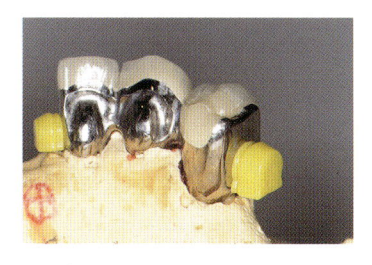

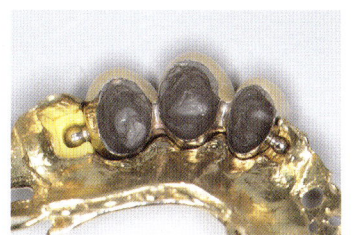

君たちも以上2種類の歯冠外アタッチメントは覚えてほしい．そして，本書で学んだレストレーションは，どのようなアタッチメントを用いても必要であることを忘れないでほしい．デンチャーの永続性を語るうえでレストの設定は必須である．

マグネットやOPアンカーを含めたスタッド（根面板）アタッチメントもそう難しくはないので，アタッチメントのバリエーションを増やしていくとよい．

●インプラントオーバーデンチャー

■ インプラントオーバーデンチャー　その1

Dr. 中野文明氏の臨床ケースで，クラウン製作は Dt. 藤田英宏氏による．

　少数残存歯で，遊離端部の回転沈下防止に根面タイプのインプラントを用いている．このようなケースは最近多くなっているが，製作者として気をつける点は，レセプター不足により強めの咬合力を制御しきれずにフレームが破損することのないよう，十分な力学的配慮を行う必要があるということである．

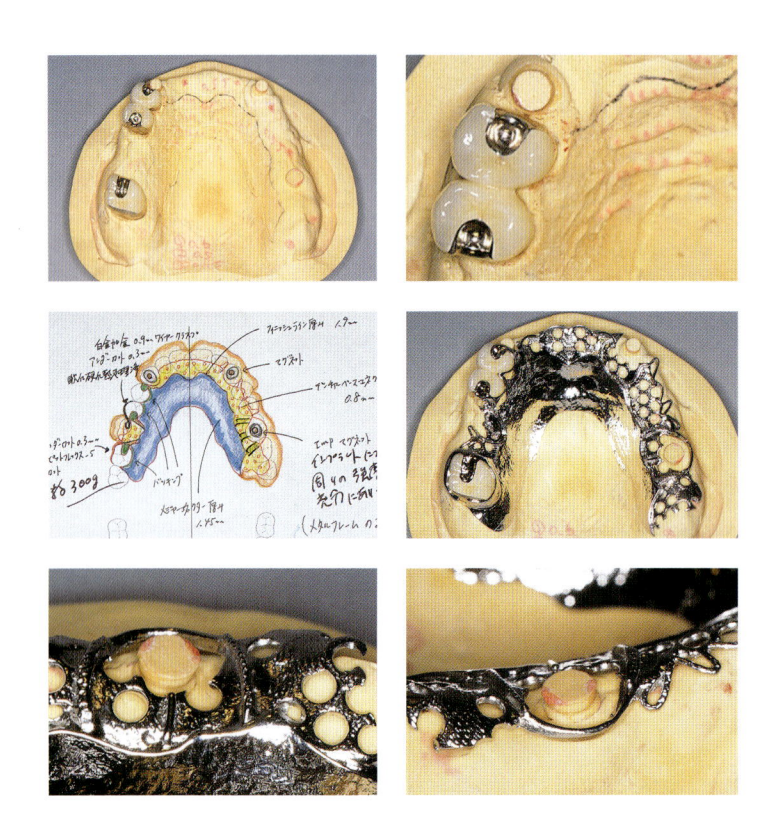

■ インプラントオーバーデンチャー　その2

Dr.寺西邦彦氏の臨床ケースで，上下顎ともにインプラントオーバーデンチャーのケースである．レストレーションはDt.百瀬覚仁氏による．

残根と根面タイプのインプラントを併用している．インプラント付近は特に力学的に強化した構造を付与することを心がけた．

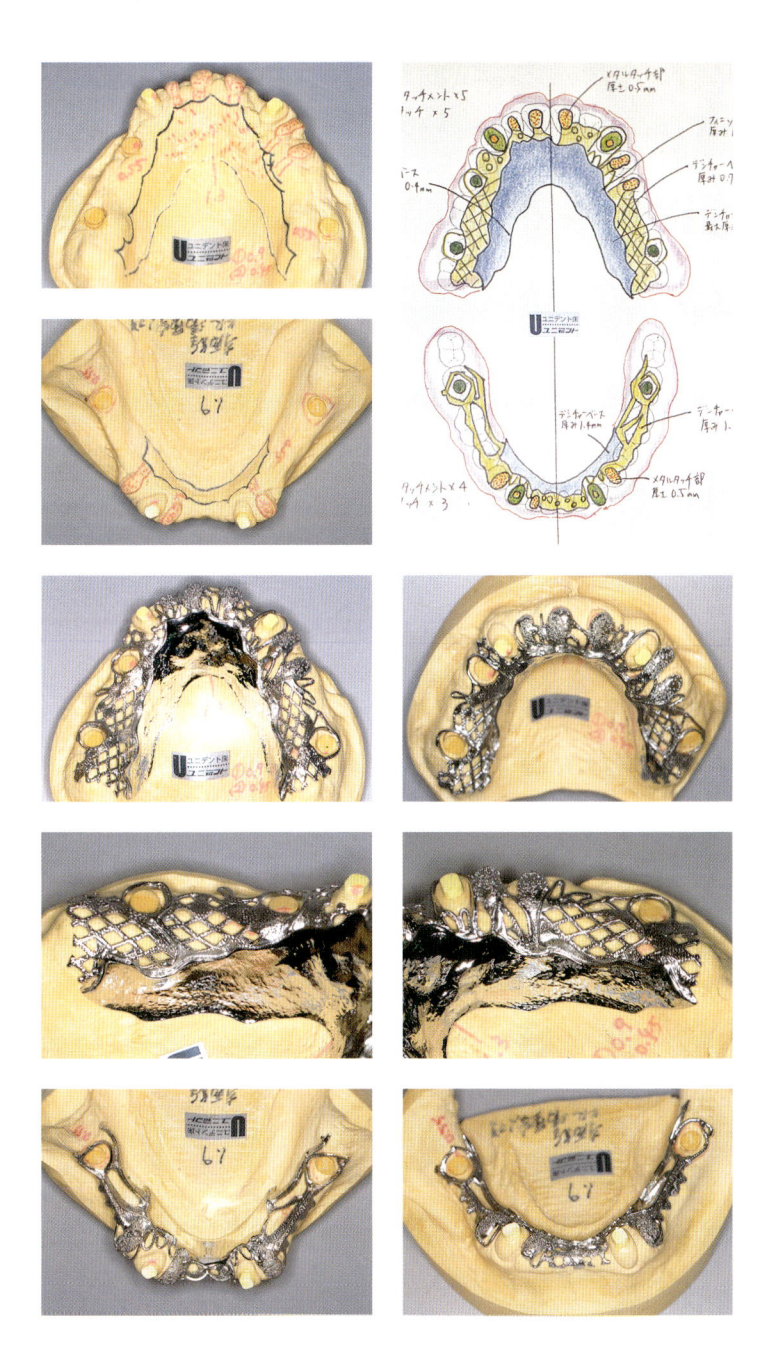

●オルタードキャストテクニック

　Dr. Kratochivil氏（当時，UCLA歯学部教授）が1980年に考案したテクニックで，下顎遊離端欠損のときに行う部分機能印象法である．

　Dr. 俵木　勉氏の臨床ケースを示す．通常の個人トレーによる方法では機能時の印象を採得することができないが，オルタードキャストテクニックを用いれば咀嚼時の粘膜面を再現できる．もっと普及させたいが，テクニック的にキャストパーシャルでしか行えない技法である．

　ヒューマンエラーのない歯科医師と歯科技工士の「匠」によるこだわりがないと，意図する結果がついてこないテクニックであることを忘れないでほしい．

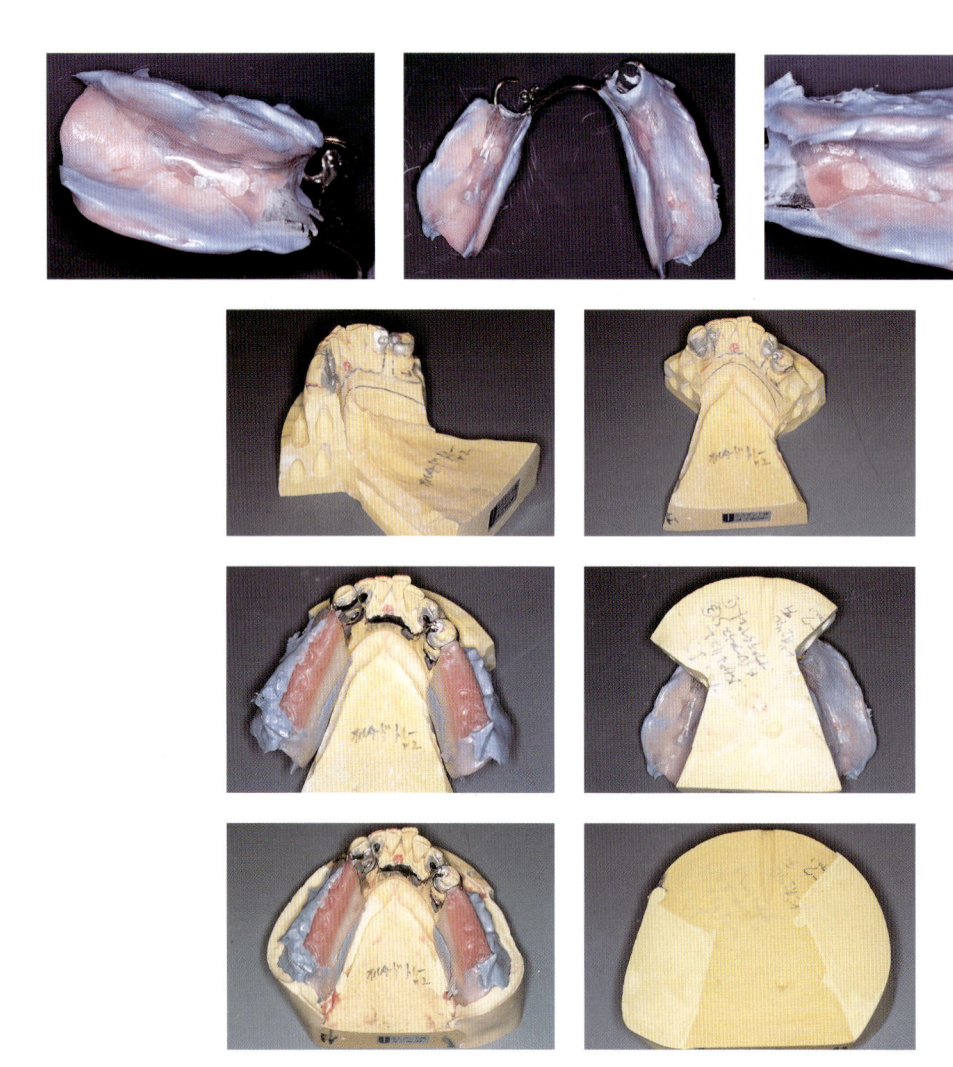

Dr. Kratochivil 氏との思い出

　オルタードキャストテクニックは『PRINCIPLES OF REMOVABLE PARTIAL DENTURES』に書かれている．1980年に小山捷三氏がUCLAを訪問した際，この教科書を買って私にプレゼントしてくれた．

　その後，1995年に，Dr. Sheets 氏のデンタルオフィスで Dr. Kratochivil 氏とお会いする機会を得た．その際，日本から持参したこの教科書にサインをいただいたが，この教科書が私の人生のバイブルとなっていることを話したら，満面の笑みで応えてくれた．そのときの笑顔が，私がいまもなおキャストパーシャル製作に没頭できるエネルギーとなっている

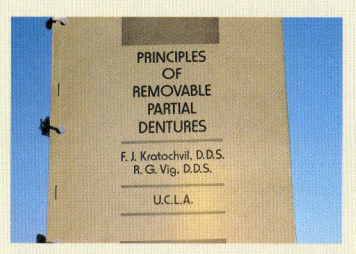

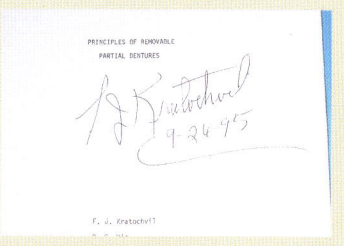

『PRINCIPLES OF REMOVABLE PARTIAL DENTURES』

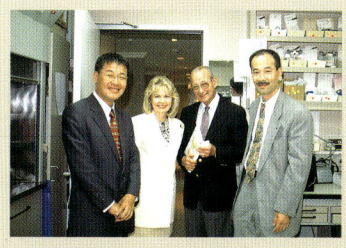

Dr. Sheets 氏のデンタルオフィスでの Dr. Kratochivil 氏との写真 Dr. Kratochivil 氏が手に持っているのは1990年に発刊した私の著書『1週間でマスターするキャストパーシャル〈上〉』である．

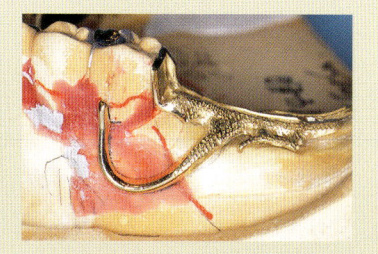

I-bar アタッチメントの発案者でもある Dr. Kratochivil 氏から学んだ理論で製作した I-bar「TK ゴールド」（アイディエス）を用いている．

● IT ブレーシングチャネル

　Dt. 岩淵一文氏の考案したブレーシング（拮抗）チャネルで，レストレーションを行う際の新たな提案として歓迎すべきものである．シンプルな形状だが十分な拮抗効果を発揮し，舌側面の清掃性もよい．

　なお，「I」は Dt. 岩淵一文氏，「T」は Dr. 寺西邦彦氏の頭文字である．

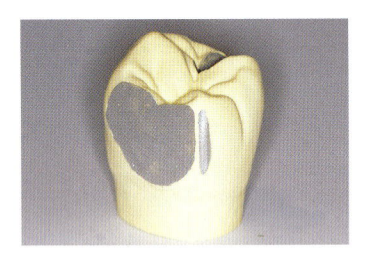

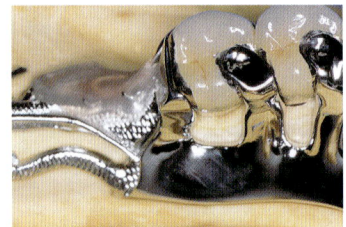

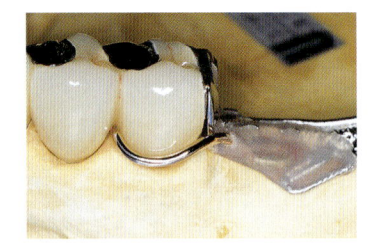

● レジンタッチ

　Dr. 椙岡宣好氏の臨床ケースで，粘膜面をすべてリメイクできるように，オールスケルトンタイプのレジンタッチで製作したケースである．クラスプは Au-Pt 審美ワイヤーを用いている．

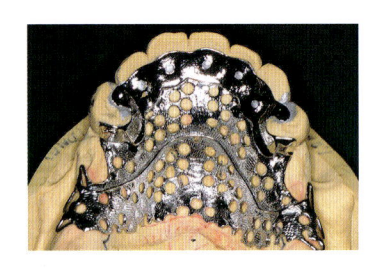

● ディープバイトへの対応

　人工歯排列ができないと思えるほどのディープバイトの場合は，デンチャーベースコネクターでのメタルタッチにするとよい．そうすると，なんとか人工歯を排列できるスペースが生まれる．

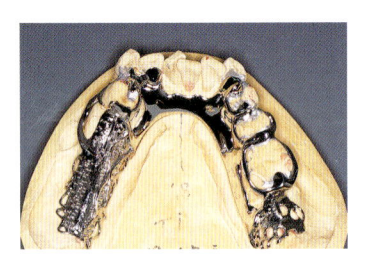

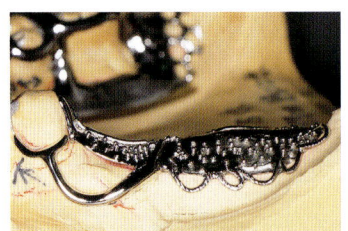

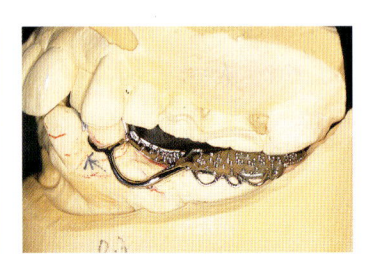

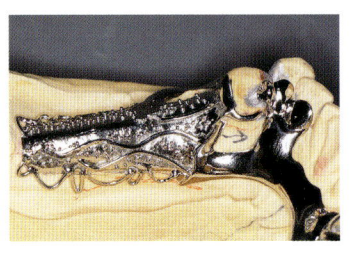

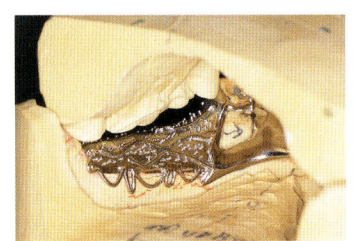

●セオリーを超えたレストの設定

君たちは「第1日目」で，レストレーションを含めたトゥースプレパレーションについて学んだと思う．

しかし，臨床では，支台歯形成での削除量の制約により，レストがセオリーどおりに設定できないこともある．そこで，特殊例（応用編）を紹介する．セオリーから外れるが，セオリーの意図をアイデアでカバーしている．歯科技工士のアイデアは柔軟でなければならない．

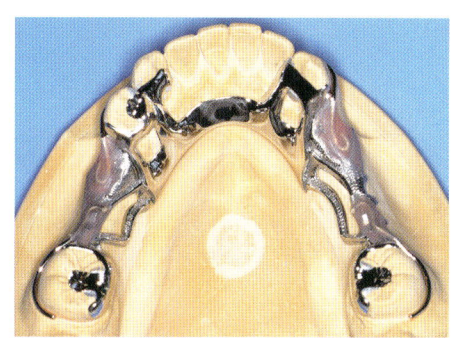

7|7 のレストに注目．舌側面からレストが載るが，問題は生じてない．

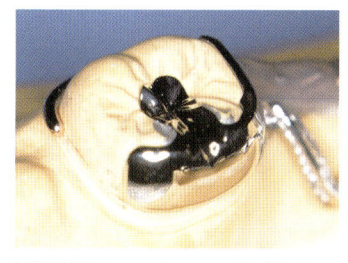

7| 舌側面にはミリングが施されている．

|7 舌側面にはミリングが施されている．

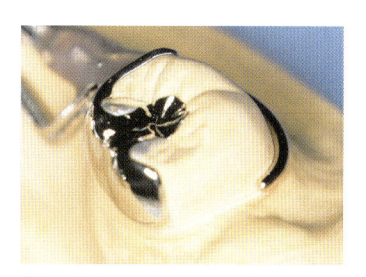

●キャストパーシャルの「永続性」

■ キャストパーシャルの「永続性」 その1

　Dr.中野俊明氏の臨床ケースである．2011.4.12に依頼されたものだが，そのときに添付されていたものをみると，前回の製作はなんと1992.8.22であった．

　|2 が19年後に抜歯になったことと，3|の安全性を考慮して，残根にメタルコーピングを処置して新しく製作した．患者さんとっては1歯でも抜歯があることは残念なことであるが，キャストパーシャルの永続性は十分語れるはずである．

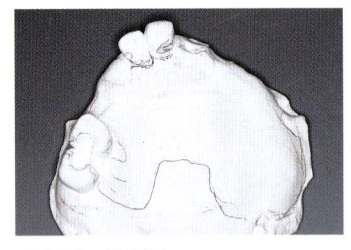

スタディモデル 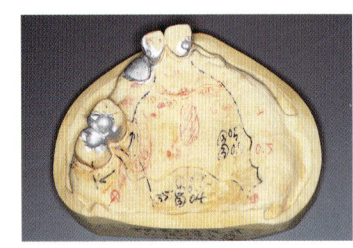　　　マスターモデル 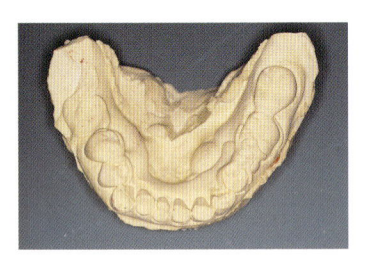　　　対合歯

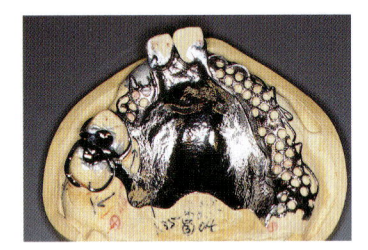

完成したキャストパーシャル 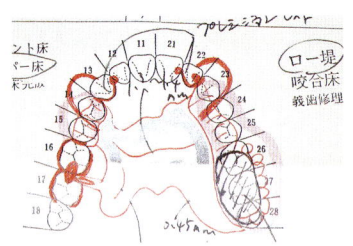　　1992.8.製作時の補綴構造設計図 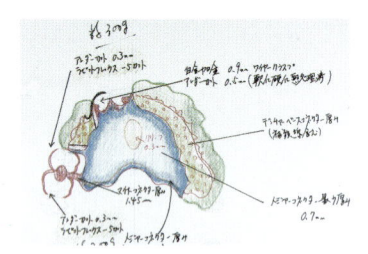　　2011.4.製作時の補綴構造設計図

■ キャストパーシャルの「永続性」 その2

　Dr.寺西邦彦氏の臨床ケースで，2010.12.1に依頼されたものである．レストレーションを含めたクラウン製作はDt.百瀬覚仁氏による．

　新しく製作した理由は咬合を含めて新しくしたかったことによるが，ここでの注目は，残存歯が16年間保存されていたことである．1歯も抜歯されていない長期症例は珍しいと思うであろうが，Dr.寺西邦彦氏の臨床では普通のことである．

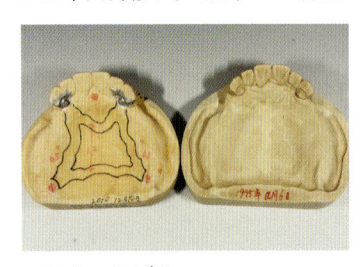

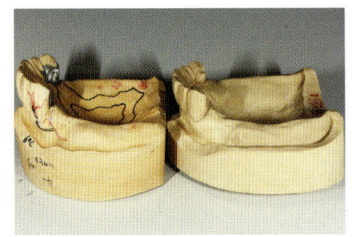

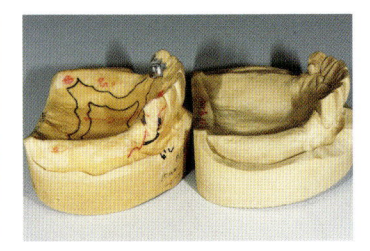

マスターモデル
　それぞれ，左は2010.12.製作時，右は1995.12.製作時（デュープ）のものである．なぜ，15年前のマスターモデルをデュープして保管していたかというと，理想的な着脱方向とシンギュラムレストの美しさを備えた機能的形態に感心したからである．このときのレストレーションはDt.狩野敦志氏による．

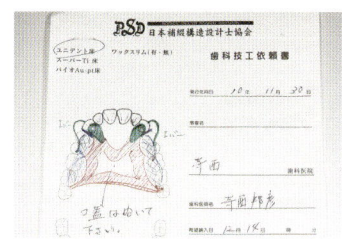

2010.12.1 の Dr. 寺西邦彦氏からの歯科技工依頼書
　Dr. 寺西邦彦氏からの歯科技工依頼書には必ず基本設計図が示されている

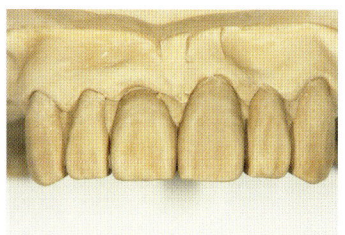

2010.12. 製作時のマスターモデル
　シンギュラムレストの形態をみてほしい．レストレーションは Dt. 百瀬覚仁氏による

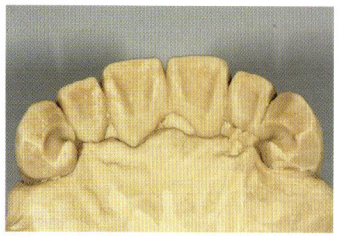

1995.12. 製作時の補綴構造設計図

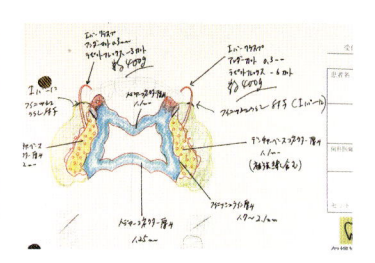

2010.12. 製作時の補綴構造設計図

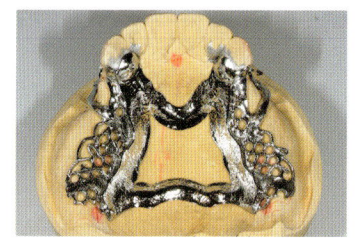

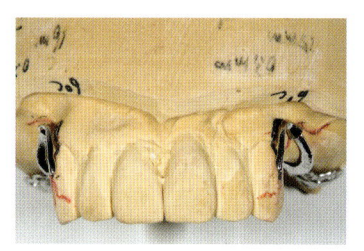

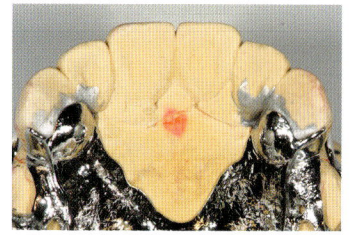

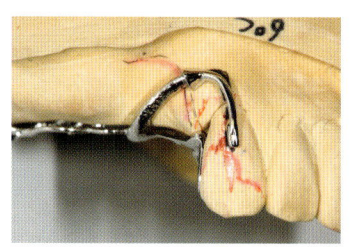

2010.12. 製作のキャストパーシャル
　前歯部には I-bar クラスプを用いている

　以上，誌面の都合上，2症例に限定したが，「永続性」を語れるキャストパーシャルを君たちも努力して獲得してほしい．
　君たちは，患者さんに対して，決して総義歯にはしないという決意をもとう！

すぐに役立つ　器材編

●加圧鋳造機を使う場合は何がよいのか？

　君たちがCo-Cr合金のプロを目指すなら，コストパフォーマンスに優れ，熱源に余裕がある高周波誘導による鋳造機を用いるべきである．本書ではCo-Cr合金として「Biosil F」を推奨するとともに，鋳造機については高周波誘導の遠心鋳造機を中心に話を展開してきた．それは，筆者がその方法に慣れていると同時に，鋳造学の本質にこだわっているからである．

　さて，筆者は臨床の傍ら，実技セミナーをもう30年近く行っている．そこで感じるのは，最近とみに加圧鋳造機のニーズが増えているということである．そこで，筆者が主に用いている加圧鋳造機「Nautilus T」（BEGO，発売元：アイキャスト）は，ベストな鋳造機と考える．その他としては，無酸素吸引加圧方式の「Argoncaster-i」（松風）を紹介する．両機ともにベストな高周波誘導を熱源としており使用勝手がよい．

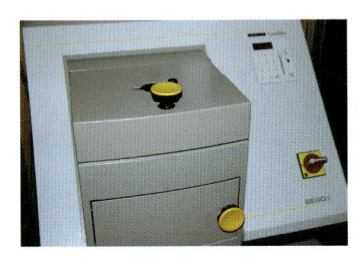

高周波加圧鋳造機「Nautilus T」
貴金属合金ならびに非貴金属合金すべてに対応できるが，Tiを含有したCo-Cr-Ti合金「CRUTANIUM」（AUSTENAL，発売元：デンツプライシロナ）には適さない．

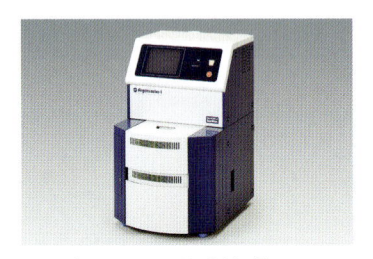

無酸素吸引加圧鋳造機「Argoncaster-i」
加圧鋳造機としての開発と供給の歴史が長いので安定し，使い勝手がよく，オールラウンドプレーヤー的な鋳造機である．ランニングコストの負担も少ない．Co-Cr-Ti合金「CRUTANIUM」も鋳造できる．

　以下，「Nautilus T」を用いた鋳造手順を示す．

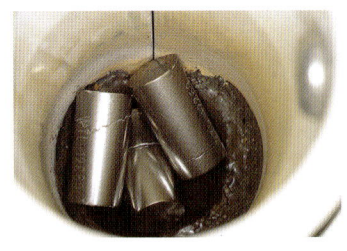

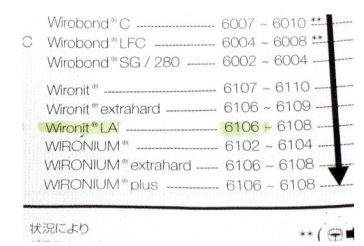

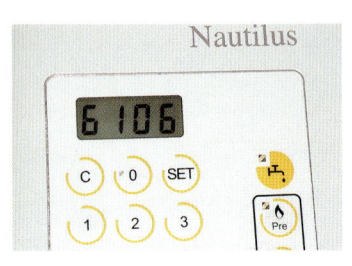

①専用るつぼに「Wironit LA」を入れる．融解設定プログラムは「6106」とする．

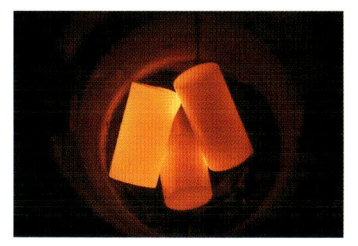

②Preスイッチを入れ，メタルが赤熱したらPreスイッチをOFFにして，鋳造リングを鋳造機にセットする．

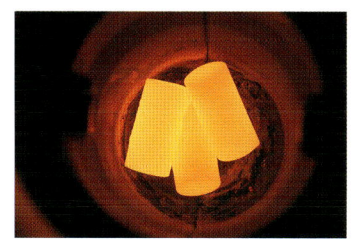

③MeltスイッチをONにして本融解に入る．

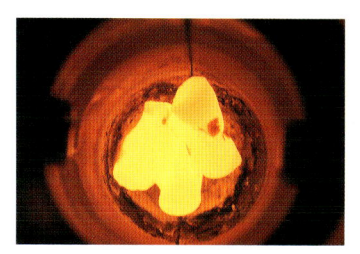

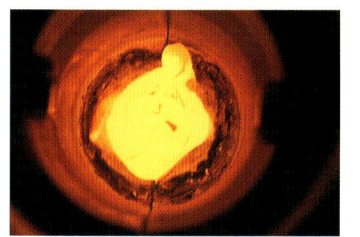

④メタルが溶けたらSETスイッチをONにする．

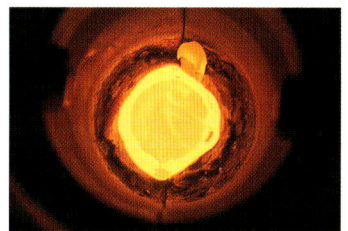

⑤メタル表面が貴金属のような鏡面になり，膜が徐々に失われていくが，この状態では決してキャストしてはいけない．必ず「なめられ」が生じる．

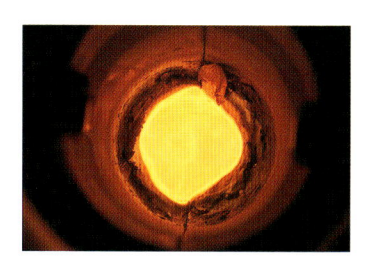

⑥るつぼ下面まで鏡面の状態になったら，設定したプログラミングが働きキャストのタイミングをブザーが知らせる．メタル全体が鏡面になっているのを確認してから，CastスイッチをONにする．「Nautilus T」は，キャストのタイミングになったら，機械が自動的に溶けているメタルを磁波で左右に動かすので，ビギナーにはキャストのタイミングがわかりやすい．

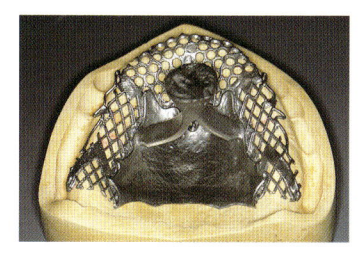

⑦キャスト終了．なお，スプルー線には，加圧鋳造専用の「Wax profiles」（2.0×6.5mm，BEGO，発売元：アイキャスト）を2本植立し，クルーシブルフォーマーは加圧鋳造専用の「Funnel Formers」（BEGO）を用いると，加圧力が十分発揮できる．

　さて，ここで，高周波誘導ではない，ヒーター加熱方式の加圧鋳造機について問題が生じているので述べる．ヒーター加熱方式の加圧鋳造機は，最大熱源1,500℃をリミットとした，おもにクラウン・ブリッジで用いる貴金属用の鋳造機である．このタイプの鋳造機が，あたかもキャストパーシャルでのCo-Cr合金の鋳造に適しているかのようにいわれているが，それは間違いである．なぜなら，「Biosil F」の融点が1,290～1,390℃であるならば，キャスト時の温度は最低でも＋100℃以上はなければいけないのが鋳造学上の常識であるが，となるとキャスト時の温度は1,490℃以上は必要となり，ヒーター加熱方式の能力の限界を超えるからである．能力の限界で使い続けると，ヒーターマッフルは早期に破壊されてしまい，使用頻度が多いラボであれば，数十万円もするマッフル交換費用が短期的に発生する．このようなランニングコストがかかる加圧鋳造機はメーカーにとっては都合がよいかもしれないが，君たちは多大なリスクを背負うことになる．

● 耐火模型材の品質管理は術者自身が行う

　本書では耐火模型材として「Optivest」（DeguDent，発売元：デンツプライシロナ）を推奨しているが，筆者は製造LOTごとに適合テストを行い，品質管理を行っている．その際は，円柱植立での擬似模型ではなく，あくまでも臨床模型での適合テストを心がけている．

　また，「Optivest」の専用液「Optivest Liquid」のキャップ部分にときどき白い結晶が付着することがあるが，この結晶体は耐火模型製作時に混入させると不適合の原因となるので，あらかじめ除去するとよい．

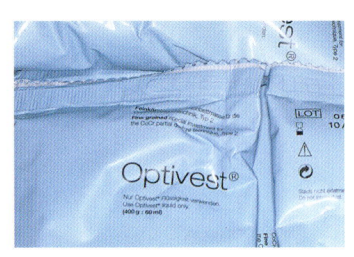

耐火模型材「Optivest」

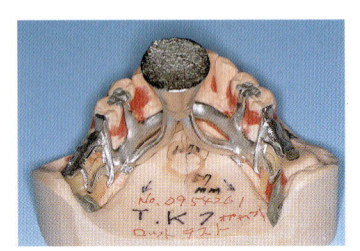

耐火模型材の適合テスト

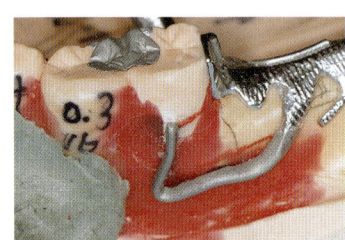

「Optivest Liquid」のキャップ部分についた白い結晶

● シリコーン複印象でスタビライザーやパラタルインサートを用いないときの注意点

　シリコーン複印象法の術式については「第5日目」で述べたが，複印象用フラスコのシステム中にあるスタビライザーやパラタルインサートを用いないで耐火模型の製作を行うときは，シリコーン複印象基底面の周囲を5mmほどハサミで削除する．めくれ上がった箇所を削除しておかないと，耐火模型が正確なものにならないからである．

　耐火模型材注入後はガラス板の上において，「TKプレッシャーポット」に入れる．

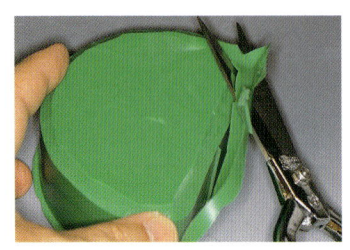

シリコーン複印象基底面のカット
　用いているシリコーン複印象材は「HYDROSIL」（SILADENT，発売元：名南歯科貿易）である．

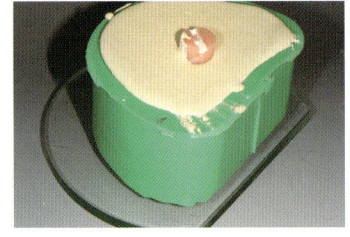

耐火模型材注入後はガラス板の上において，「TKプレッシャーポット」に入れ，加圧下で14分硬化させる．

●おすすめ器材　その1　「COLOR-COAT」を用いたTKスペーサー法

　咬合面横断型オクルーザルレストを製作する場合は，マスターモデルの隅角部分にスペーサーとして「COLOR-COAT」（東洋化学研究所）を専用希薄液で3倍以上に薄めて塗布するとよい．本書のなかでも，マスターモデルの鋭角な部分を処理しているのをみたと思う．さまざまなプロセスでのヒューマンエラーを，あらかじめディフェンスしておこう．

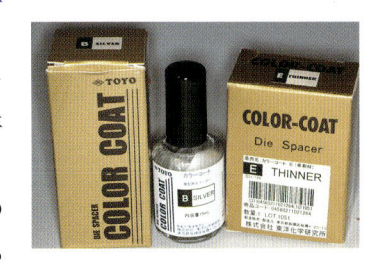

●おすすめ器材　その2　「ツイスターⅡ」

　埋没材やシリコーン複印象材を練和する際の真空攪拌器として，「ツイスターⅡ」（Renfert，発売元：日本歯科商社）はトルクもあって使い勝手がよい．攪拌ボウルも大・中・小とある．

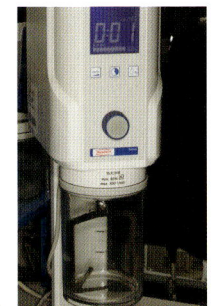

●おすすめ器材　その3　「CERAMAGE」

　「隙」とよばれる部分には，「CERAMAGE」（松風）を用いて処理するとよい．ガム色も豊富なため，重宝する．人工歯を小さく削合して補うよりも，美しくできる．さまざまに応用するとよい．

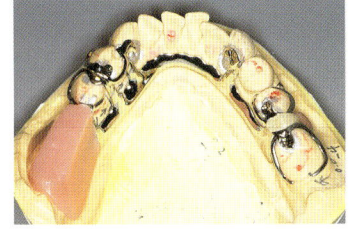

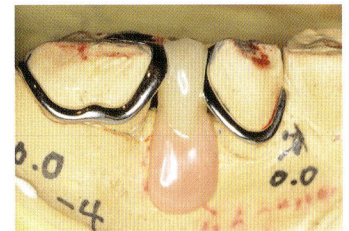

●おすすめ器材　その4　「HORICO 001190/040」

　粘膜面のスティップリングには，軽いタッチでいとも簡単に行えるカーバイドバー「HORICO 001190/040」（茂久田商会）を用いるとよい．力を入れずにマイクロエンジンを使うのがスティップリングのコツである．

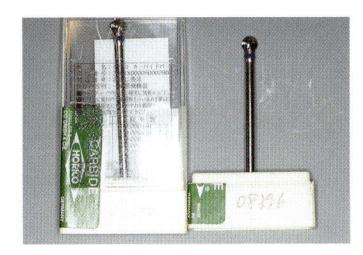

●おすすめ器材　その5　「Metal Polisher MP-21」

　本書でも紹介しているAu-Pt合金「TKゴールド」を用いる場合は，仕上げ研磨には「Metal Polisher MP-21」（山八歯材工業）を用いると省力化できる．専用容器内に金属汚れ除去用「MIRROR CLEANER」と無加熱型金属清掃液「Clean Up」を入れると，磁力で針を高速で回すことにより光沢が出る．粘膜面やデンチャーベースコネクター，スティプル面はこれだけで仕上げ研磨をフィニッシュできる．自然なしっとりとした光沢はきっと君たちを虜にするであろう．

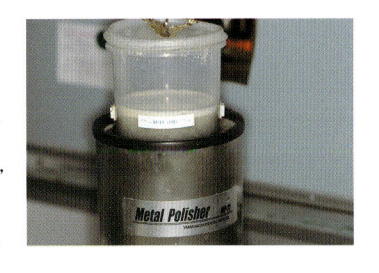

239

● 注目の器材　その1　「ARC Expansion Control Unit」

　「ARC Expansion Control Unit」(DCL タニモト，発売元：デンタルアルファ)は，耐火模型製作時の膨張の制御を理想的に行うために，谷本英延氏が考案したものである．いままでにない多彩な発想が組み込まれており，マニアックな氏の発案をただ感心するばかりである．実際にこのシステムを使用して，「ここまでうまく耐火模型が膨張するのか」という驚きがあった．今後ますますキャストパーシャルの精度向上が望まれるなかにあって，将来性がある．

　今後さらに普及させるために，使い勝手がよく，簡単な操作で済むことを願う．よりコンパクトな装置になればさらに開花するであろう．

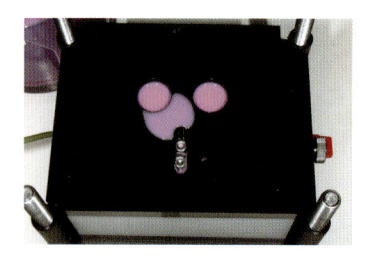

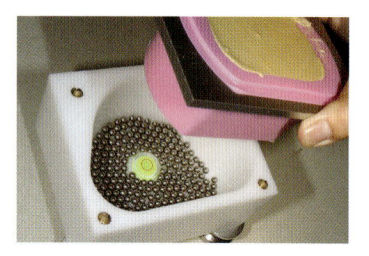

● 注目の器材　その2　「MASTER 100」

　「MASTER 100」(名南歯科貿易)は，コストパフォーマンスに優れた上級クラスの技工用レーザー溶接機である．高い操作性でWEBカメラを搭載し，LEDの3Dライトシステムを備えている．パラメータの変更はタッチパネルで行うことができ，パラメータは100メモリまで登録可能である．ビギナーでも安心して使える実用機である．

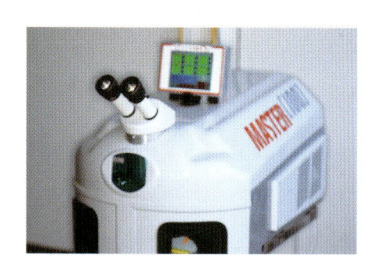

● 注目の器材　その3　「T.K.WAX − Knife」

　キャストパーシャルの場合のワックス形成に用いる電気インスツルメントは，「Thermomat」(Dentaurum，発売元：デンタリード)が使い勝手がよい．そこで，正確なワックス形成を行うための交換用チップとして，「T.K.WAX − Knife」(齋藤デンタル工業，発売元：日新デンタル)を開発した．厚みをもたせることで熱量の保持ができ，きれいにワックスを付与することが可能で，コストパフォーマンスにも優れている．

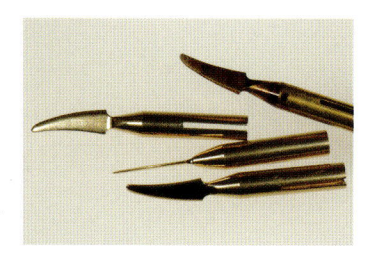

●おすすめの TK シリーズ　その 1　「TK ラピッドワックスカッター」

「TK ラピッドワックスカッター」（齋藤デンタル工業，発売元：日新デンタル）は外側用の 0°，1°，2°と内側用の 6°，9°がある．ここでは，6°と 9°の効果的な使用法を紹介する．

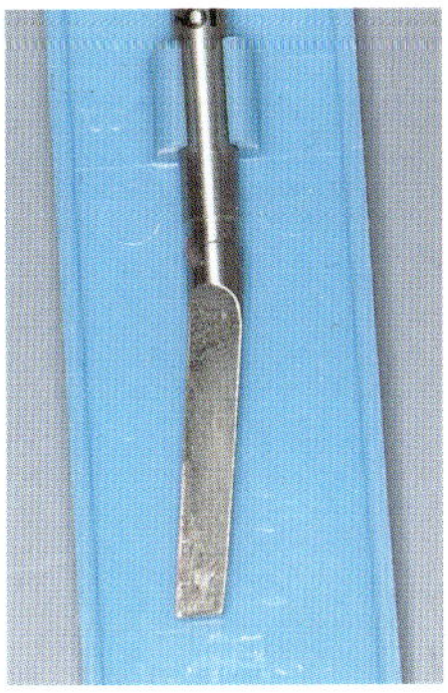

「TK ラピッドワックスカッター　6°」

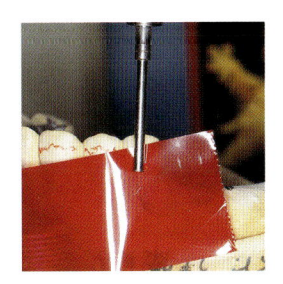

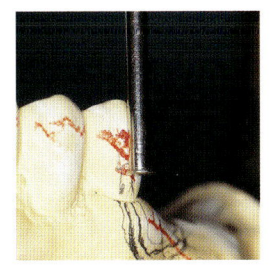

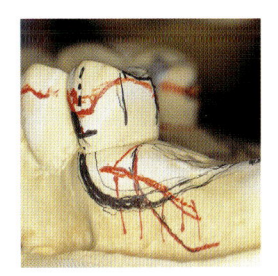

$\underline{5}$ の RPI アタッチメントのケースで，顎堤が歯冠部より入り込んでおり，このままでは I-bar が粘膜面からかなり離れてしまう．通法どおりサベイングを行い，I-bar のアームポジションを決める．

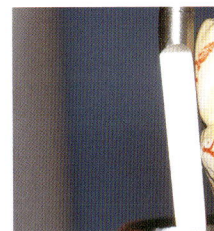

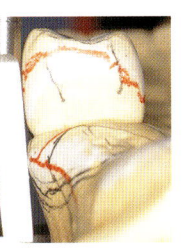

「TK ラピッドワックスカッター　6°」をあてがう．リリーフしてこの位置でカットすれば，I-bar は顎堤近くを走行でき，頬粘膜に当たることがなくなり違和感を減少できる．

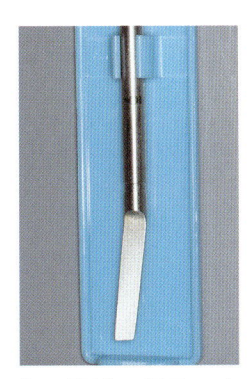

「TK ラピッドワックスカッター　9°」

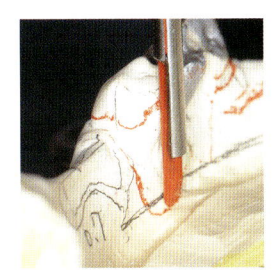

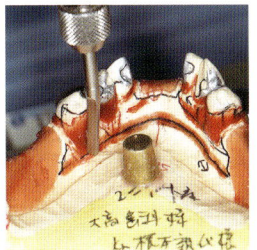

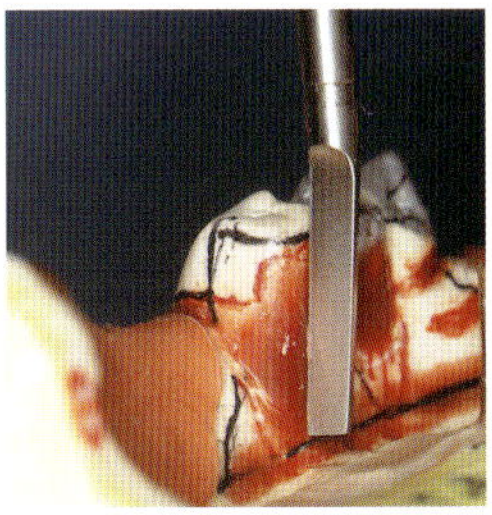

残存歯が舌側に傾斜しているケースでは，粘膜面にアンダーカットが生じてメジャーコネクターの走行に支障が出る．「カーボンロッド」でサベイングを行ってアンダーカットを明確にし，メジャーコネクター走行部のリリーフを行って「TK ラピッドワックスカッター　9°」で内側にカットする．

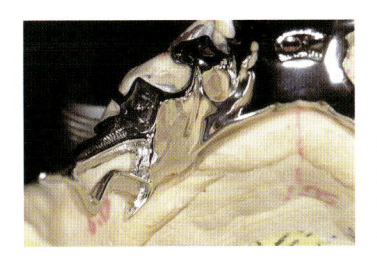

製作したメジャーコネクターは舌側に張り出すことなく違和感を減少でき，スムーズに着脱可能となる．

●おすすめのTKシリーズ　その2　「TKインスツルメント」

　「TKインスツルメント」(齋藤デンタル工業, 発売元：日新デンタル)は, キャストパーシャルはもちろん, 他の技工技術にも活用できるなど応用範囲は広い. No.1～No.4がある.
　以下, それぞれの効果的な使用法を紹介する.

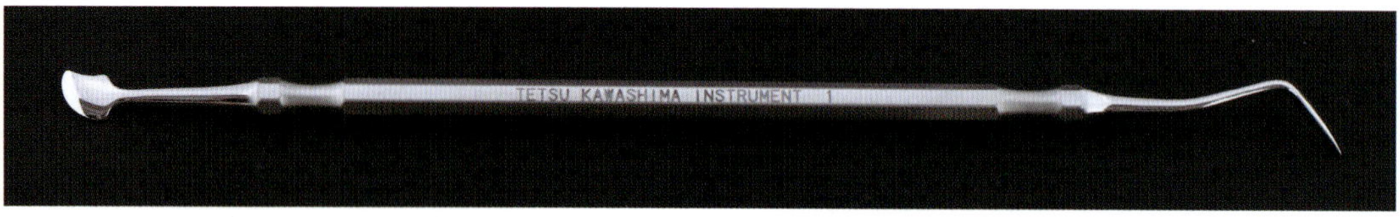

「TKインスツルメント　No.1」

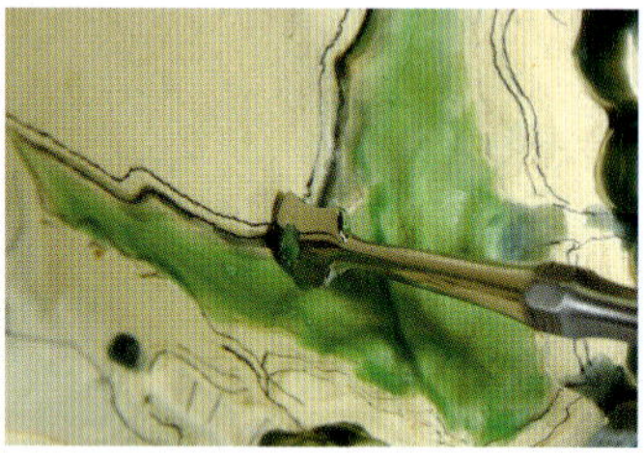

シートワックスを重ね合わせる際に段差を移行的にする.

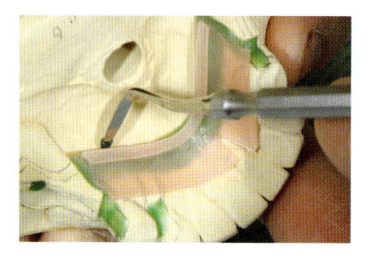

細長の先端では下顎のメジャーコネクターの下縁を焼き付ける.

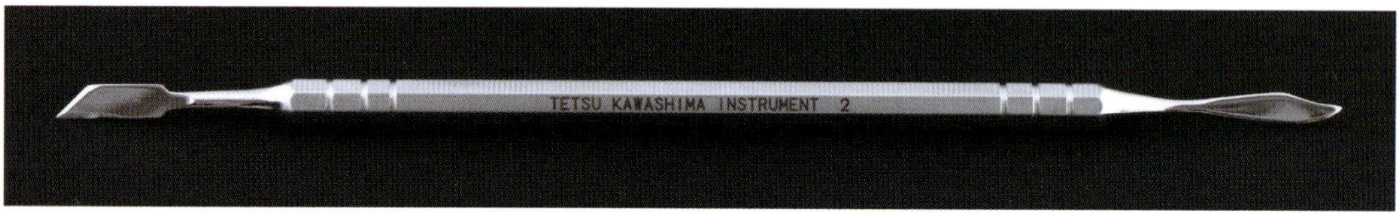

「TKインスツルメント　No.2」

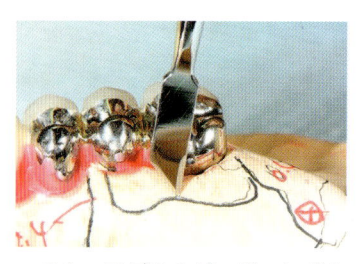

マスターモデルのビーディングや歯肉形成に用いる. ナイフ形状のほうはワックス形成に用いる.

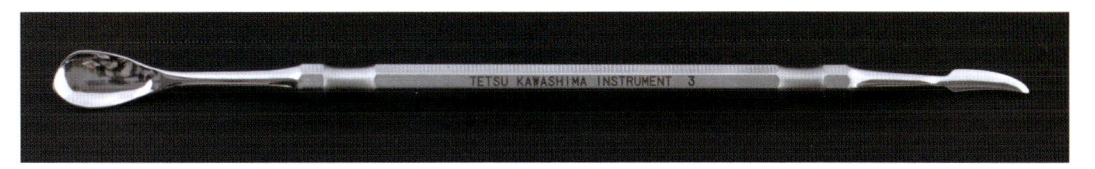

「TK インスツルメント　No.3」

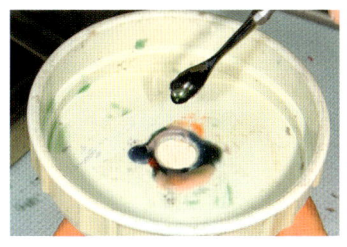

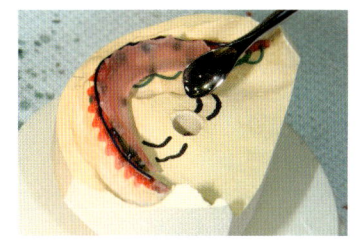

耐火模型を埋没用フラスコのベース（キャスティングベース）にワックスで固定するのに用いる．ワックスを多量に盛るのにも適している．

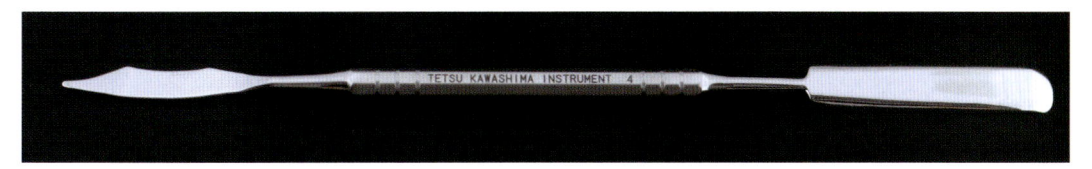

「TK インスツルメント　No.4」

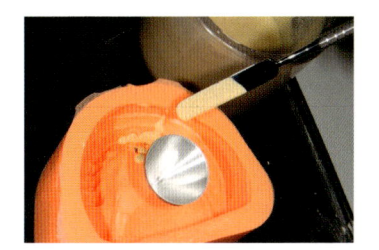

複印象に耐火模型材を注入するのに用いる．

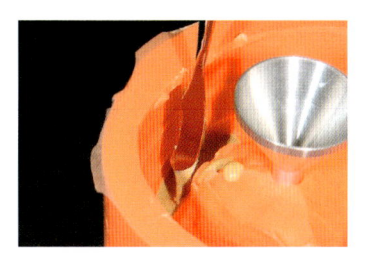

反対の鋭角な部分は気泡ができそうな箇所を突っついて用いる．個人トレーで採得した印象に石膏を注入する際にも使い勝手がよい．

●おすすめのTKシリーズ　その3　「TKドレッサー」

「TKドレッサー」（齋藤デンタル工業，発売元：日新デンタル）はダイヤモンド付着の研磨材形成ドレッサーで，全面をダイヤモンド加工し，握りもついている．粗めと細め目の2種類ある．ダイヤモンドがすり減って交換したいときはヘッドのみの交換で済み，握り部分は永久に用いることができるエコタイプである．

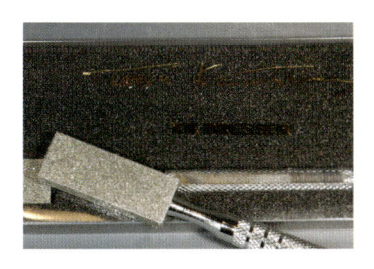

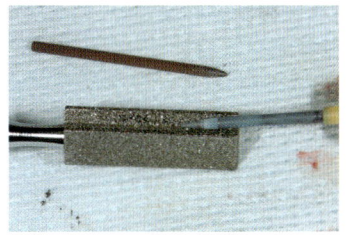

● 患者さんの飽くなき欲求に応える貴金属合金「TK ゴールド」

　歯科用合金の機械的性質を考えた場合，最もよいのは GOLD をベースにした貴金属合金であることはだれもが認めるところである．しかし，コストパフォーマンスの面で選択肢から外れるのも現状であろう．

　「TK ゴールド」（アイディエス）は，患者さんの飽くなき欲求に応え，補綴製作者としてよりスペシャルを目指すことを意図して開発した歯科用貴金属合金である．筆者と高橋純造氏（大阪大学名誉教授，アイディエス技術顧問）との共同開発で，エコでもありバリューあふれるものである．

　「TK ゴールド」はレッドゴールド色で，本書のなかでも臨床ケースをおみせしたように，機械的性質がよいため Co-Cr 合金と近似した構造で製作できる．また，何よりグルメ好きの味覚を変えない．お酒の味も全く変えないし，特に日本酒の微妙な味も変化させない点が売りである．ジパングゴールドを「匠」の大和文化で残そう．

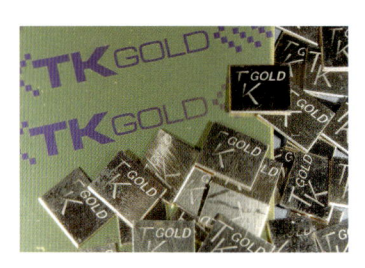

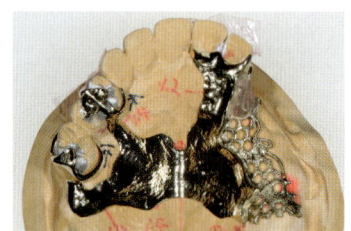

Dr. 松尾　通氏の臨床ケースである．

● 「3D プリンター」の筆者の評価は

　最後に，CAD/CAM による「Sensable dental lab system」について述べると，「TK ゴールド」を用いた実験によれば精度や匠の世界を再現するにはまだまだ開発の余地がある．積層するプリント技術ゆえに，構造が肉厚になった場合のパターンの収縮や変形が生じ，今後どのように材料が改良されるかが課題であると思う．CAD による計測は確実に進歩すると思うが，プリントアウトにかかる時間とプリントされたパターンの精度向上がどう改善されるか期待したい．適合精度を含めた品質を追及するのであれば，シリコーン複印象による間接法で十分な結果を得ることができる．

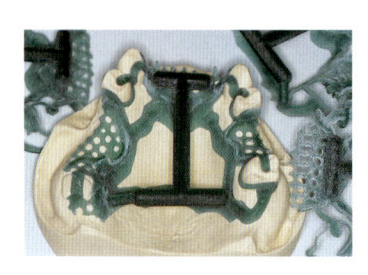

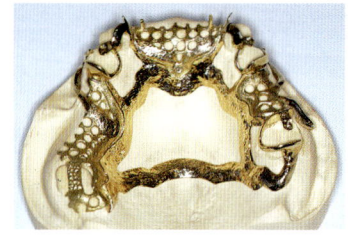

参考文献

- 藤田恒太郎：人体解剖学．南江堂，東京，1947．
- 上條雍彦：小口腔解剖学．アナトーム，東京，1962．
- 益田　栄：ポケット解剖アトラス．文光堂，東京，1972．
- 津留宏道，平沼謙二ほか編：コンプリートデンチャーテクニック．医歯薬出版，東京，1974．
- Kahle, w., Leonhardt, H., Platzer, W.：人体解剖図説Ⅰ．文光堂，東京，1979．
- Kratochvil, F.J, Vig, R.G：PRINCIPLES OF REMOVABLE PARTIAL DENTURES. U.C.L.A., 1980.
- 川島　哲：1週間でマスターするキャストパーシャル〈上〉．医歯薬出版，東京，1990．
- 川島　哲：1週間でマスターするキャストパーシャル〈下〉．医歯薬出版，東京，1990．
- Nevins, M., Mellonig, J. T. 編（小野善弘，中村公雄監訳）：インプラントセラピー　臨床と科学的根拠 vol.2．クインテッセンス出版，東京，1998．
- 玉木大介，佐藤幸司：効率的な総義歯製作の技法　歯科医師と歯科技工士のリレーション．第一出版，東京，1998．
- 村岡秀明編：デンタルダイヤモンド増刊／無歯顎臨床─技をぬすむ─．デンタルダイヤモンド，東京，1998．
- 中村嘉男：咀嚼運動の生理学．医歯薬出版，東京，1998．
- Krol, J., Jacobuson, T.E, Finzen, F. C.：REMOVABLE PARTIAL DENTURE DESIGN Outline Syllabus. University of the Pacific School of Dentistry, 1999.
- 岩沢伸之：歯科用貴金属に添加される金属元素の役割．日本歯技，(357)：1999．
- 佐藤幸司，石川功和，生田龍平：DTプラクティカルマニュアル　初心者のための総義歯製作法．クインテッセンス出版，東京，1999．
- 川島　哲：バイオ・キャストパーシャル．医歯薬出版，東京，2000．
- 赤澤堅造：生体情報工学．東京電機大学出版局，2001．
- Stephanopoulos, G. N. et al.；Metabolic Engineering 代謝工学　原理と方法論．東京電機大学出版局，2002．
- 加藤武彦：治療用義歯を応用した総義歯の臨床　いま総義歯に求められるもの．医歯薬出版，東京，2002．
- 小出　馨，星　久雄編：補綴臨床別冊／基本クラスプデンチャーの設計．医歯薬出版，東京，2002．
- Magne, P., Belser, U.：BONDED PORCELAIN RESTORATIONS IN THE ANTERIOR DENTITION A Biomimetic Approach. Quintessence, Chicago, 2002.
- 小川鑛一ほか：看護動作のエビデンス．東京電機大学出版局，2003．
- 小出　馨，星　久雄編：歯科技工別冊／クリニカル・クラスプデンチャー．医歯薬出版，東京，2004．
- 都賀谷紀宏：New Current　Prosthodontic Terminology　What is welding? QDT, 29 (10)：1294, 2004.
- 高木　實：カラーグラフィックス　口腔の構造と機能．医歯薬出版，東京，2004．
- 中村嘉男：咀嚼する脳─咀嚼運動をコントロールする脳・神経の仕組み─．医歯薬出版，東京，2005．
- ビオスクラスプ・クラスプ値測定．Degussa．
- 岩沢伸之：歯科用貴金属における添加元素の役割．山本貴金属地金株式会社．
- 李　元植，玉置幸道，宮崎　隆：歯科技工用TIG溶接機を用いた純チタン材の接合特性．(第18回歯科チタン学会ポスターセッション20より)
- 川島　哲：T.K.M.キャストデンチャーのすべて　Bio-Mimetic Cast Denture．医歯薬出版，東京，2005．
- 寺西邦彦：無歯顎補綴に強くなる本（上）（下）．クインテッセンス出版，東京，2009．

復刻版「Bios マニュアル」

 本書の最後に，デンツプライシロナ社のご配慮により「Bios マニュアル」の復刻版を提供する．
 「Bios システム」は，その昔，ドイツのオスナブルック（Osnabruch）という小さな町でラボを経営していたマイスターの Bisuner 氏が開発した，歯科技工士の手による数値化したクラスプシステムである．
 「Bios」の由来は，Bisuner の「Bis」と，Osnabruch の「Os」をとったとされている．あるとき，このシステムに着目した Degussa 社（現在は DeguDent 社）がこれを買収し，発売したのが「ラピッドフレックスシステム」である．筆者は，ドイツの歯科技工士がこの夢のような数値化するクラスプシステムを考案したことを誇りに思うと同時に，これを後世に伝えたい．このシステムは，いまなお新鮮で画期的なシステムであるので，「ラピッドフレックスパターン」の永久的な販売を切に願う．

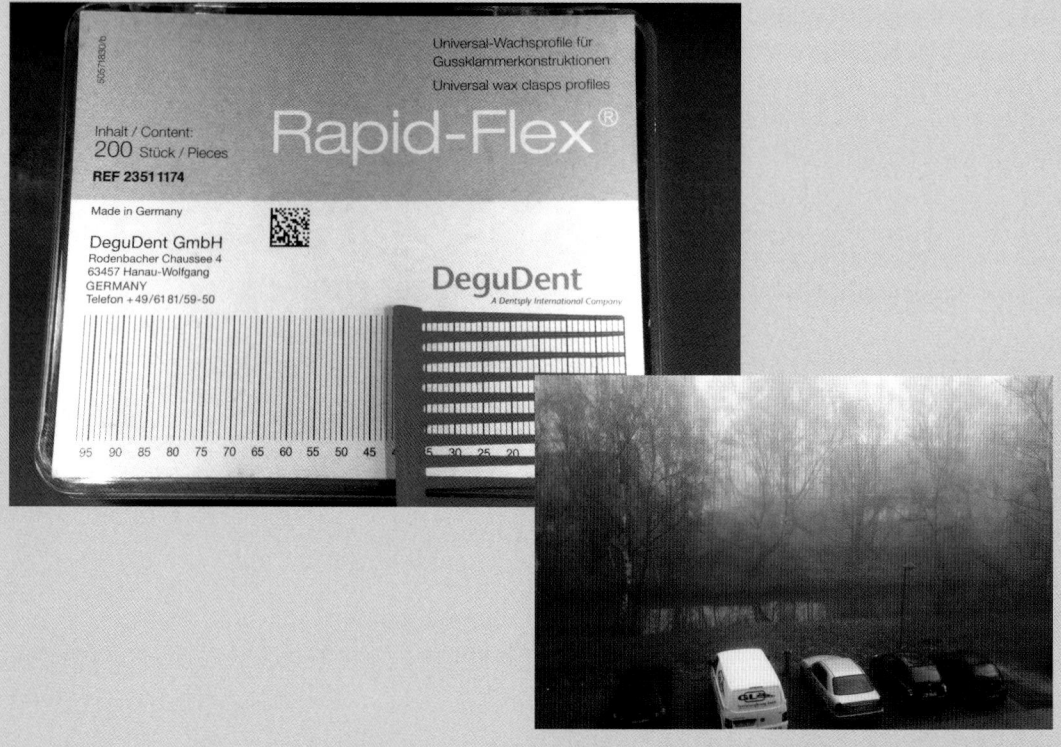

 2009 年 4 月，筆者は ICE（ドイツ新幹線）でオスナブルック駅を通過した．霧が深くて肌寒い季節，とても閑静な住宅街で時の流れが穏やかな町，筆者には好きなところであった．きっと Bisuner 氏はこの駅から家族とともに乗車したこともあったのであろうと想像すると，なぜか彼が昔からの友人に思えてならなかった．

BIOS ビオス計測セット

Degussa

BIOS
Klammern
Klammer-
wert
Vermessung

ビオス
クラスプ
クラスプ値測定

ビオス計測セット

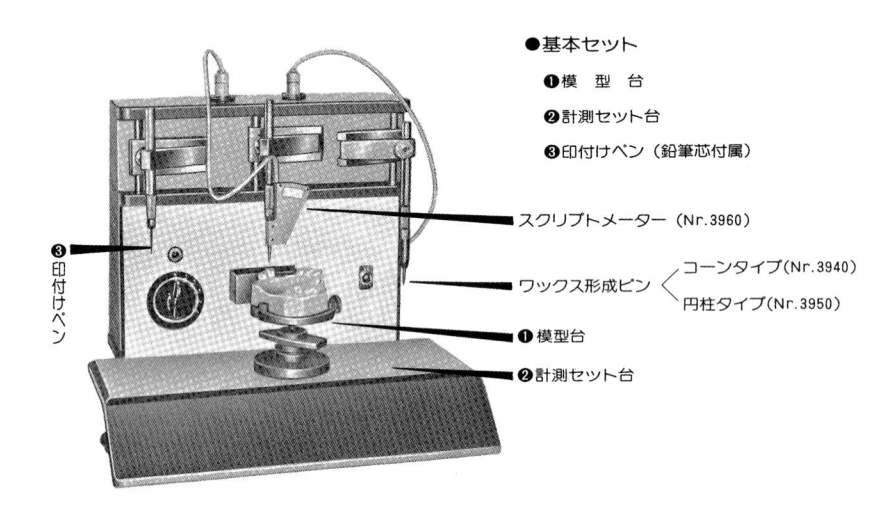

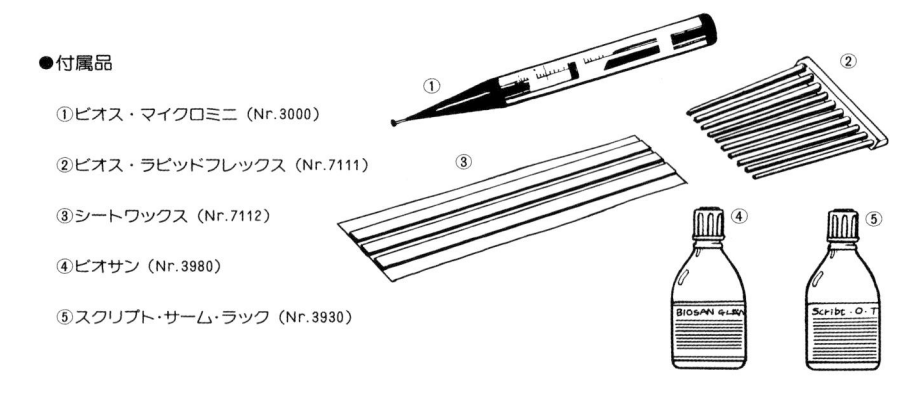

●基本セット
　❶模型台
　❷計測セット台
　❸印付けペン（鉛筆芯付属）

スクリプトメーター（Nr.3960）

ワックス形成ピン ＜ コーンタイプ（Nr.3940）
　　　　　　　　　 円柱タイプ（Nr.3950）

❶模型台
❷計測セット台
❸印付けペン

●付属品

①ビオス・マイクロミニ（Nr.3000）

②ビオス・ラピッドフレックス（Nr.7111）

③シートワックス（Nr.7112）

④ビオサン（Nr.3980）

⑤スクリプト・サーム・ラック（Nr.3930）

■テクニカルデータ

高さ	幅	奥行	電圧	電力	重量
340mm	400mm	350mm	110V	12VA	15kg

Bios
Dental-Geräte
GmbH

着脱可能な局部床義歯を口腔内に固定するには、クラスプの機能を十分生かし、補綴物である義歯を維持させる必要がある。
それぞれのクラスプの構成方法が考案されている。技術的な可能性については1910年代から著名な学者、臨床家達によって述べられている。ところがこれまですべて述べられてきたことでは、必要なクラスプ力を正確な数値などによって知ることができなかった。それは局部床義歯構成や様々な条件に留意して製作されるべきである。口腔内に義歯を装着しその機能を発揮するためには、残存歯の状態とクラスプの理工学的特性や、クラスプ各部の強度特性などが十分理解されていなければならない。補綴物の維持あるいは保持を確実にするためには、原則として鉤歯なる歯牙の豊隆、歯軸の方向その他を適確に知る必要がある。

むろんその状態の模型を作り目視するだけでは完全にはできない。模型の精度が向上したためパラレロメーター等によって鉤歯等の状態の情報をもたらすことができる。いわゆる従来のサベーヤーのような測定器の測定は一般に0.25、0.50、0.75mmのアンダーカットゲージによって測定され、いわゆる測定値の切れ目というものが生じてしまう。技工操作するものは維持を求めるアンダーカットにゲージを合わせる。さらに連続的な測定幅をとり、それを示す測定器もあるが、煩雑な操作を必要とする測定装置なので、実際にはあまり使用されていない。
クラスプ製作のための歯牙測定とその意義づけについては広く報告書等によって表わされている。

Bios
Dental-Geräte GmbH

前述のように一般的に知られた量0.25、0.50、0.75mmは修正を必要とするものである。しかし、さらに正確なクラスプ製作のために必要な測定値は補綴関係の文献中にも見あたらない状況にある。前述の数値に基きクラスプ等を製作すると、十分な補綴結果を得られないことになりがちである。ひとつの点を基準として測定されたアンダーカットの量は、大きすぎたり小さすぎたりして、一般に適正なアンダーカットの量は得られない。クラスプの力は曲げモーメントで示されて、一つの決定されたアンダーカットの量によって測定され、a）鉤腕の長さ、b）鉤腕の形と硬さ、c）使用された材料の弾性に依存している。

ここで例えば、同じアンダーカット量と同じクラスプ型をもったクラスプについて考えてみると、短いクラスプの方がより大きな力（維持力、把握力）をもち、長いクラスプの方がより小さい力をもつ。2、形と大きさが同一でないクラスプについて考えてみると、クラスプの力は完全には比較できない。3、材料の弾性が小さければ小さい程クラスプ力はそれだけ大きくなる。その際用いられるアンダーカットの量は破壊の危険があるため限界がある。より正確には次のように言うことができる。

1、もし2個のクラスプが同一の力（維持力）を発揮するとすれば、例えば大臼歯クラスプと小臼歯クラスプについて考えてみると、より短かい方（小臼歯）のクラスプは小さいアンダーカットに設定され、より長い方（大臼歯）のクラスプはより深いアンダーカットを利用しなければならない。

2、フリーハンドで製作されたクラスプにおいては、基本的に形の同一性ということはまずない。既製のクラスプ型においては同一の形であれば同一性がありうる。我々が入手できるクラスプ型の多くはこれらの材質がワックスであろうがプラスチックスであろうが多かれ少なかれ幅、形、太さなどの差があるものである。

3、クラスプの材料は適度な弾性を持たねばならない。補綴物をはずす時には、鉤歯の頬側又は舌側面に沿って鉤腕はアンダーカット部から歯面の最大豊隆線を越える時に開かれ、最後には元の状態に戻らねばならない。弾性が少なく固い材料は、それだけ大きなクラスプ力を与えるが、小さなアンダーカットしか利用できない。でなければ弾性限界を越えてしまい、すなわち材料破壊や変形を生じる危険がある。

さらにひとつの補綴物を維持させるには、ひとつのクラスプでよいのか、またはいくつかのクラスプが必要なのか、それにはどういう形をしたどの程度の把握力を要するのかを決定しなければならない。これは生理学的な咬合圧やクラスプ材料の弾性等を考慮して行なわれる。

補綴物を製作する際には、様々な条件がそこに存在するために、ただひとつの設計法、製作方法というものがあるという訳にはいかない。高名な学者や臨床家にも様々な意見があって一言では言えないが、共通する考えは『より強固に維持力を発揮するアンダーカットの位置を利用する』ということであろう。そのためには一定のクラスプ力で歯牙を押圧し補綴物の適正な維持力の把握力を発揮させなければならない。

口腔内にセットされた補綴物のクラスプが、歯牙の最大豊隆部を越えて頬舌面をすべりながら最終的な位置に装着された時に現われる力の大きさは、正しく数値化されねばならない。この考え方からすると、補綴物のクラスプによって固定する力は同一であるべきであると考えられ、すなわち各クラスプは鉤歯に同一の力で作用を及ぼさねばならないのである。クラスプ力を数値に表わすことによって理想的な補綴物の設計製作が可能である。

2

Bios Dental-Geräte GmbH

1．Klammerform／クラスプの型

クラスプの形を技術的により良くしようと探求すると、最終的にはある一定の決まったクラスプの型が選択される。このような考え方は様々の症例に応用しうるものであり、必要な測定の基礎として役に立つというものでなければならない。幅と厚さが10：8の割合であって、クラスプの先端が0.64×0.80mmであり、移行的に太くなるような形のクラスプは以下の利点がある。鉤歯への負担が少なく、審美性に富む形、円形のクラスプ（最も少ない表面積で最も大きな力を示す）に近い物理的特性、より大きなクラスプ力を持つ、より強力なクラスプを製作するため、鉤腕の鉤尖をカットして短かくすることができること（付表参照）。表により短縮する値が得られる。このクラスプの形からよく使用されているヘアピンクラスプ、Neyの推奨しているクラスプ、Bonyhardクラスプ、弾性クラスプなどのよく知られた鋳造クラスプがすべて製作できる。

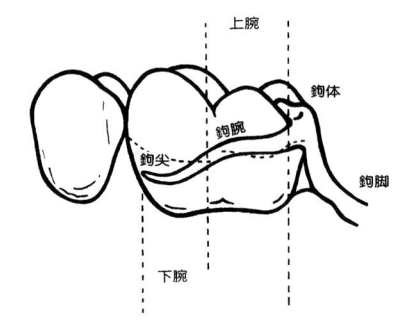

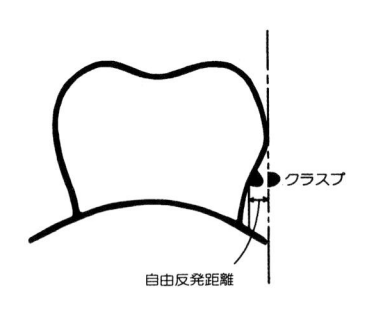

2．Werttabellen／数値表

クラスプ力の値を得ることは、表によって与えられる数値に関する測定を行なうことによって可能である。（Degulor MO を使用した鋳造クラスプに対して適用できる。）

第1行目（左へ）は鉤腕の長さを示している。すなわち鉤尖から鉤体までの自由に開いたり閉じたり運動する部分の長さである。

第2行目（左へ）は鉤尖部のアンダーカットの点からサベーライン（最大豊隆線）までの自由反発距離を示している。下には鉤腕の長さに相当する力がグラムで示されているが、ここで注意することは、そのグラム数で示された鉤腕の曲げモーメントの力は表の数値より大きくなければならないということである。第3行目は鉤腕を鉤尖から1〜5mm短くすることによって生じるそれぞれの鉤腕の力の値を示している。行2、4、6、8、10、12及び14にはそれぞれアンダーカットが増すときに、おのおのの深さに従って生じる力を示している。一方、行5、7、9、11、13および15は、行3と同様に鉤腕の長さを1〜5mm短かくしたときに生じるクラスプ力を示している。その中間の値は単純な計算によってさらに知ることができる。

さて、下段にはクラスプ力の値が与えられていて、その値は、十分な維持のために用いられ、生理学的な咬合作用に耐えられるものであり、またその際注意すべきことは、与えられた値はクラスプの鉤腕に作用するものである。もし2腕鉤がアンダーカット部で歯牙を把握していると、そのクラスプ力は表の値に相当するものとなる。表から下や上へのずれがとりあげられる。ここにとりあげられたCKM表は（良く知られた合金CKM－ビオスクロムコバルトモリブデン合金の平均値として）CKMに適用され他の1表はDegulor MOの鋳造クラスプに対して適用できるものである。表の測定の基礎となっているクラスプは通法による適正な埋没により極めて小さい埋没材粒をも（可能な限り）除去し、鉤歯に接する鉤腕内面や鉤腕外面を研磨ゴムと研磨剤で研磨処理したものである。滑沢な歯牙に接するクラスプ内面が研磨ゴムで処理されているために、わずかな外力によって内側あるいは外側へ鉤腕が滑り移動することによって生ずる力については、この表の数値計算の上では考慮されていない。

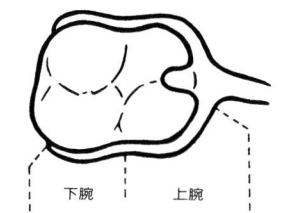

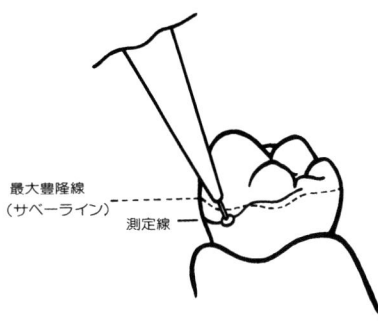

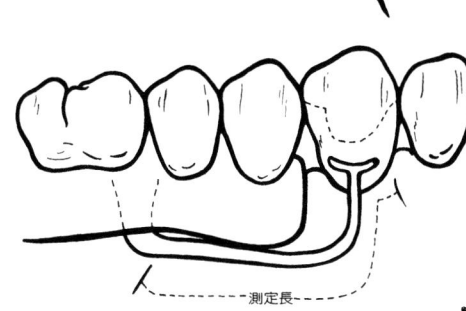

**Bios
Dental-Geräte
GmbH**

3．Klammerlängenmesser／クラスプ長さの測定

表から値を得るためには、鉤腕の長さが正確に決定されねばならない。すなわち精密な測定技術が要求されるが、その測定は特別な測定器を使用することにより可能となる。地図上を転がすことによってキロメートルの距離を測るのと同様の特殊な測定器は、極くわずかな長さをも正確に示すことができ、回転して測定した距離がmmとcmの2種類のスケールで読めるようになっている。測定方法はアンダーカットの鉤尖の一点から鉤体部と鉤腕との結合点までを測定する。鉤腕が設定される部分には後でシートワックスで覆われて、その後耐火模型上にクラスプ型を設定し易くするための処置を行なうが、アンダーカットから鉤体までの距離が測定される。

鉤歯と把握したクラスプの状態で頬側及び舌側の鉤腕が正確に測定される。すなわち反発力ある各クラスプの鉤腕はその先端がアンダーカット部に位置する。従って把握しているクラスプにおいて頬側のみの、あるいは舌側のみの鉤腕がただ一方の存在するアンダーカットに鉤腕として利用されるべきである。そうすると反対側の鉤腕は歯面に描かれる最大豊隆線上にくるのだが、測定する必要はなく、あるいは後で述べるように測定しないまま置いておくこともできるのである。歯冠を把握しているクラスプは鉤尖から鉤体部までの全長を測定する。測定にはペン型の測定器が用いられ、アンダーカットの一点（鉤尖）から出発して鉤体までの全長を測定する。すなわち使われている様に、Bonyhardクラスプの自由反発腕、または類似した自由反発クラスプとしてクラスプを利用する場合、鉤腕のうち下腕が効果的に維持力を発揮する設計位置に沿って測定する。2歯またはそれ以上の歯牙にまたがる長い鉤腕も、同様にアンダーカットの1点から鉤体部までの距離を測定する（例T型鉤の鉤腕）。

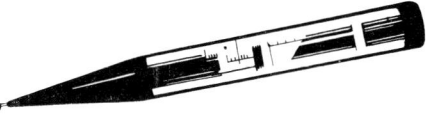

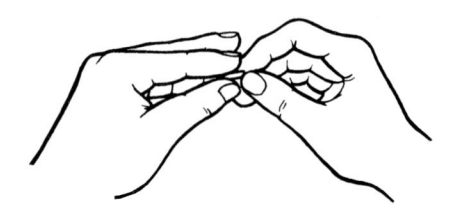

Bios
Dental-Geräte GmbH

4．Wachsklammer／ワックスクラスプ

表に与えられた値が適切に、また表に従って規則的に選択されるならば、先に述べたように、製作しようとする鉤腕はモデル上にワックスアップしたりワックスで固定する必要はない。これらのクラスプのために開発されたワックスがあって、それが樹脂含有であれば炎で模型に容易に接着する。クラスプの形を変えたい時は人さし指と親指で4〜5秒はさむだけでよい。体温が伝達されるだけで、十分な接着性が与えられ、クラスプを変形させることなく、適用すべき模型上の設計された位置に設定することができる。模型は室温に保持され、あるいは時には温められる。そうすれば歯面に設計されたクラスプの線上に軽く置くだけで押圧しないで模型上の位置にクラスプのワックスアップができる。

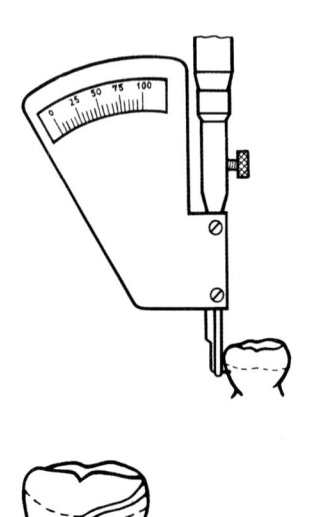

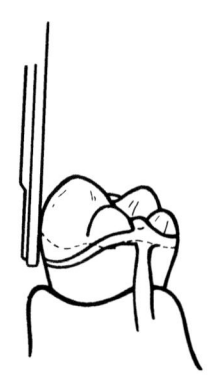

**Bios
Dental-Geräte
GmbH**

5．Vermessung／測定

最良の結果を得るためには、正確な測定が必要である。パラレロメーターの設置可能な模型台上に組み込み面を固定し、測定器を装着し歯面に最大豊隆線を描き、クラスプ長さの確認と、希望したクラスプ力を与える（表から与えられる）べきアンダーカット部の鉤尖部の一点が測定され示される。ここで必要なのはひとつの測定器であって、それは全てのアンダーカットの値を0～1mmまで連続的に示す（ビオス〝スクリプトメーター〟）。そこで見つけられたアンダーカットの点を鉛筆で印記する。以上のことがマーカーである〝スクリプトサーム〟を備えた〝スクリプトメーター〟を使用することで簡単にできる。つまりスクリプトサームが自動的に模型に印記する訳である。

新しく開発された電気インパルスによって、測定点は緑色に輝く。そしてクラスプの行跡は模型上に描かれる。その際次のことに注意すること。クラスプの形はその本来の形を変えないこと。さもなければ表のクラスプ力の値が適合しなくなる。さらに次のことに注意すること。上腕は鉤腕の長さの約半分まで測定されるが、それは鉤脚部に固定される鉤体部から出発して常にサベーライン上にくるように設計される。そうすれば、ワックスクラスプをその後行なうときに歯面を把握する鉤腕の下縁がサベーラインの上部にくるようになる。下腕はサベーラインを越えて測定されたアンダーカットまでたどることになる。これらは重要である。なぜなら上腕部分がアンダーカット部に設定されると、装着時に抵抗を生ずるからである。その時鋳造された鉤腕は変形するに違いない。それによってあらかじめ計算された鉤腕の力が、計算された値とは異なってしまうに違いないのである。

先に述べられた方法でアンダーカット深さによってクラスプ力の測定と確認が行なわれる。しばしば、単にアンダーカット深さのみが分かっていることがある。その時は測定の手順は分かっているアンダーカット深さから始まる。そこで表のうち各行においてアンダーカットの深さが相当すべき行3、5、7、11、13または15を見て、そこで希望の、あるいは指示されたクラスプ力を捜し、これらの行の上の段において先端からmm単位で短縮すべきクラスプ長さの数値が得られるのである。この鉤腕を短かくする操作によってクラスプは厚く安定化し、より強力となる。

例：アンダーカットが0.1mmの場合、全長11mmにおいてクラスプ力は535グラムとなる。アンダーカット0.1の行の4行目に535の値が見つけられる。この行の最上段には－3とあり、すなわちワックスクラスプの設定には既製のワックス型の先端から3mm短縮しなければならない。この例のように表ＣＫＭは利用される。

7

**Bios
Dental-Geräte
GmbH**

6. Klammerschablonen und Verarbeitung／クラスプ型とその作業

製作されたクラスプ型はお互いに付かないようになっているので特に保管上の注意はない。作業においてはクラスプ型はそのプレス型からそのいちばん太い所で切って取り出す。2本の指ではさんで（図参照）その後押圧することなく3〜4秒暖め、ワックスに十分な接着力を与える。するとワックスは軟化し、容易に模型上へのクラスプ型の接着ができる。クラスプ型は樹脂含有の硬化剤により硬化される。大部分の硬化ワックスは樹脂を含有している。（室温に放置してもよく軽く加熱してもよい）。

模型上におけるワックス形成は特に押圧しないでできる。指で添えるだけで十分であり特に道具類は全然必要としない。ワックス形成器具を加熱して、ワックスの追加をすることは原則的にしてはならない。ワックス型を耐火模型上で形成する時はいつも鈎尖部から始める。模型にクラスプ型が付かない場合は指の先端で軽く押えて、あるいはインストルメントを使用して、ワックス型そのものを変形したり損なうことなくワックスで点滴し接着する。クラスプ型の模型への接着はいつも鈎尖部から鈎体へと行なう。各頬側及び舌側を把握する鈎腕がワックスで形作られ、鈎体の所で鈎脚部と結合される。

肩の部分におけるレストはワックスの型で形成される。そこでは鈎腕はただ抵抗物として役立っており、アンダーカットには設定されず、従ってサーベイライン上にくる。これら非アンダーカット部のクラスプは先端から3〜4mm短縮される。希望の先端の型は、ワックスの先端を再形成することによってできる。把握する1腕式のNeyのクラスプシステムはひとつのワックス型から形成される。2歯にわたるクラスプの鈎尖は欠損部から見て2番目の歯牙のアンダーカット点から出発する。歯牙間の空隙に設置する場合には、鋭い薄刃でカットし、残ったワックスクラスプ部分の切断ケ所を出発点として、歯牙の上に新たに置いて行く。そうすれば、切断ケ所にはすこしだけワックスを添加すればよい。先に述べられたように、正確な技工操作をすれば、鋳造により金属クラスプができ、原則として何ら後処理を必要としない。歯牙に接触する表面は容易に研磨され、ラバー研磨機が適用される。その他の表面はラバー研磨剤で慎重に研磨することにより物質損失なく十分光沢をもつようになる。電解研磨でもクラスプは物質損失をこうむらない。研磨前には、すべてクラスプは保護膜で覆う（ビオサン）ことは重要である。全く鋳造物の光沢が得られなかったり小さな鋳造の欠陥があれば、埋没が不適当であったり、（良質の埋没材が選択されなければならない）。適切かつ慎重な技工作業がされていなかったことになる。重要なことは、埋没される耐火模型は良く脱脂され、良く乾燥され、ワックスアップされた模型を緻密な埋没材で覆うことである。その際注意すべきことはワックス部分ばかりでなく模型全体を埋没することである。緻密な埋没材は容易に乾燥される。埋没材は適正な混水比で練和されること。良い方法として埋没材は真空埋没機で練和されると、均一な気泡のない埋没ができ、手で練和したのではとうてい得られない鋳造結果をもたらしてくれる。

**Bios
Dental-Geräte
GmbH**

7．Stufenband／シートワックス

正確な鉤腕の位置を模型上で設計したあと、耐火模型上にその正確な位置を移すには、次の手順が推薦される。すなわち鉤腕をかける鉤歯の、計算されたクラスプの位置に〝ビオスシートワックス〟を付けることである。半透明なシートワックスを薄刃で鉤腕の行跡に合わせて歯牙の表面に向かって直角に切断し、余った他の部分を除去する。そして歯面とシートワックスによってできたステップの所にワックス型の鉤腕の下縁を設置するとよい。
そして複印象（耐火模型）を製作すると、シートワックスの厚み（0.5mm）分の段が耐火模型上に示されるので、ワックスクラスプの下縁をその段上に設置することによって、模型上に正確に測定された鉤腕の位置がそのまま耐火模型上に転写できるのである。

Bios Dental-Geräte GmbH

WERTTABELLE CKM ／数値表 CKM

1	2 — 0.10−1−2−3−4−5	3	4 — 0.20−1−2−3−4−5	5	6 — 0.30−1−2−3−4−5	7
30	60 72 80 95 110 125		120 144 160 190 220 250		180 216 240 285 330 375	
29	63 75 85 100 115 130		126 150 170 200 230 260		189 225 255 300 345 390	
28	66 78 90 105 120 135		132 156 180 210 240 270		198 234 270 315 360 405	
27	69 81 95 110 125 145		138 162 190 220 250 290		207 243 285 330 375 435	
26	72 84 100 115 130 155		144 168 200 230 260 310		216 252 300 345 390 465	
25	75 88 105 120 140 165		150 176 210 240 280 330		225 264 315 360 420 495	
24	80 92 110 125 150 175		160 184 220 250 300 350		240 276 330 375 450 525	
23	85 97 115 135 160 185		170 194 230 270 320 370		255 291 345 405 480 555	
22	90 102 120 145 175 200		180 204 240 290 350 400		270 306 360 435 525 600	
21	95 112 130 160 190 215		190 224 260 320 380 430		285 336 390 480 540 645	
20	100 122 145 175 205 235		200 244 290 350 410 470		300 366 435 525 615 __705__	
19	110 132 160 195 230 265		220 264 320 390 460 530		330 396 480 585 __690__ 795	
18	120 142 175 210 255 295		240 284 350 420 510 590		360 426 525 __630__ 765 885	
17	130 157 195 230 280 335		260 314 390 460 560 __670__		390 471 585 690 840 1005	
16	140 172 215 260 320 380		280 344 430 520 __640__ 760		420 516 __645__ 780 960 1140	
15	150 187 235 300 365 465		300 374 470 __600__ 730 930		450 560 705 900 1095	
14	165 205 260 345 425 540		330 410 520 690 850 1040		495 __615__ 780 1035	
13	185 235 300 400 500 675		370 470 __600__ 800 1000		555 705 900 1200	
12	215 265 340 460 630 __835__		430 530 680 920 1260		__645__ 795 1020	
11	245 301 410 535 __770__ 1095		490 __600__ 820 1070		735 900	
10	275 350 475 __695__ 990		__550__ 700 950		825 1050	
9	315 410 __585__ 885		630 820		945 1230	
8	390 __510__ 760 1185		780 1020		1170	
7	__500__ 720 1060	Elastizitätsgrenze 弾性限界	1000			
6	690 950					
5	900					
4	1200					

10

8					9	10					11	12					13	14					15
0.40	−1	−2	−3	−4	−5	0.50	−1	−2	−3	−4	−5	0.60	−1	−2	−3	−4	−5	0.70	−1	−2	−3	−4	−5
240	288	320	380	440	500	300	360	400	475	550	625	360	432	480	570	660	750	420	504	560	665	770	875
252	300	340	400	460	520	315	375	425	500	575	650	378	450	510	600	690	780	441	525	595	700	805	910
264	312	360	420	480	540	330	390	450	525	600	675	396	468	540	630	720	805	462	546	630	735	840	940
276	324	380	440	500	580	345	405	550	500	625	725	412	486	570	660	750	870	483	567	665	770	875	1015
288	366	400	460	520	620	356	420	500	575	650	775	432	504	600	690	780	930	500	588	700	805	910	1085
300	352	420	480	560	660	375	440	525	600	700	825	450	528	630	720	840	990	525	616	735	840	980	1155
320	368	440	500	600	700	400	460	550	625	750	875	480	552	660	750	900	1050	560	644	770	875	1050	
340	388	460	540	640	740	425	485	575	675	800	925	510	582	690	810	960	1110	595	679	805	945	1120	
360	408	480	580	700	800	450	510	600	725	875	1000	540	612	720	870	1050		630	714	840	1015		
380	448	520	640	760	860	475	560	650	800	950	1075	570	672	780	960	1140		665	784	910	1120		
400	488	580	700	820	940	500	610	725	875	1025	1175	600	732	870	1050			700	854	1015			
440	528	640	780	920	1060	550	660	800	975	1150	1275	660	792	960	1170			770	924	1120			
480	568	700	840	1010	1180	600	710	875	1050	1200		720	852	1050				960	994				
520	628	780	920	1120		650	785	975	1150			780	942	1170				1040	1099				
560	688	860	1040			700	860	1075				840	1032					1120					
600	748	940				750	935	1175				900	1122										
660	820	1040				825	1025					990											
740	940	1200				925	1175					1110											
860	1065					1075																	
980	1210																						
1100																							

11

Bios Dental-Geräte GmbH

WERTTABELLE OG + MO ／数値表 OG + MO

1	2	3					4	5					6	7				
	0.10	−1	−2	−3	−4	−5	0.20	−1	−2	−3	−4	−5	0.30	−1	−2	−3	−4	−5
30	22	24	27	31	37	45	44	48	54	62	74	90	66	72	81	93	111	135
29	23	25	29	33	40	47	46	50	58	66	80	94	69	75	87	99	120	141
28	24	27	31	35	43	50	48	54	62	70	86	100	72	81	93	105	129	150
27	25	28	33	38	46	53	50	56	66	76	92	106	75	84	99	114	138	159
26	26	30	35	41	49	57	52	60	70	82	98	114	78	90	105	123	147	171
25	28	32	37	44	52	60	56	64	74	88	104	120	84	96	111	132	156	180
24	30	34	40	47	55	65	60	68	80	94	110	130	90	102	120	141	165	195
23	32	36	43	50	59	70	64	72	86	100	118	140	96	108	129	150	177	210
22	33	38	46	53	64	75	66	76	92	106	128	150	99	114	138	159	192	225
21	34	40	49	58	69	82	68	80	98	116	138	164	102	120	147	174	207	246
20	36	42	52	63	75	90	72	84	104	126	150	180	108	126	156	189	225	270
19	38	46	57	69	83	102	76	92	114	138	166	204	114	138	171	207	249	306
18	40	50	62	75	92	115	80	100	124	150	184	230	120	150	186	225	276	345
17	44	55	68	80	104	131	88	110	136	160	208	262	132	165	204	240	312	393
16	48	61	75	95	120	150	96	122	150	190	240	300	144	183	225	285	360	450
15	54	67	80	108	140	185	108	134	160	216	280	370	162	201	240	324	420	555
14	60	75	95	125	160	225	120	150	190	250	320	450	180	225	285	375	480	675
13	67	85	110	145	200	275	134	170	220	290	400	550	201	255	330	435	600	825
12	75	97	130	170	240	340	150	194	260	340	480	680	225	291	390	510	720	1020
11	92	118	155	215	325	480	184	236	310	430	650	960	276	354	465	645	975	
10	100	140	185	275	410	630	200	280	370	550	820	1260	300	420	555	825	1230	
9	125	180	245	380	570	990	250	360	490	760	1140		375	540	735	1140		
8	150	225	330	500	750	1420	300	450	660	1000			450	675	990	1500		
7	225	310	440	760	1190		450	620	880				675	930				
6	265	400	660	1140			530	800	1320				795	1200				
5	345	650	980				690	1300					1035					
4	550	950					1100											

Elastizitätsgrenze／弾性限界

12

260

8	9					10	11					12	13					14	15				
0.40	−1	−2	−3	−4	−5	0.50	−1	−2	−3	−4	−5	0.60	−1	−2	−3	−4	−5	0.70	−1	−2	−3	−4	−5
88	96	108	124	148	180	110	120	135	155	185	225	132	144	162	186	222	270	154	168	189	217	259	315
92	100	116	132	160	188	115	125	145	165	200	235	138	150	174	198	240	282	161	175	203	231	280	329
96	108	124	140	172	200	120	135	155	175	215	250	144	162	186	210	258	300	168	189	217	245	301	350
100	112	132	152	184	212	125	140	165	190	230	265	150	168	198	228	276	318	175	196	231	266	322	371
104	120	140	164	196	228	130	150	175	205	245	285	156	180	210	246	294	342	182	210	245	287	343	399
112	128	148	176	208	240	140	160	185	220	260	300	168	192	222	264	312	360	196	224	259	308	364	420
120	136	160	188	220	260	150	170	200	235	275	325	180	204	240	282	330	390	210	238	280	329	385	455
128	144	172	200	236	280	160	180	215	250	295	350	192	216	258	300	354	420	224	252	301	350	413	490
132	152	184	212	256	300	165	190	230	265	320	375	198	228	276	318	384	450	231	266	322	371	448	525
136	160	196	232	276	328	170	200	245	290	345	410	204	240	294	348	414	492	238	280	343	406	483	<u>574</u>
144	168	208	252	300	360	180	210	260	315	375	450	216	252	312	378	450	<u>540</u>	252	294	364	441	525	630
152	184	228	276	332	408	190	230	285	345	415	510	228	276	342	414	498	612	266	322	399	483	<u>581</u>	714
160	200	248	300	368	460	200	250	310	375	460	<u>575</u>	240	300	372	450	<u>552</u>	690	280	350	434	525	644	805
176	220	272	320	416	524	220	275	340	400	520	655	264	330	408	480	624	786	308	385	477	<u>560</u>	728	917
192	244	300	380	480	<u>600</u>	240	305	375	475	<u>600</u>	750	288	366	450	<u>570</u>	720	900	336	427	525	665	840	1050
216	268	320	432	<u>560</u>	740	270	335	400	<u>540</u>	700	925	324	402	480	648	840	1110	378	469	560	756	980	1285
240	300	380	500	640	900	300	375	475	625	800	1125	360	450	<u>570</u>	750	960		420	525	665	875	1120	
268	340	440	<u>580</u>	800	1100	335	425	<u>550</u>	750	1000		402	510	660	870	1200		469	<u>595</u>	770	1015		
300	388	520	680	960		375	485	650	850	1200		450	<u>582</u>	780	1020			525	679	910	1190		
368	472	<u>610</u>	860	1300		460	<u>590</u>	775	1075			552	708	930				644	826	1285			
400	<u>560</u>	740	1100			<u>500</u>	700	925				600	840	1110				700	980				
500	720	980				625	900					750	1080					875	1260				
600	900	1320				750	1125					900						1050					
900	1240					1150																	
1060																							

Degussa   Progress through precious metals and chemistry

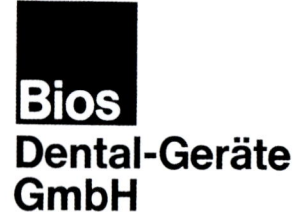

**Bios
Dental-Geräte
GmbH**

Bürgermeister-Otto-Knapp-Str. 31
4508 Bohmte
Telefon: 0 54 71 – 14 75
Telex: 9 44 213

輸入発売元
デグサジャパン株式会社
デンタル事業部
〒107 東京都港区南青山2丁目24番15号
青山タワービル10階 ☎03 403 5231（代）

DD–2–21–500–77

索引

■ 数字
2の3乗の世界　40
3枚法　116
8つの構成要素　14, 39

■ 欧文
AP表　44, 49
Au-Pt合金　49
Biosil F　52
Biosil L　52
Biosint Extra　200
CCM表　44, 48, 72
COBALTAN　52
Co-Cr-Ti合金　110
Co-Cr合金　48, 52, 104
I-barクラスプ　46, 54, 57, 60, 88
Optivest　158
T.K.Mスプルーコーン　185
T.Kセパレーティングディスク　218
TKインスツルメント　132
TKサベイヤー　39, 65, 81
TKパラワックス　70
TKプレッシャーポット　87, 204
TKラピッドアンダーカットゲージ　39, 66
TKラピッドワックスカッター　84
Unit Ⅲ　70
Wironit LA　52

■ あ
アンダーカット量　38, 43, 46, 65, 72
　――の基準　56
圧接目減り　176
粗研磨　220

■ い
インサイザルレスト　15
維持力の数値　38
鋳型　206

■ え
エアベント　195
エーカースクラスプ　46, 54, 57, 58
エンブレジャー　24
遠心レスト　27

■ お
オクルーザルレスト　15, 20
嘔吐反射　32

■ か
カーボンロッド　81
ガイドプレーン　24
加圧埋没　204
加圧埋没器　156
加熱炉　206
外埋没材　156, 200
寒天複印象法　150, 164
簡便AP表　76
簡便CCM表　76, 83

■ き
キャスト　208
キャストクラスプ　54, 80
キャストパーシャル　2
　――の構成要素　12
基本設計　11, 13, 30
既製パターン　38
既製リテンション　174
既製ワックス　170
臼後結節　32
近心レスト　27

■ く
クラスプ　133, 170, 221
　――の研磨　90
　――の長さ　46
クラスプアーム　43, 82
　――の長さ　38, 72, 83
クラスプ内面の仕上げ研磨　91
クラスプライン　148
クルーシブルフォーマー　184, 212, 214
隅角型　15

■ け
欠損補綴　4
欠損補綴デザイナー　11
欠損補綴物　10
研磨　218

■ こ
孤立歯　33, 54
咬合圧　14

索引

咬合面横断型　15
咬合面中央部型　15
高周波遠心鋳造機　209
高齢者人口　4
鉤歯　43
鉤歯 1 歯あたりの維持力　76
構造設計　11
骨植状態　32

■ さ
サベイライン　65
サンドブラスティング　87, 215, 217, 221

■ し
シートワックス　170
シャワータイプ　189
シリコーン複印象　186
シリコーン複印象材　150, 153, 156, 160
シンギュラムレスト　15, 20, 27, 28
仕上げ研磨　222
自由反発距離　46
社会的背景　32
小帯　32
少数残存歯　141
心理的背景　32
真空攪拌器　150

■ す
スクリプトメーター　70
スプーン形態　24
スプルー　161
スプルーイング　87, 184, 187, 190
スプルーカット部　218

■ せ
生体センサー　10, 12, 21
生命維持装置　2, 6, 10
精密耐火模型　152
前後パラタルバー　114, 119
前歯部中間欠損　26

■ た
ダイヤルキャリパー　39
たわみ量　40
耐火模型　85, 144, 184
　──の乾燥　163
　──のトリミング　163
耐火模型材　158, 162
単式パラタルバー　114

■ ち
着脱方向　65
中間欠損　26, 54
中パラタルバー　114
鋳造機　208
超音波洗浄　97
超高齢化社会　4

■ て
テーパートゥール　69
デザイン　10
デンチャーベースコネクター　12, 31, 133, 135, 170
　──の厚み　138
電解研磨　96
電気インスツルメント　178

■ と
トゥースプレパレーション　24

■ ね
ネイタイプのサベイヤー　64

■ は
ハーフ＆ハーフクラスプ　54, 57
バイオメカニズム　10
パラタルバー　112, 170
　──の最大厚み　118
パラタルプレート　112, 134, 170
　──の最大厚み　118
パラレルロッド　81

■ ひ
ヒーターワックストリマー　69
ヒーターワックストリマー用ブロックアウトピン　84

■ ふ
フィニッシュライン　12, 30, 120, 170
フィニッシュライン部　133
プロキシマルプレート　24, 31, 221
　──の厚み　136

ブロックアウト　153
ブロックアウト部　65,
　149
複印象内面の処理　155,
　161
複式パラタルバー　114

■ へ
ヘアピンクラスプ　54,
　57

■ ほ
補強線　120
補助アーム　100
補助スプルー　195
補綴構造設計　3, 38
本測定値　72

■ ま
マイナーコネクター　12,
　31, 38, 133, 135, 170
　──の標準寸法　136
マスターモデル　80, 144,
　153, 161
マニキュア　97
埋没　87
埋没用フラスコ　200

■ み
ミリングアタッチメント
　24

■ め
メジャーコネクター　12,
　31, 38, 104
メスシリンダー　205

メタルの量　209
メタルボンドクラウン　20,
　21, 22, 23

■ や・ゆ・よ
ヤング率　43
遊離端欠損　26, 54
予備測定値　72

■ ら
ラバー研磨　90, 221
ラピッドフレックスパターン
　44, 46, 72, 85, 89,
　148, 170
らくらく精密計測　66

■ り
リキッドインベストメント
　202
リテイナー　31
リリーフ　153, 170
リリーフ箇所　145
リリーフ量　147
リンガルバー　104, 130,
　170
　──の標準寸法　105
リンガルプレート　108
リングクラスプ　54, 57,
　100
リン酸塩系埋没材　205

■ る
るつぼ　208

■ れ
レスト　13

　──の設定　30
　──の臨床例　20
レストシート　24
レストレーション　14
レディキャスティングワックス　170
連続クラスプ　98

■ ろ
ローチクラスプ　54, 57

■ わ
ワックスジョイント　130,
　134, 178
ワックス焼却スケジュール
　207
ワックストリミング　84
ワックスバス　163
ワックスパターンの界面活性
　処理　203
ワックスフィット　89,
　130, 134, 176
ワックスフィットテクニック
　168
割り出し　212

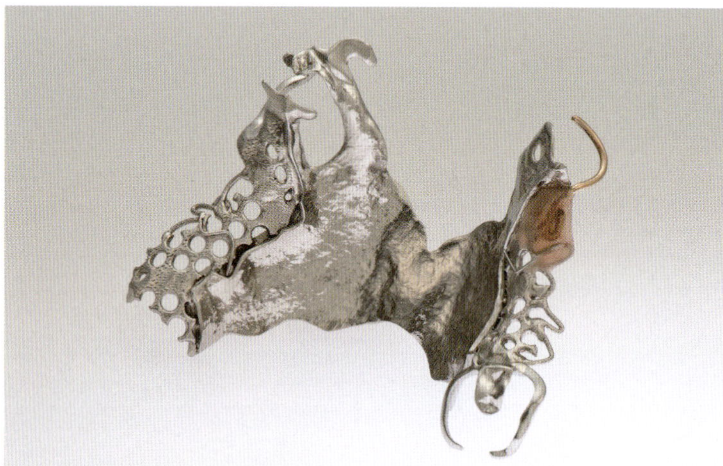

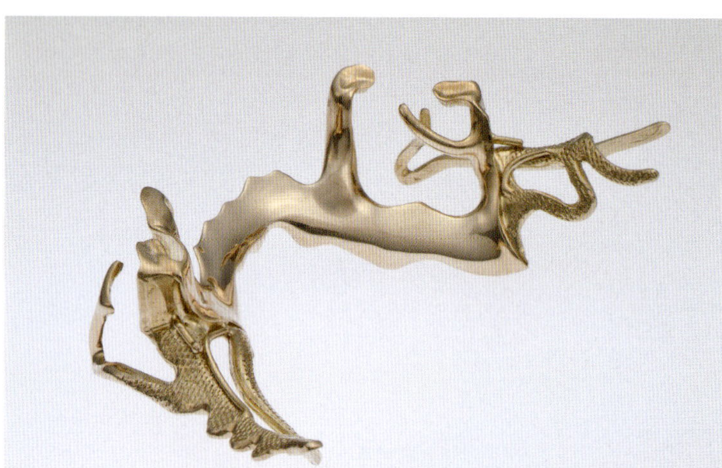

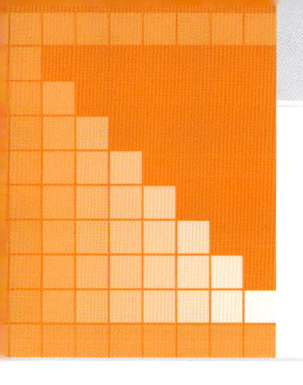

あとがき

　ここでは歯科技工士の夢について語りたい．

　歯科技工士学校を卒業して2～3年ぐらいまでの若い人たちが，自分たちの夢を語るとき，周囲にいる先輩を見渡して，「ああいう歯科技工士になりたい」とか「こういう人になりたい」といったことがあってしかるべきであると思う．しかしながら，夢の対象になるような人物があまりにも少ないのが現状である．これでは，若い人がなかなか夢を語れないのも当然である．

　しかも，多くのヤングテクニシャンが，いまやどんどん転職しつつある．これは，歯科技工士としての夢をもてなくなってしまったからにほかならない．専門技術職として育成されてきた歯科技工士が，その専門技術を放棄して転職していくということは，歯科技工界がもはや崖っぷちに立たされていることをあらわしている．夢を語るどころか，現実そのものが吹き飛ぼうとしている．そしてこのことはすでに歯科界全体に大きな影響を及ぼし始めている．

　それでは，本当に歯科技工界に夢はないのか．

　これに関しては，前作でも，超高齢化社会の到来を予見し，補綴需要の面において歯科技工士の将来は明るいことを述べた．特に，キャストパーシャルの将来的な需要増は著しいであろうと述べた．しかし，それだけでは歯科技工士の夢は語れない．尊厳ある歯科医療人としての歯科技工士の立場が確立されていかない限り，やはり夢を語ることはできない．先輩たちによって築かれた歯科技工の歴史がこれまでどれだけあろうとも，2012年をもってリセットしなければ，夢が語れる歯科技工界にはなっていかないであろう．

　夢が語れる歯科技工界を築くためには，君自身が，尊厳ある歯科医療人としての歯科技工士の確立を目指して，まずは学術的にも経済的にも自立できなければならない．そのためにこそ筆者は，キャストパーシャルという分野でその方法論を述べたのである．

　夢はまさに君の熱意のなかにある．

　本書の内容をベースに，君の後輩たちが夢を語れるよう，君自身を育ててほしい．そして，歯科界の新しい規範（ニューパラダイムデンティストリー）を目指して，ともに力を合わせてほしい．

　さて，キャストパーシャルについてである．

　キャストパーシャルのクオリティーが標準化していないのはなぜか．キャストパーシャルは多くの利点を有しており快適である．それにもかかわらず，キャストパーシャルは歯科臨床の現場のなかでの評価があまりよくない．

　理由は簡単である．満足しうる，クオリティーの高いキャストパーシャルをつくることができる歯科技工士の数が，絶対的に不足しているからである．そのために，膨大な潜在需要があるにもかかわらず，その需要を掘り起こすことができず，キャストパーシャルのブームをつくれないのであ

る．

　また，キャストパーシャルを製作しているラボがあっても，その多くは，合理性に欠ける製作法を行っていて，補綴構造設計（数値化）もされず，鋳造精度も精密鋳造というにはほど遠い．

　そして，このクオリティーの低さがキャストパーシャルの相対的な技工料の低下の原因になっており，量を追求する羽目に陥る．おまけに製作方法が合理的でないがゆえに，長時間労働を行わざるをえないという現象を生み出している．

　設備投資を行い，あるいは研修を受け，あるいは研究を進めてハイクオリティーを達成したならば，そのことが労働対価のうえで付加価値とならなければならない．付加価値をもたない限り，いかにクオリティーを高めても単に忙しくなるだけである．ゆとりある歯科技工ライフのためには，付加価値をもたせ，過剰労働部分を労働対価として請求していくという発想が必要なのである．

　本書が，快適なキャストパーシャルの普及に少しでも役立ち，また歯科技工士が尊厳ある歯科医療人としての立場を確立していくことに少しでも役立つならば，まさに筆者の喜びとするところである．

川島　哲

【著者略歴】

川島　哲
かわしま　てつ

1976 年　東邦歯科技工専門学校（現東邦歯科医療専門学校歯科技工士学科）卒業
1976 年　有限会社ユニデント開設
1991 年　PSD：日本補綴構造設計士協会　理事長
1994 年　CPI：キャストパーシャル研究会　会長
2005 年　川島セミナー代表

有限会社ユニデント代表取締役．1976 年に歯科技工所を開設して以来，一貫してキャストパーシャルデンチャーの「補綴構造設計®」の理論構築と技工術式の改良に取り組んでいる．

主著（すべて医歯薬出版）
『"創"義歯の時代　Denture Designer への道』（2021 年）
『T.K.M キャストデンチャーのすべて Bio-Mimetic Cast Denture』（2005 年）
『バイオ・キャストパーシャル』（2000 年）
『1 週間でマスターするキャストパーシャル〈上・下〉』（1991 年）

http://kawashima-world.com

新　1 週間でマスターするキャストパーシャル
ワックスカット早見表付　　ISBN 978-4-263-43351-5

2012 年 10 月 10 日　第 1 版第 1 刷発行
2022 年 1 月 20 日　第 1 版第 5 刷発行

著　者　川　島　　　哲
発行者　白　石　泰　夫
発行所　医歯薬出版株式会社
〒113-8612　東京都文京区本駒込 1-7-10
TEL．（03）5395-7638（編集）・7630（販売）
FAX．（03）5395-7639（編集）・7633（販売）
https://www.ishiyaku.co.jp/
郵便振替番号　00190-5-13816

乱丁，落丁の際はお取り替えいたします　　印刷・木元省美堂／製本・愛千製本所
Ⓒ Ishiyaku Publishers, Inc., 2012. Printed in Japan

本書の複製権・翻訳権・翻案権・上映権・譲渡権・貸与権・公衆送信権（送信可能化権を含む）・口述権は，医歯薬出版㈱が保有します．
本書を無断で複製する行為（コピー，スキャン，デジタルデータ化など）は，「私的使用のための複製」などの著作権法上の限られた例外を除き禁じられています．また私的使用に該当する場合であっても，請負業者等の第三者に依頼し上記の行為を行うことは違法となります．

JCOPY＜出版者著作権管理機構　委託出版物＞
本書をコピーやスキャン等により複製される場合は，そのつど事前に出版者著作権管理機構（電話 03-5244-5088，FAX 03-5244-5089，e-mail：info@jcopy.or.jp）の許諾を得てください．